病院からはじまる

在宅看取りケア

地域包括ケアシステムのなかで病院・在宅・施設をつなぐ

編著
福井 小紀子

メヂカルフレンド社

序　文

　日本は，高齢化率世界一を走り続けており，2050年には人類が経験したことのない高齢化率40％を迎える国となる。

　この急増する高齢者を含むすべての人々が，「住み慣れた地域で自分らしい暮らしを人生の最期まで続けることができる」ようにすることが"地域包括ケアシステムの構築"である。一人の人のライフステージでは，いつまでも元気に暮らすための「介護予防」と「生活支援」，介護が必要な状態になったら「介護」，病気になったら「医療」，そして，その先の人生を最期まで豊かに支えることを目指した「看取り体制の構築」と「看取りケアの充実」が不可欠となる。

　この「地域全体での看取りケアの充実」が求められるからこそ，これからは，病院，在宅，施設の看護師そして介護職への期待がより一層高まってくる。一方，看取りの8割は病院で行われている現状がある。これゆえに，いまだ病院の看護師にとっては，どのように在宅や施設と連携してご本人が望む自宅や施設での看取りをかなえていけばいいのか，そのために自分たち病院看護師には何ができるのか，と悩む人が多いだろう。また，施設看取りを支えていく介護職にとっても，これから増えていく施設での看取りケアの主たる支え手になる流れは感じつつも，介護職として具体的にどうしていけばいいのか，どのように医師や看護師と連携したらよいか，ということに不安を抱えている人が多いのではないか。

　本書は，そのような看取りケアの時代の変化を先読みし，訪問看護師や施設看護師はもとより，在宅・施設での看取りケアの推進者となる病院看護師と施設の介護職の方々に主読者になっていただくことを目指して作成した。

　本書の前半では，昨今，エビデンスベースドメディシン（evidence based medicine），エビデンスベースドナーシング（evidence based nursing），そして，今注目の「科学的介護」の重要性に注目が集まるなか，看取りケア関連の学問的背景や集積されたエビデンスへの理解を深めていただくために，アドバンスケアプランニング（advance care planning：ACP／意思決定支援），入退院支援，多職種連携に関する学問的背景やエビデンスについて，この分野の専門家たちに執筆を依頼し，盛り込んだ。

　そして，本書の後半では，看取りケアを支える専門職として身につけておくべき看取りケアの実際について，入院中から退院後，そして看取り後のエンゼルケアから家族支援といった一連の内容を，在宅そして施設看取りを先駆的に取り組

んでいる実践者に執筆を依頼し，盛り込んだ。

　以上，本書は，学問と実践をつなぎ，かつ，看取りケアの場が在宅と施設へ広がっていくことを先取りした内容となっている。まだ「在宅と施設での看取りケアに十分な自信がない」と考える読者には，十分に役立つ本となっていることと思う。

　在宅と施設の看取りケアを普及させていくのに重要な役割を担うのは，病院看護師と施設介護職であると考えている。そして，この二者と訪問看護師や施設看護師が手をつなげたら，日本の在宅・施設看取りは間違いなく進んでいくと信じている。

　本書の出版にあたっては，メヂカルフレンド社編集部の佐々木満氏には，本書の作成をご提案いただくとともに，発刊までの一連のプロセスをとおして多大なご尽力をいただいた。ここに感謝を申し上げたい。

　最後に，本書を手にした読者による看取りケアの実践が一人でも多くの人の望む看取りにつながることを願っている。本書がその一助となれば幸いである。

2018年5月

福井小紀子

目　次

第Ⅰ章　在宅・施設で求められる看取りケアとその背景 ―― 1

1 看取りケア：その背景と考え方 （福井小紀子） …… 2

地域包括ケアシステムで重視される看取りケアとその背景　2
- 高齢化率世界首位を走り続ける日本　2
- 超高齢社会における地域包括ケアシステムの構築　2
- 超高齢社会において重要性を増す「看取りケア」　3
- 「看取りケア」という用語を用いる理由　5
- 看取りケアの定義　6

看取りケアの考え方，時期，経過　6
- 看取りケアの考え方　6
- 看取りケア前期，中期，後期の考え方　6
- 看取りまでの病状の経過　7

2 看取りの場とケア体制：求められるシームレスなケア （岡本有子） …… 10

終末期にまつわる様々な用語　10
- ホスピスケア　10
- ターミナルケア，終末期ケア　10
- 緩和ケア　11
- 支持療法（支持的ケア）　11
- エンドオブライフケア　12
- 緩和ケア・支持療法・エンドオブライフケアの関係　12

看取りケアの内容　13
- 本人の希望の実現に向けた意思決定支援　13
- 症状緩和　14
- 日常生活への支援　15
- 家族支援　15

看取りの場とケア体制　16
- 看取りの場の推移　16
- 自宅・施設での看取りを支えるケア体制の構築　17

多職種・多機関との連携　17
- 医療・介護の連携　17
- 多機関との連携　17

第Ⅱ章　多死社会を迎えた看取りの場の特徴と課題 ―― 19

1 病院での看取り （石川孝子） …… 20

病院で展開されてきた看取りケアの実際　20
- 日本における死亡場所の推移　20
- 日本における病院での看取り率増加の背景　20
- 病院での看取りケアの実際　22

病院で目指される看取りケア　23
- 緩和ケアの歴史　23

病院での看取りケアの課題　24
- 一般病棟による緩和ケアの提供　24
- 早期からシームレスな緩和ケアの提供　26
- 在宅・施設での看取りケア体制の整備・充実　26

2 在宅での看取り （池崎澄江） …… 28

在宅で展開されてきた看取りケアの実際　28
- 在宅看取りの現状　28
- 在宅看取りが減少した理由　28
- 1990年代以降の在宅医療と在宅介護の体制整備　30

目次

- 2005年以降の地域包括ケアシステムにおける在宅看取り体制の構築　30
- 在宅で目指される看取りケア　31
  - 退院支援と在宅療養移行支援　31
  - 在宅療養中の症状緩和　32
  - 緊急時を含めた24時間のサポート医療体制　33
  - 家族による介護と看取りへの覚悟　34
- 在宅での看取りケアの今後の課題　34
  - 独居世帯の増加と在宅看取りのあり方　34
  - 看取りケアの質の評価　35

3 施設での看取り　(山川みやえ)　37

- 施設で展開されてきた看取りケアの実際　37
  - 施設ケアと看取りの歴史　38
  - 施設での看取りを加速させた介護保険制度の看取り介護加算の新設　39
  - 施設での看取りケアの推奨　41
  - 各施設の看取りケアの変遷と実際　43
- 施設における看取りケアの課題　45
  - 系統的文献検討による考察　45
  - 各施設における看取りの現状　46
- 施設で目指される看取りケアの理想像　46
  - 「その人らしく死を迎える」ことへの援助　46
  - 平穏死を支える援助　46

4 看取りを支える地域包括ケアシステムづくり　(野崎加世子)　49

- すべての人で支える看取り体制の考え方　49
  - 地域包括ケアシステムのなかでの看取り　49
  - 看取りにおける役割と連携　49
- 看護師が発信する看取りを支える地域包括ケアづくりの実践　52
  - 療養通所介護事業所（ナーシングデイ）での看取り支援　52
  - 事例展開「退院時から多職種で連携し在宅で看取ることができた事例」　53
  - 地域住民からの相談と在宅看取りの啓発：「わたしの町の，ほけん室」事業の活動　55
  - 地域への発信：『在宅緩和ケアガイドブック』の発行　57
- 今後の地域包括ケアシステムでの看取りの考え方　58

第Ⅲ章　看取りケアに欠かせない意思決定支援/ACP　59

1 意思決定支援/アドバンスケアプランニングが注目される背景と国内外の知見
（御子柴直子・福井小紀子）　60

- アドバンスケアプランニング（ACP）とは　60
  - アドバンスケアプランニング（ACP）とアドバンスディレクティブ（AD）　60
  - アドバンスケアプランニング（ACP）の意義と臨床での実践　61
- アドバンスケアプランニング（ACP）に関する国際的な動向　61
  - 欧米諸国の動向　61
  - アジア圏の動向　62
- わが国におけるアドバンスケアプランニング（ACP）による支援のあり方　62
  - 健康状態に応じた支援内容　62
  - 相談員研修会の実施（ハイリスクアプローチ）　63
  - 行政の介入（ポピュレーションアプローチ）　64
  - 国民性を考慮した指標づくり　64

2 看護師として行う予後予測とそれに基づく意思決定支援　(角川由香)　67

- 看護師が意思決定支援にかかわる必要性　67
- 予後予測に基づいた意思決定支援　68
  - がんなど　68

- 臓器不全などの非がん疾患 69
- 認知症，老衰 70

現場で使う意思決定支援スキル 70
- SDM（共同意思決定） 70
- 看護師が意思決定にかかわる際のポイント 71

3 早期からの緩和ケアチームとしての院内連携による意思決定支援（田中結美） ……… 74

早期からの緩和ケアチームの連携 74
- 緩和ケアの内容 74
- コミュニケーションの重要性 74
- チームとしてのかかわり 74

在宅看取り実現に向けた意思決定支援と院内体制づくり 75

早期からの緩和ケア実現に向けた治療中止と「看取り」ケアへのシフト：キュアからケアへ 76
事例展開「早期からの緩和ケアおよびACPが自宅での看取りにつながった事例」 76

4 退院後の意思決定支援を支える院外連携（藤田淳子）……………………………… 80

退院後の意思決定支援の課題 80

在宅医，訪問看護師，ケアマネジャー，介護職との連携 81
- 多職種連携による意思決定支援 81
- 役　割 82

在宅支援チームから病院看護師に求めること，病院と在宅との連携課題 83

5 施設・在宅看取りケアにつなげるにあたって注意すべき連携の視点（大市三鈴）…… 86

退院支援スクリーニング 86

医療・福祉サービスの導入 87
- 介護保険申請と担当ケアマネジャーの決定 87
- 在宅療養・看取りへの移行支援 87
- 施設での療養・看取りへの移行支援 88

在宅・施設の看取りケアにおける円滑な連携のための看護師の役割と取り組み 88
- 看護師の役割 88
- 円滑な連携のための取り組み 89

第Ⅳ章　看取りに向けた退院支援 ――― 91

1 が　ん（部川玲子）……………………………………………………………………… 92

疾患・治療・転帰の特徴 92

終末期の期間を想定したケアと連携 93
事例展開「最期の療養の場を在宅と希望した患者の病院と在宅での多職種連携の実践」 94

2 心不全（林 弥生）………………………………………………………………………… 98

疾患・治療・転帰の特徴 98

終末期の期間を想定したケアと連携 99
- 意思決定支援 99
- 生活の質（QOL）保持に向けた支援 100
- 病棟看護師が行う退院支援 100
- 再入院の予防に向けた外来での看護ケア 101
- 看取りに向けた病棟・外来看護師と退院支援看護師の連携 102
事例展開「末期心不全の病状把握によってQOLを重視したケアが行えた事例」 103

3 COPD（梅津千香子）…………………………………………………………………… 107

疾患・治療・転帰の特徴 107
- 疾患の特徴 107
- 治療の特徴 107
- 転帰の特徴 109

終末期の期間を想定したケアと連携 110

目次

事例展開「終末期COPD患者の在宅での緩和ケアおよびケア体制の構築」 111

4 神経難病 （藤川あや） … 114

疾患・治療・転帰の特徴 114
- 神経難病の動向 114
- 主な疾患の症状の経過と必要な医療・社会資源 115

終末期の期間を想定したケアと連携 116
- 発症から終末期に至る過程 116
- 終末期のケアと専門職者間連携 117

事例展開「訪問看護師が窓口となり院内・院外をつないだALS患者の在宅での看取り」 118

5 老衰（認知症） （高橋幸花） … 122

疾患・治療・転帰の特徴 122
- 疾患の特徴 122
- 治療の特徴 124
- 転帰の特徴 125

終末期の期間を想定したケアと連携 126
- 終末期の判断 126
- 看護師の役割 126

事例展開「家族による介護と在宅医，訪問看護師の介入により自宅での看取りが可能となった事例」 127

第Ⅴ章 在宅での看取りケア 131

1 がんの看取りケア （大園康文） … 132

退院後の症状コントロール，意思決定支援，家族支援 132
- 症状コントロール 132
- 意思決定支援 136
- 家族支援 137

退院後における在宅支援チームの連携 137

事例展開「終末期がん患者の意向を尊重し，在宅療養にて症状のコントロール，看取りが行えた事例」 138

2 心不全の看取りケア （川野英子） … 141

退院後の医学的管理，意思決定支援，家族支援 141

退院後における在宅支援チームの連携 142

事例展開「入退院を繰り返す心不全患者に多職種が協働して支援を行った事例」 144

3 COPDの看取りケア （松本京子） … 148

退院後の症状コントロール，意思決定支援，家族支援 148
- 退院後の症状コントロール 148
- 意思決定支援，家族支援 148

退院後における在宅支援チームの連携 149
- 急性増悪 149
- 入退院の繰り返し 150

事例展開「意思決定において"延命治療はしない"という本人の思いを中心にQOLを考えた事例」 150

4 神経難病の看取りケア （田中千賀子） … 154

退院後の症状コントロール，意思決定支援，家族支援 154
- 退院後の症状コントロール 154
- 意思決定支援 156
- 家族支援 156

退院後における在宅支援チームの連携 157
- 医療費の助成 157
- 介護保険の利用 158
- 障害福祉サービスの利用 158
- 訪問看護の利用 158
- 在宅支援チームの連携 158

事例展開「患者の在宅療養での意向を最大限にかなえるためにチーム連携した事例」 160

5 老衰（認知症）の看取りケア （中島朋子） ... 164

退院後の症状コントロール，意思決定支援，家族支援 164
- 退院後の症状コントロール 164
- 意思決定支援 166
- 家族支援 167

退院後における在宅支援チームの連携 167
- 認知症の評価ツールの利用 167
- 倫理的課題への対応 169
- 事例展開「認知症終末期における意思決定支援と在宅での看取り」 169

6 独居の場合の看取りケア （池田良輔子） ... 172

退院後の症状コントロール，意思決定支援 172
- 苦痛緩和のためのマネジメント 172
- 緊急時の対応 173

在宅療養中の医療・介護支援体制 173
- 医療支援体制 173
- 看護師の役割 173
- ケースマネジャーの役割 174
- 介護支援体制 174

友人，近隣住民，民生委員，ボランティアの活用 175
- 事例展開「独居のがん療養者をチームで支え在宅で看取った事例 176

7 老々介護の場合の看取りケア （岩原由香） ... 181

退院後の症状コントロール，意思決定支援，家族支援 181
- 退院後の症状コントロール 181
- 意思決定支援 181
- 家族支援 183

在宅療養中の医療・介護支援体制 183

友人，近隣住民，民生委員，ボランティアの活用 183
- 事例展開「サポートするすべての人が各々の専門性や役割を認識し，支え合うことで在宅での看取りが可能となった事例」 184

8 子どもの看取りケア （木村 愛） ... 190

子どもの看取りケアの特徴 190
- 小児ための緩和ケア 190
- 子どもの看取りケアにおける医療者の役割 190

子どもの意思決定支援 191
- インフォームドコンセントとインフォームドアセント 191
- 子どもの権利条約 192
- 家族の生活背景 192
- 医療者自身の経験，倫理観，価値基準 193

在宅での生活支援 193
- 在宅移行に向けての話し合いと意思決定支援 193
- 人的・物的・金銭的な社会資源の準備 194
- 療養中の医療支援体制の構築 195
- 事例展開「多職種の協働により在宅療養が可能となった子どもの看取りケア」 196

医療者のグリーフケア 199

第Ⅵ章　施設等での看取りケア ―― 201

1 特別養護老人ホームでの看取りケア （田中由佳・田中 綾） ... 202

苦痛の緩和，提供される医療的ケア，意思決定支援 202
- 特別養護老人ホームの基本理念 202

目 次

- 意思決定支援 202
- 苦痛の緩和，医療的ケア 204
- 特別養護老人ホームでの看取りの現状 205

医療職と多職種との役割分担，体制 205
- 介護職の役割 205
- 食べることへの援助 206
- 生活相談員，ケアマネジャーの役割 206
- 医療機関との連携 206
- 地域の体制づくり，スタッフ研修 206
- 事例展開 「自己決定を支えるためにホーム内外の多職種が協働して看取った事例」 207

2 介護老人保健施設での看取りケア （田中志子） 211

施設の概要 211
- 介護老人保健施設で看取ることの強み 211
- ハッピーエンドオブライフケア 212

高齢者のがん以外の疾患における緩和ケアの難しさ 213
- 在宅強化型でなぜ看取りをするのか？ 213
- 患者にとっての最善：早期からアドバンスケアプランニング 214
- ナラティブを見出すアドバンスケアプランニング 214

医療職と介護職との役割分担，体制 214
- 3つのステップで看取りを説明 214
- 過剰な医療的介入を控える 215
- 多職種でハッピーエンドカンファレンスの実施 215
- 身体の変化をとらえて看取りケアを進める 215
- 事例展開 「ハッピーエンドオブライフケアの実際」 216

3 有料老人ホーム・サービス付き高齢者向け住宅における看取りケア （島田千穂） 220

有料老人ホーム・サービス付き高齢者向け住宅の概要 220
- 特定施設入居者生活介護の指定 220
- 入退居の状況 220
- 提供される介護サービス 221
- 看取りに対する施設の方針 221

苦痛の緩和，提供される医療的ケア，意思決定支援 221
- ケア内容に影響される医療機関との関係性 221
- 提供される医療的ケア 222
- 意思決定支援 222

医療職と介護職との役割分担，体制 223
- 看護師の役割 223
- 看護師と介護職の連携 224
- 医師と看護師の連携 225
- 事例展開 事例1「最期まで本人が望む生活を支える体制をとれた事例」 225
- 事例展開 事例2「胃瘻造設後，状態を評価しながら栄養量を減らし苦痛のない最期を迎えた事例」 226

4 医療療養型病棟での看取りケア （北之園真由美・樋口美佳） 229

施設の概要 229

苦痛の緩和，提供される医療的ケア，意思決定支援 229
- 入院（転院）のプロセス 229
- 入院時初期評価 230
- 意思決定支援 230
- 医療的ケア 230
- 苦痛の緩和 231

医療職と介護職との役割分担，体制 232
- 看護師と介護職の情報共有 232
- 家族へのケア 232
- 医師と看護師の連携での問題 232

事例展開「医療療養型病棟での看取りケア」 233

5 介護医療院での看取りケア （大宮裕子・五十嵐加代子・千葉妙子） …………………………… 236

介護医療院とは 236
苦痛の緩和 237
提供される医療的ケア 237
意思決定支援 238
医療職と介護職との役割分担，体制 239
- 医師との連携 239
- 介護職との連携 239
- リハビリテーションスタッフとの連携 239
- 病棟のケア体制 240
- 事例展開「老衰による誤嚥性肺炎で入院中の患者の看取り」 240

6 グループホームでの看取りケア （小倉礼子・山崎志郎・島田千穂） …………………………… 243

グループホームとは 243
- グループホームでの看取りケアの始まり 243
- 看取りケア検討会の開催 244
苦痛の緩和，提供される医療的ケア，意思決定支援 244
- 苦痛の緩和，提供される医療的ケア 244
- 意思決定支援 245
医療職と看護職との役割分担，体制 245
- 医師との連携 245
- 看護師との連携 245
- グループホームスタッフの役割 246
- 家族の役割 246
施設の概要 246
- 看取りケアチームの体制 247
- 事例展開　事例1「疎遠な親族がキーパーソンであった事例の看取り」 248
- 事例展開　事例2「認知症の進行とともに緩やかに機能が低下した事例の看取り」 250

7 看護小規模多機能型居宅介護での看取りケア （福田裕子） …………………………… 253

看護小規模多機能型居宅介護の特徴 253
- 対　象 253
- 看護・介護の一体的な対応 253
- 24時間365日の安心を柔軟なサービスで提供 254
- 地域住民を対象としたサービス 254
看護小規模多機能型居宅介護の看取りに関する特徴 255
- 苦痛の緩和 256
- 医療的ケア 256
- 意思決定支援 256
- 医療職と介護職との役割分担，体制 256
- 事例展開　事例1「施設に泊まりのまま看取りをした事例」 257
- 事例展開　事例2「独居の認知症高齢者を自宅で看取った事例」 259
- 事例展開　事例3「ALSで延命をしないと決めた事例」 261
看護小規模多機能型居宅介護の看取りに関する課題 263

第Ⅶ章　臨死期のケア —— 265

1 死にゆく過程でなすべき看取りケア （髙丸 慶） …………………………… 266

臨死期とは 266
在宅での看取り：予後予測を生かした臨死期のケア 266
- 治療・ケアの方針の決定 267
- 患者の安楽へのケア 268

目次

- 家族に対する予期悲嘆のケア　269

2 死に向かう身体症状への安楽なケア （髙丸 慶） ……… 272

疼痛　272
- 臨死期の疼痛緩和　272
- 疼痛の看護　273

食欲の喪失　273
- 臨死期の食事支援の考え方　273
- 食欲不振，経口摂取量の低下に対する看護　274

呼吸困難　274
- 呼吸困難とは　274
- 呼吸困難の治療　275
- 呼吸困難を緩和する非薬物療法と看護　275
- 環境の整備　276
- 鎮静　276

気道分泌亢進，死前喘鳴　276
- 気道分泌亢進による苦痛　276
- 死前喘鳴に対する看護　277

3 死に向かう精神症状への安楽なケア （髙丸 慶） ……… 279

せん妄とは　279
せん妄の診断基準　279
せん妄のタイプ　279
治療方針と看護ケア　280
せん妄の環境因子　281
臨死期におけるせん妄患者の看護　281
- 不穏症状の緩和とコミュニケーション　281
- 睡眠の確保　282
- 安全への配慮　282

家族へのケア　282

4 死に向かう人との対話：お別れを言う準備 （三輪真由美） ……… 284

看取りケアを行う看護師に必要なこと　284
死に向かう人との対話で必要な知識と技術　285
事例をとおしての学び　285
- 介護者の日常生活の延長線上で迎えた看取りの事例　286
- 患者と死について語り合えた事例　287
- 死への恐怖を表現した事例　287

5 在宅・施設看取りにおける「死亡診断」 （三輪真由美） ……… 289

主治医がいる場合の死亡診断　289
- 死亡診断が滞りなく行われた事例　289
- 性急な調整によって，滞りなく死亡診断できた事例　290
- 訪問看護師の死後の処置　290

主治医が不在の場合の死亡診断　291
- 家族・親族が希望する看取りではなかった事例　291
- 今後の死亡診断の流れ　292

第Ⅷ章　在宅での看取り後のケア ……… 295

1 エンゼルケア （清水準一・鳥居真由美） ……… 296
エンゼルケアとは　296
エンゼルケアの基礎知識と手技　297

- エンゼルケアに必要な遺体の知識　297
- エンゼルケアの基本手技とその流れ　297
- エンゼルケアの基本手技の留意点　299

特別なケアを要するエンゼルケア　300
- 点滴　300
- 気管切開　300
- ペースメーカー，除細動器　301
- 褥瘡部位　301
- 胃瘻，経鼻胃管　301
- ストーマ　301
- 小線源療法の放射性同位元素　301
- その他の留意事項　302

2 家族へのグリーフケア（辻村真由子）……304

悲嘆による反応　304
複雑性悲嘆　305
悲嘆に関する理論　305
- ストローブとシュットによる死別への対処の二重過程モデル　306
- ウォーデンによる課題モデル　306

グリーフワーク　307
グリーフケアの分類　308
訪問看護師が行う家族へのグリーフケア　308
- 看取りケア中期（週単位）から後期（日単位・時間単位）のグリーフケア　309
- 死別後のグリーフケア　309
- グリーフケアによって支援者が得るもの　310

3 医療スタッフへのケア：デスカンファレンス，ディブリーフィングなど（田中道子）…312

看取りをする看護師へのケアの重要性とデスカンファレンス開催の現状　312
- 在宅で看取ることの難しさと訪問看護師の負担　312
- デスカンファレンスとは　312

訪問看護ステーションにおけるデスカンファレンス　314
- デスカンファレンスの目的と意義　314
- デスカンファレンス開催の準備　314
- デスカンファレンスの開催　317

デスカンファレンスの実際　318
- 事例展開　事例1「予期せぬ死に遭遇し，強い悲嘆が生じた看護師の事例」　318
- 事例展開　事例2「患者が他の看護師を求め，自信を喪失した看護師の事例」　319

継続支援と看護師の感情　321
- 継続支援の重要性　321
- 看護師の感情への配慮（ディブリーフィングワーク）　321

バーンアウトしない職場内でのケア　322
- 悲嘆を自覚する　322
- 管理者の役割　322

在宅療養の他職種との悲嘆の共有　322

索引……325

編著者一覧

■編　集

福井小紀子　　　大阪大学大学院医学系研究科保健学専攻

■執筆者（執筆順）

福井小紀子	大阪大学大学院医学系研究科保健学専攻
岡本　有子	首都大学東京大学院人間健康科学研究科
石川　孝子	防衛医科大学校医学教育部
池崎　澄江	千葉大学大学院看護学研究科
山川みやえ	大阪大学大学院医学系研究科保健学専攻
野崎加世子	岐阜県看護協会立訪問看護ステーション高山
御子柴直子	元東京大学大学院医学系研究科健康科学・看護学専攻
角川　由香	東京大学大学院医学系研究科健康科学・看護学専攻博士課程
田中　結美	京都第一赤十字病院看護部
藤田　淳子	順天堂大学大学院医療看護学研究科
大市　三鈴	伊勢赤十字病院看護部
部川　玲子	北見赤十字病院看護部
林　　弥生	東邦大学医療センター佐倉病院看護部
梅津千香子	福井県立大学看護福祉学部
藤川　あや	日本赤十字看護大学
高橋　幸花	東邦大学医療センター佐倉病院看護部
大園　康文	防衛医科大学校医学教育部
川野　英子	新潟県立看護大学看護学部
松本　京子	訪問看護ステーションあさんて
田中千賀子	田園調布医師会立訪問看護ステーション
中島　朋子	東久留米白十字訪問看護ステーション
池田良輔子	日本赤十字看護大学大学院博士課程
岩原　由香	日本赤十字看護大学大学院博士課程
木村　　愛	日本赤十字看護大学大学院博士課程
田中　由佳	特別養護老人ホームグルメ杵屋社会貢献の家
田中　　綾	特別養護老人ホームグルメ杵屋社会貢献の家
田中　志子	医療法人大誠会内田病院
島田　千穂	東京都健康長寿医療センター研究所
北之園真由美	千里中央病院看護部
樋口　美佳	千里中央病院看護部
大宮　裕子	西武文理大学看護学部
五十嵐加代子	熊谷生協病院看護部
千葉　妙子	熊谷生協病院看護部
小倉　礼子	医療法人博光会介護部
山崎　志郎	医療法人博光会介護部
福田　裕子	まちのナースステーション八千代
高丸　　慶	ホスピタリティ・ワン
三輪真由美	リード訪問看護ステーション
清水　準一	東京医療保健大学千葉看護学部
鳥居真由美	訪問看護ステーション夢
辻村真由子	千葉大学大学院看護学研究科
田中　道子	あすか山訪問看護ステーション

第Ⅰ章

在宅・施設で求められる看取りケアとその背景

第Ⅰ章　在宅・施設で求められる看取りケアとその背景

1 看取りケア：その背景と考え方

地域包括ケアシステムで重視される看取りケアとその背景

高齢化率世界首位を走り続ける日本

日本は，2004年に高齢化率19.5％で世界1位となり，その後，半世紀にわたり高齢化率世界1位を走り続け，2050年には人類が経験したことのない高齢化率40％を最初に迎える国になると推計されている（表1-1）[1]。生産年齢人口1人が高齢者1人を支える「肩車型」の時代が近未来に訪れるといわれる数値的根拠がここにある。

年齢構成別にみると，65歳以上の人口は現在3,000万人を超えており（国民の約4人に1人），2042年には約3,900万人でピークを迎えると推計されている。そして，75歳以上の人口割合も，平均寿命の延伸とともに増加し続けると予想されている[2]。

世界各国においても，平均寿命の伸びと出産率の低下により高齢化が進んでいる。世界保健機関（World Health Organization：WHO）は，この世界的な人口の高齢化は，公衆衛生政策と社会経済発展の成功によるものといえる一方で，高齢者の健康，身体機能および社会参加，社会保障を最大限にするために，社会全体が適応していかなければならない課題でもあると唱えている[3]。

超高齢社会における地域包括ケアシステムの構築

このように，トップバッターとして世界で最初に超高齢社会を迎える日本において，急増する高齢者を含むすべての人が暮らしやすく住みやすい地域や社会をつくることを目的

表1-1　各国の高齢化率（65歳以上人口の割合）

	2004年	2010年	2020年	2030年	2040年	2050年
日本	19.5	23.1	29.2	31.8	36.5	39.6
イタリア	19.3	20.6	23.3	27.3	32.3	33.7
ドイツ	18.3	20.4	22.7	27.8	31.1	31.5
フランス	16.4	16.7	20.3	23.4	25.6	26.2
イギリス	16	16.5	19	21.9	23.7	24.1
カナダ	13	14.1	18.2	23.1	25	26.3
オーストラリア	12.8	14.3	18.3	22.2	24.5	25.7
米国	12.4	13	16.3	19.7	20.4	20.7
韓国	8.7	11	15.6	24.3	32.5	38.2
中国	7.5	8.4	11.9	16.2	22.2	23.7
世界平均	7.2	7.7	9.4	11.7	14.3	16.2

OECD Factbook 2009：Economic, Environmental and Social Statistics.

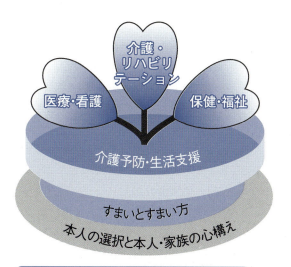

図1-1 地域包括ケアシステムの植木鉢モデル

地域包括ケア研究会（2017）．地域包括ケアシステム構築に向けた制度及びサービスのあり方に関する研究事業報告書．地域包括ケア研究会 報告書—2040年に向けた挑戦．三菱UFJリサーチ＆コンサルティング．より引用

にして提唱された考え方が「地域包括ケアシステムの構築」である。日本がこの地域包括ケアシステムを構築できるかどうかが，世界の高齢化対策を成功に導けるかどうかにつながるといっても過言ではない。日本の高齢化対策を中心とする政策の動向と，それを受けて地域で暮らす人やそれを支える医療・介護職が，実世界にその考え方をどのように落とし込み，発展・定着させていくかが世界の注目を集めている。

「地域包括ケアシステム」という用語は，2013年8月にまとめられた「社会保障制度改革国民会議報告書」と，2014年6月に法制化された医療介護総合確保推進法に盛り込まれ，それ以降，様々な場で耳にするようになった。

地域包括ケアシステムは，「住まい」「医療」「介護」「介護予防」「生活支援」の5つの要素が一体的に提供される仕組み，あるいは状態を指す[2]。重度の要介護状態になっても，住み慣れた地域で自分らしい暮らしを人生の最期まで続けることができるようにすることを目的とし，対象としている地域は，市町村の単位，言い換えると，おおむね30分程度で移動できる日常生活圏内である。

上記の5つの要素が互いに深く関連し合っていることを，単純な模式図として描いたのが「植木鉢モデル」である（図1-1）[4]。療養者本人の意思と家族の気持ち，それに基づいた暮らしがベースにあって（鉢），そのうえに介護予防や生活支援（養分を含んだ土）があり，これらを土台としてはじめて専門的なサービス（葉）が効果的に働く（育つ）という関係性をよく表している[5]。

超高齢社会において重要性を増す「看取りケア」

前述したように，地域包括ケアシステムの目指すところは「住み慣れた地域で自分らしい暮らしを人生の最期まで続けることができるようにすること」である。

第Ⅰ章 在宅・施設で求められる看取りケアとその背景

　高齢者が急速に増えるということは，今後，最期を迎える人が急増するということを意味する。全国の各市町村で構築が進められている地域包括ケアシステムの重要な要素について，以下，一人の人のライフステージから考えてみる。人がいつまでも元気に暮らすためには「介護予防」と「生活支援」が，介護が必要な状態になったら「介護」が，病気になったら「医療」が必要となる。そしてその先に，一人ひとりの人生の最期を支えることが求められる。そのためには，人が自分の生きてきた地域で安心して最期を迎えられることを目指して（アウトカム），地域全体で展開する看取り体制を構築し（ストラクチャー），看取りケアを充実すること（プロセス）が必要不可欠となる（アウトカム，ストラクチャー，プロセスの考え方については，Column 参照）。

　日本が直近で迎える人口構造の大きな変化に対応するために，看取りを支える体制を構築するためには，受け皿を増やし，在宅や施設を含む地域全体に拡大する方向へと大きくシフトしていかざるをえない。これに伴い，看取りを支えていく医療・介護職，そして看取りケアの受け手としてだけでなく支え手側に回ることも期待されている高齢者を主とする地域の人が，看取りの場やニーズ，看取りを支えるケアのあり方が今後大きく変化していくことを理解することが必要である。そのために，一定の質を保った看取りケアを病院だけでなく在宅や施設でも充実させていくことが求められている。

　本書は，この半世紀で大きく発展してきた「病院完結型の看取りケア」から，「地域完

Column

ケアの質をとらえる考え方「ストラクチャー，プロセス，アウトカム」：ドナベディアンの質評価モデル[6]

　1980年，米国の医師・公衆衛生学者であるドナベディアン（Donabedian, A）は，医療やケアの質については，ストラクチャー（構造），プロセス（過程），アウトカム（結果）の3要素によるアプローチが妥当であると論じた。

　ストラクチャー（構造）とは，医療やケアを提供するのに必要な人的，物的，財政的資源をいう。すなわち，専門職者の数や分布，資格，あるいは医療機関の数，規模，施設，さらには医療提供体制や医療保険制度などが該当する。ドナベディアンは，ストラクチャーは，プロセスやアウトカムと比較して医療の質の指標としての有用性は低いとしている。

　プロセス（過程）は，医療・介護職と患者間の相互作用を評価するものであり，治療やケア内容の適切性，医療・介護職の患者に対する接遇などが該当する。

　アウトカム（結果）は，医療や介護によって患者にもたらされた健康状態の変化であるが，身体的・生理的側面のみならず，社会的・心理的側面の改善や患者の満足度なども評価の対象となる。

　医療や保健医療政策の分野における質の評価においては，この3要素によるアプローチが広く用いられている。

結型の看取りケア」へ方向転換していく流れに資する内容になるように，各立場のトップランナーとなる学識者や実践家と共に，在宅・施設における看取りケアについて述べ，考察することを目的としている。

「看取りケア」という用語を用いる理由

　本書では，「看取りケア」という用語を，死亡前の数か月から死亡までの時期を想定して用いている。なぜなら，今後の超高齢社会の到来という社会情勢を考えると，看取りは医療専門職者だけで支えられるものではなく，介護職者や家族，近隣住民を含む非専門職者がチームの一員として連携し，共に支え手として役割を果たしていくことが不可欠になると考えるためである。すなわち，看取りを需要と供給というバランスの観点から考えると，供給側（支え手）の人的な資源の拡大が必要になると考える。

　日本では，1960年代以降のこの半世紀に，高度経済成長とそれに伴う医療の高度化が実現した。多くの病院がつくられ，他の先進国に比べて，人口当たりの病床数を格段に多くつくることに成功した。その結果，病院において80％を超える看取りが行われ，一般の人にとって看取りや死は社会から隔絶されるものとなった。言い換えると，この半世紀，日本は，病院外での看取り体制や看取り経験が整備・蓄積されてこなかったということである。目前に高齢多死社会を迎えるという大きな人口構造の変化が起ころうとしていることから，半世紀前の日本のような地域に根差した看取り体制を少しでも取り戻すべく，再構築が図られているのが，今の日本の置かれた状況と政策展開である。

　厚生労働省は，看取りの急速な増加，すなわち多死社会の到来に備えて，2007年に医療者に向けた「人生の最終段階における医療の決定プロセスに関するガイドライン」を作成し，2015年には，その周知を目的としてリーフレットを作成した[7)8)]。そして2018年には「人生の最終段階における医療・ケアの決定プロセスに関するガイドライン」に名称が変わり改訂されている[9)]。

　本ガイドラインは，以下の2つの項目から構成されている。

　「1　人生の最終段階における医療及びケアの在り方」では，患者が医療従事者から十分な情報と説明を受けたうえで話し合い，患者本人による決定を基本として医療を進めることが重要であることなどを規定している。

　「2　人生の最終段階における医療及びケアの方針の決定手続」では，方針決定の際の話し合いのプロセスを示しており，患者の意思が確認できるか否か，できない場合の判断の方法などを定めている[7)-9)]。

　2018（平成30）年度の診療報酬・介護報酬の同時改定においても，このガイドラインの活用と報酬をひもづけて，全国的な普及を図るように誘導している。また，このガイドラインにおいては，「終末期」や「緩和ケア」「エンドオブライフケア」など，医療従事者になじみの深い言葉は用いられていない。

　こうした時代の流れや社会情勢を鑑み，かつ介護政策的に「終末期」「緩和ケア」という用語より「看取り」「看取り介護」という用語が頻回に用いられていることから，本書では看護職者および介護職者にとって身近な用語である「看取りケア」を用いていることを付記する。

看取りケアの定義

本書で用いる「看取りケア」は，「終末期ケア」「エンドオブライフケア」「ターミナルケア」とほぼ同義語とする。「緩和ケア」や「ホスピスケア」は，日本の制度上，がん患者に限定して提供されるケアとなっているため（2018〈平成30〉年度の診療報酬改定では，末期心不全が新たに追加された），がんの終末期に行われるケアというイメージが強いが，WHOの定義では，がんに限らず全疾患に対する終末期に重点をおいて提供されるケアととらえられている。このため，本書で用いる「看取りケア」とこれらの用語は，おおむね同じ意味をもつものとする（WHOの定義およびそれぞれの用語の詳細な定義については，第Ⅰ章2，p.10を参照）。

看取りケアの考え方，時期，経過

看取りケアの考え方

終末期や看取り間近の時期は，療養者にとっても家族にとっても心身の苦痛が大きくなる。そこで，身体，心理，社会，スピリチュアルな側面すべてを考えて，全人的な苦痛にかかわるケアが必要となり，ケア提供者には，その知識や技能が求められる。

在宅や施設での看取りケアでは，看取りに至るまでの数か月を想定した終末期のケアに加え，在宅および施設で死を支えるというケアも必要となる。さらに，療養者を看取った後の遺族へのケア（グリーフケア）も含まれる。

在宅と施設での看取りケアが病院で行われるケアと異なる点として，病院での看取りでは常に医師と看護師が療養者のそばにいるが，在宅や施設では呼吸停止の瞬間に立ち会うのは家族や介護職だけである場合が多いことが挙げられる。このため，看護師は，看取り経験の十分でない介護職や，看取りの支え手となる家族などに対して，最期を迎えるにあたってどのように病気が経過するか，最期をどう過ごすかなど，死までの経過を事前に説明し，療養者の状態の変化に応じて家族や介護職にできる看取りに向けた対処法などの「死の準備教育」を行う。

さらに，死亡確認や遺体へのケア（エンゼルケア）においても，家族や介護職がケアを提供するため，病院とは異なる方法で行うこともある。このため，死亡時の連絡先や連絡方法について，家族や介護職と主治医や訪問看護師などの医療者の間で確認するとともに，葬儀や着替えの準備などについても事前に相談を受け対応する。

看取りケア前期，中期，後期の考え方

疾患によってたどる経過の速さや安定性などの特徴に違いはあるものの，看取りケアを提供する時期は，いずれのパターンにおいても，月，週，日と徐々に病状が進んでいく。看護師は，こうした療養者の病状の変化をみて，療養者が前期（月単位），中期（週単位），後期（日単位，時間単位）のいずれの時期にあるのかを常に考え，療養者の心身の変化に対応し，家族に対してもタイムリーにかかわり，ケアを行っていく。

看取りケア前期（月単位）は，1か月では大きな状態の変化はみられないものの，数か月先を考えた場合に，今の状態の維持が難しいという時期である。看取りケア中期（週単位）は，2～3週間の単位で考えたときに，今の状態が悪化することが見込まれるという時期である。その後は，日単位で病状が進む看取りケア後期となるため，数日間の状態の変化にタイムリーに対応していく。特に，後期では，看取りの場やどのように最期を迎えたいかについて家族の意向を確認する。そして，最終的に最期のときを迎えることとなる。

　看護師と介護職は，亡くなるまでの病状の経過は人によって異なることを念頭におきつつ，療養者と家族が残された期間が少ないという現実を受け入れられるようにかかわる。また，療養者と家族がかけがえのないときを後悔なく過ごせるよう，時期に応じた目標を立てて援助し，旅立ちへの準備をしていく。

看取りまでの病状の経過[10]

　以下に示すのは一般的な経過であり，全体像を把握するための地図のようなものである。1つの目的地に到達するために多くの道順があるように，人が亡くなるまでにはそれぞれが様々な道のりをたどる。亡くなるまでの時間が数か月にわたる人もいれば，数日しかないこともあるため，表1-2[11]に示す経過はあくまで目安としてほしい。

1）看取りケア前期（月単位）

　残された時間が数か月と考えられる前期は，療養者にとって，精神的苦痛，社会的苦痛，身体的苦痛が出てくる時期となる。

　療養者は，「治るのではないか」と常に心が揺れ動き，死を受け止めきれず重い現実に傷つきやすい状態であることを理解する。看護師は，療養者との十分な会話をとおして，療養者につらい気持ちの表出を促し，家族に対しても，療養者の気持ちに寄り添い，気持ちを受け止める存在となるように伝える。また，家族のつらさを受け止めて支えてくれる存在を探すよう伝える。

　また，療養者は，これまでの自分を振り返ることで今の自分がしておくべき大切なことを探し，自分が亡くなった後のことを考える。家族には，療養者がそのようなことを考える時期であることを説明し，「自分が死んだら」というような言葉を発するときには，話題をそらさずに聞くように促す。また，療養者が元気なうちに遺言などにつながるような気持ちや思いを確かめておくとよいこと，療養者からの言葉が後に大切な言葉として残ることを伝える。

　この時期は薬での症状緩和が可能なことが多いため，身体的には比較的安定している。看護師は，療養者が家族や友人など親しい人と旅行に行くことや，趣味などの活動が充実できるように，本人の意思を尊重した生活が送れるようにかかわる。

2）看取りケア中期（週単位）

　残された時間が数週間と考えられる中期は，療養者の身体的苦痛が悪化し，日常生活が制限され，食欲が低下し，倦怠感が強くなるため，家族には身の回りの世話が徐々に必要になってくることを伝える。看護師は，療養者の清潔や入浴，排泄時のケアや医療処置，症状を和らげるケアを家族が行えるように，具体的な方法を指導する。パンフレットなどの冊子を活用するなどして理解を促し，家族が対応できるように援助する。

表1-2 看取りまでの病状の経過のまとめ

時期		療養者の変化	家族へのアドバイス	この時期に行っておくこと
看取りケア前期	看取りまで6か月から数か月	**精神的苦痛の表出** ・「治るのではないか」と常に心が揺れ動いている時期 ・死を受け止めきれず、つらい現実に傷つきやすい状態 **社会的苦痛の表出** ・徐々に自分を振り返り、大切なことを探したり、これからのこと（自分が亡くなった後のこと、やり残したことなど）を考えるようになる **身体的苦痛に対して** ・身体的苦痛は比較的安定する時期。薬での症状緩和が可能なため、安定した症状のもと日常生活を送ることができる	→療養者の気持ちに寄り添うように接し、心を支えていきましょう。また、ご自分もつらいため、気持ちを受け止めてくれる支えとなる人を見つけましょう →「自分が死んだら」と言うときは、話をそらさずに聞きましょう。元気なうちに気持ちを確かめておくことが大切です。また、それが後に大切な言葉として残ります →この時期には自立した生活や通院が行えます。旅行や趣味など、本人の意思を尊重した生活を送りましょう	●療養者との十分な会話 ●自分自身のつらさの表出 ●財産整理 ●遺産相続 ●遺言 ●旅行や趣味の充実
看取りケア中期	看取りまで数週間	**身体的苦痛の悪化** ・日常生活が制限される。食欲低下や倦怠感などが生じ、身の回りの世話が徐々に必要になってくる **スピリチュアルペインの表出** ・日常生活の制限から、死が近いことを身体で感じてくる時期。喪失感、無価値感、罪責感をもちやすくなる	→医師や訪問看護師と相談したり、ブックレットなどの冊子を参考にしながら、生活のなかにケアを組み込んでいきましょう →まずは、療養者の喪失感、無価値感、罪責感などの思いを話してもらい、受け止めましょう →それに伴う自分のつらい気持ちを誰かに表出し、抱え込まないようにしましょう	●日常生活のケア ●症状のケア ●医療処置 ●スピリチュアルペインについての会話 ●療養者自身のつらさの表出 ●療養者に最期の場所の希望を確認
看取りケア後期	看取りまで数日から数時間	**状態の変化** ・意識レベルが低下し、会話がしにくくなる ・食べ物や水分を飲み込みにくくなる ・眠っている時間が多くなる ・落ち着きがなく、おかしなことを言ったり、よく眠っていたりと意識が時間ごとに変化していく ・排泄に支障が出てくる（尿量の減少や便失禁） ・呼吸が不規則になり、10～30秒間呼吸をしなくなる ・脈が触れにくくなる ・血圧が測りにくくなる ・手足が冷たく、紫色になる	→左記の変化を観察し、心配であれば医師や看護師に相談しましょう →ここ数週間の介護疲れが蓄積する頃です。家族間で介護を交代し、休息の時間をとりましょう →看護師やヘルパーが毎日入ることも可能です →家族それぞれの心残りがないように、最期の場所や最期に呼ぶ人について家族間の意思を確認しましょう →緊急連絡先を確認しましょう	●状態の観察 ●家族間の連携強化 ●訪問頻度の検討 ●親戚・知人への連絡 ●葬儀や着替えの準備 ●医師・看護師の緊急連絡先を確認 ●介護職への家族と同様の状態説明
	お別れ直前	**状態のさらなる変化** ・徐々に家族の呼びかけに反応しなくなっていく ・水から出された魚のように口だけで呼吸するようになり、徐々に呼吸の回数が減ってくる	→最期までかけられた言葉は聞き取ることができます。安心して旅立てるように話しかけましょう →家族で最期を見守りましょう	
	お別れ	**亡くなったことを示すサイン** ・身体をゆすっても、大声で呼びかけても反応がない ・脈が触れない ・呼吸が止まっている ・まぶたが半分開く。目を開けてみると、瞳孔が大きく広がっている ・あごがゆるみ、口が半分開いてしまう	→家族だけで最期を看取る場合は呼吸が止まった時間を見ましょう →その後、医師に連絡し死亡の確認をしてもらいましょう	●亡くなった時刻の確認（わからなかった場合は把握した時刻の確認） ●医師・看護師に連絡 ●死亡診断書を医師に依頼

福井小紀子，田中千賀子（2007）．看取りのケア法 2 終末期のケア．訪問看護と介護，12(12)：1041．より引用改変

また、この時期は、身体的苦痛の悪化に伴い、スピリチュアルペインが表出しやすい。療養者は、日常生活が制限されることによって死が近いことを身体で感じ、喪失感や無価値感、罪責感を感じる。看護師は、療養者が思いを話せるようにかかわり、その思いを受け止める。家族や介護職にも、療養者がそのような状況であることを説明し、協力を依頼する。また、家族もつらい思いを抱いているため、その思いを表出できるように援助する。

3）看取りケア後期（日単位，時間単位）

残された時間が数日と考えられる後期では、急激に身体上の変化が生じる。

たとえば、意識レベルが低下する、会話がしにくい、食べ物や水分が飲み込みにくい、眠っている時間が多くなる、落ち着きがない、奇妙なことを話したりよく眠っていたりと意識が時間ごとに変化する、尿量の減少や便失禁など排泄に支障が出てくる、呼吸が不規則になり10～30秒間呼吸が止まる、脈が触れにくい、血圧が測りにくい、手足が冷たく紫色

になるなど，目に見える変化が生じたら，数日で最期がくると推測できる（日単位～時間単位の経過については，第Ⅶ章1，p.267を参照）。

看護師は，療養者のこれらの変化を観察し医師に報告するとともに，家族や介護職に対して，この状態の変化とそれに伴う判断（あと数日と考えられること）を丁寧に伝える。

家族にとっては介護疲れが蓄積する頃であるため，介護を交代するなどして休息の時間がつくれるように働きかける。たとえば，看護師やホームヘルパーが毎日入れるよう，ケアマネジャーと共に調整する。

また，家族がそれぞれ心残りがないように，最期の場所や最期に呼ぶ人について尋ね，緊急連絡先を確認する。

4）看取りケア後期（臨終）

看取りケア後期のうち，最終段階である臨終の直前では，療養者の状態にさらなる変化が生じる。徐々に家族の呼びかけに反応しなくなる，水から出された魚のように口だけで呼吸する，呼吸の回数が減ってくるなどの状況を見て，家族そして看取り経験の少ない介護職は動揺する。看護師は，家族や介護職に，最期まで療養者には呼びかける言葉が聞こえていることを伝え，家族に見守られるなかで療養者が安心して旅立てるために話しかけるよう促す。

また，在宅や施設では，医療者がいないなかでの看取りになることも多いため，亡くなったことを示すサインについて，前もって具体的に伝えておく。在宅療養の場合は，家族だけで最期を看取ることも十分にありうる。その場合，家族による死亡確認が必要になるため，呼吸が止まった時間を見ておき，医師や看護師に連絡するように，連絡先を伝えておく。

●文　献

1）OECD Factbook 2009: Economic, Environmental and Social Statistics. ISBN 92-64-05604-1.
2）厚生労働省．地域包括ケアシステム．
　< http://www.mhlw.go.jp/stf/seisakunitsuite/bunya/hukushi_kaigo/kaigo_koureisha/chiiki-houkatsu/ > [2017. December 5]
3）WHO神戸センター．高齢化．
　< http://www.who.int/kobe_centre/ageing/ja/ > [2017. December 5]
4）地域包括ケア研究会（2017）．地域包括ケアシステム構築に向けた制度及びサービスのあり方に関する研究事業報告書．地域包括ケア研究会 報告書—2040年に向けた挑戦．三菱UFJリサーチ＆コンサルティング．
5）日本在宅ケアアライアンス（編），苛原 実，太田秀樹（監）（2017）．私たちの街で最期まで—求められる在宅医療の姿．日本在宅ケアアライアンス．
6）介護サービスの質の評価のあり方に係る検討委員会（2014）．第99回社会保障審議会介護給付費分科会．参考資料2．介護サービスの質の評価について．
7）厚生労働省（2015）．「人生の最終段階における医療の決定プロセスに関するガイドライン」の普及啓発リーフレットを作成しました．
　< http://www.mhlw.go.jp/stf/houdou/0000079283.html > [2017. December 5]
8）厚生労働省（2007）．人生の最終段階における医療の決定プロセスに関するガイドライン（改訂 平成27年3月）．
　< http://www.mhlw.go.jp/file/06-Seisakujouhou-10800000-Iseikyoku/0000078981.pdf > [2017. December 5]
9）厚生労働省（2018）．人生の最終段階における医療・ケアの決定プロセスに関するガイドライン（改訂 平成30年3月）．
　< http://www.mhlw.go.jp/file/05-Shingikai-10801000-Iseikyoku-Soumuka/0000198998.pdf > [2018. March 23]
10）福井小紀子．放送大学．在宅看護論．第12章　在宅看護における終末期ケア．
11）福井小紀子，田中千賀子（2007）．看取りのケア法 2 終末期のケア．訪問看護と介護，12（12）：1041．

第Ⅰ章 在宅・施設で求められる看取りケアとその背景

2 看取りの場とケア体制：求められるシームレスなケア

終末期にまつわる様々な用語

　1967年，ソンダース（第Ⅱ章1，p.23を参照）がロンドンのセントクリストファー・ホスピスにて近代的ホスピスを展開してから，終末期にまつわる用語は，ターミナルケア，終末期ケア，緩和ケア，支持療法，エンドオブライフケアと出てきて，内容も少しずつ変化してきた。これらの用語については，欧州緩和ケア学会（European Association for Palliative Care：EAPC）にて用語の整理が行われたので[1]，以下，紹介する。

ホスピスケア

　Hospice UK によると，ホスピスケア（hospice care）とは「すべて（身体的，情動的，社会的，スピリチュアルな）のニーズを満たし，全人的な人のためのものであり，家・デイケア・ホスピスでも，エンドオブライフに直面した人と，その人を愛する人たちのためのケア」[2] である。患者にかかわるスタッフとボランティアは，個別のニーズと個人の選択に基づいたケアを提供するためにマルチな専門職チームで働き，患者を痛みから解放し，尊厳と平和と落ち着きを提供できるように努めることとしている[2]。

　ホスピスケアと緩和ケアについては，ほぼ同義で用いている国もあるが，緩和ケアは一般病院内にある緩和ケア病棟で提供され，ホスピスケアは独立した建物でのサービスとして入院した人に提供されるケアと区別して使用している国もある。米国では，ホスピスケアは主に余命6か月以内と診断され生命維持治療と延命治療をしないと決めた人を対象に，自宅やホスピスユニットでの入院，あるいは長期療養施設にて提供されている[3]。

ターミナルケア，終末期ケア

　ターミナルケア（terminal care）は，現在はあまり使われなくなった用語であるが，進行がんで余命が限られた患者へ行われる包括的なケアのことである。緩和ケアの対象が末期の状態にとどまらずに広がったことで，用語の適切さが疑問視され，使われなくなってきた。しかし，現在でも，まさにあと数日という最期に近い状態におけるケアとして限定的に使用されることもある[1]。

　終末期ケアは，終末期に提供されるケアのことで，日本で用いられている用語である。英語で相当する用語は，上記のターミナルケアと同義として使われる場合もあるが，一定の見解が得られていない。終末期の定義として，全日本病院協会から以下の満たすべき3つの条件が示されている[4]。

①複数の医師が客観的な情報をもとに，治療により病気の回復が期待できないと判断すること
②患者が意識や判断力を失った場合を除き，患者・家族・医師・看護師等の関係者が納得すること
③患者・家族・医師・看護師等の関係者が死を予測し対応を考えること

ただし，終末期を期間で決めることは容易ではなく，また適当ではないとされている。

緩和ケア

緩和ケア（palliative care）は，1970年代にカナダで提唱された考え方であり，現在，最も普及している用語である。2002年の世界保健機関（World Health Organization：WHO）による定義は，「緩和ケアとは，生命を脅かす疾患による問題に直面している患者とその家族に対して，痛みやその他の身体的問題，心理社会的問題，スピリチュアルな問題を早期に発見し，的確なアセスメントと対処（治療・処置）を行うことによって，苦しみを予防し，和らげることで，クオリティ・オブ・ライフを改善するアプローチ」[5] である。

緩和ケアの対象については，従来の「治癒を目的とした治療が有効でなくなった患者」から「生命を脅かされる病気に関連した問題に直面した患者と家族」へと拡大され，苦しみの予防にも着目している。

最近の研究知見では，がんを中心に診断時から緩和ケアが提供されることで，生活の質（QOL）や生存期間の延長などの効果が示され[6)-8)]，現在は治癒を目的とした治療と並行して，診断時からの早期緩和ケアが推進されている（図2-1）。

緩和ケアは，チームアプローチで取り組み，患者・家族，コミュニティを含み，どこでも（病院，ホスピス，地域）利用可能であるべきとされている[4]。また，人生（life）を支持し，死を正常のプロセスとみなし（死を早めたり延期したりせず），死まで可能な限り最善のQOLを保つことを目指しているケアであり，必要に応じて死別後の家族へのカウンセリングの提供も含んでいる[5]。

支持療法（支持的ケア）

支持療法（supportive therapy, supportive care）とは，がんとその治療の副作用に対

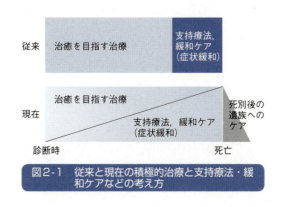

図2-1　従来と現在の積極的治療と支持療法・緩和ケアなどの考え方

して行われる予防と管理のことである。診断から抗がん剤治療や治療後のケア（リハビリテーション，2次予防，サバイバーシップ）まで，がんで経験することの連続性のなかで，身体的および心理的な症状と副作用の管理が含まれている[1]。支持療法と緩和ケアは，かなりの部分がオーバーラップしているが，支持療法はがん領域に特化され，治療可能ながん患者も対象としているのに対し，緩和ケアは生命を脅かす疾患すべてを対象としている。英語圏では緩和ケア（palliative care）という言葉の使用は避けられる傾向があり，支持療法（supportive care）と区別して使われている[9]。

エンドオブライフケア

エンドオブライフケア（end of life care）は，1990年代から米国で用いられるようになった比較的新しい用語であり，緩和ケアやホスピスケアとほぼ同義で使用されている。

エンドオブライフケアの定義は米国と欧州では異なっており，米国（広義の概念）では「患者・家族と健康関連の専門職が，病い（illness）の経過で人生に限りがあることを気づいてからの期間（拡大解釈では，1〜2年）におけるケア」とされ，欧州（狭義の概念）では「死が数時間〜数日後に近づいている患者に提供される包括的なケア」とされている。

エンドオブライフケアの対象は，疾患が限定されていないことが特徴である[1]。日本でも普及し始めた用語であり，ELNEC-J（The End-of-Life Nursing Education Consortium-Japan）では，エンドオブライフケアを「病いや老いなどにより，人が人生を終える時期に必要とされるケア」[10]と定義している。疾患を限定せず，その人の人生に焦点を当て，患者，家族，医療スタッフが死を意識した頃から始まることなどが特徴として挙げられる。欧州（狭義）よりは米国（広義）の定義に近いといえる。

緩和ケア・支持療法・エンドオブライフケアの関係

現在よく用いられる用語である緩和ケア，支持療法，エンドオブライフケアについて，患者の状態と病状経過，人生の軌跡における位置づけを図2-2[1]に示す。

支持療法は，がん患者を対象に診断時から一貫して行われている。これに対し，緩和ケ

> **Column**
> ### ELNEC (The End-of-Life Nursing Education Consortium)
>
> 2000年に米国看護大学協会（American Association of Colleges of Nursing：AACN）とCity of Hope National Medical Centerが共同して設立した組織である。ELNECは，エンドオブライフケア（EOLケア）や緩和ケアを提供する看護師に必須とされる能力修得のための系統的な教育プログラムを開発しており，その教育プログラムを実施できる指導者の養成は，米国内だけでなく世界74か国でも行われている。日本でもELNEC-Japan（ELNEC-J）コアカリキュラム指導者養成プログラムが開発され，2009年から指導者養成が行われている。

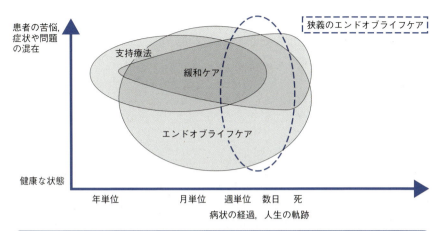

図2-2 患者の状態と病状経過，人生の軌跡における緩和ケア，支持療法，エンドオブライフケアの位置づけ

The European Association for Palliative Care (2009). White Paper on standards and norms for hospice and palliative care in Europe：part 1. European Journal of Palliative Care, 16 (6)：278-289. より作成

アは，現在は診断時から早期の導入が奨励されているが，死が近づくにつれ緩和すべき症状や問題をもつ対象が増えている位置づけとなっている。狭義のエンドオブライフケアは死の数日前〜数時間の患者が対象であるが，広義のエンドオブライフケアは死を意識した時点から始まることから，死について考えたり，生死に関する教育を受けたりする健康な状態の人も含まれるより包含的な概念といえる。

これらの用語の定義は，それぞれ異なるニュアンスをもつ一方で，臨床現場のみならず各国政府や専門職団体によって洗練されて，オーバーラップしている部分もあり，いまだ一定の見解には達していない。今後のこれらの用語の使われ方について，どのように変化していくのか留意していただきたい。

看取りケアの内容

終末期により良い看取りケアを提供するためには，個別に看取りまでの時期や経過（p.7参照）を見極めながら，本人の意思を確認し，最後まで尊厳ある生活を支援していくことが重要となる。このような看取りケアの内容として，本人の希望の実現に向けた意思決定支援，症状緩和，日常生活への支援，家族支援があげられる。

本人の希望の実現に向けた意思決定支援

1）アドバンスケアプランニング（ACP）とは

アドバンスケアプランニング（advance care planning：以下，ACP）とは，今後の治療や療養について，患者・家族と医療従事者があらかじめ話し合う自発的なプロセスのこと[11]である。ACPで話し合われる内容は，患者本人の気がかり，患者の価値観や目標，病状や予後の理解，治療や療養に関する意向や選好とその提供体制である[11]。

2）看取りケア中期と後期における意思決定

　看取り中期（週単位）では療養場所や看取り場所の希望，後期（日単位・時間単位）では看取り場所の最終的な希望が話し合われ，その希望に沿った看取り体制を整えていくこととなる。ACPにより，将来意思決定能力が低下した際にも患者の意向が尊重され，患者の希望がかなえられるだけでなく，患者の意思決定能力が低下したときにも「患者にとっての最善」を，家族や関係者が共に考えることが可能となる。特に，看取り後期は，近い将来，死が避けられない状況であるため，ACPの重要性は計り知れない。

3）患者・家族への説明，支援

　死が近いことを告げられた本人とその家族は，「治療法がない」「治らない」「死が近い」などの言葉によって今後のことが考えられないほどの強い衝撃を受ける。あるいは，医療者から病状についてほのめかすような説明を受けたり，有効な治療かどうか受けてみないとわからない治療法の説明を受けたりすると，「死が近い」ことを理解できていない様子がうかがわれる。このような状況では，患者や家族は意思決定することが難しいため，悪い知らせの前に患者や家族がどのように病状をとらえているかを確認したうえでインフォームドコンセントに臨んだり，悪い知らせを伝える際のコミュニケーションスキルを用いたりすることで，患者や家族の思いを引き出し，医療者の考えを明確に伝える。

　病状や家族の状況が変化することで，本人の意向が変わることは不思議ではない。常に病状や家族の状況の変化を観察し，その時期ごとにできることやしたいことを，タイミングを逃さないように把握して支援していく。また，日頃の会話で聞かれる「最期までトイレに行きたい」「（来春の）花見に行きたい」「孫の成長をできるだけ見届けたい」などの言葉は，患者の希望の表れであるため大切にし，患者にとって自分らしい最期の実現につなげられる支援の手がかりとする。

症状緩和

1）看取りケア期に生じる症状と日常生活への支援

　看取りケア期に生じる身体的な症状には，疼痛，摂食嚥下に関する症状（むせる，飲み込めない），消化器症状（悪心・嘔吐，便秘），精神症状（不安，抑うつ，せん妄，恐怖），呼吸器症状（呼吸困難，痰），循環器症状（血圧低下，浮腫），その他の症状（食欲不振，食事摂取量の低下，全身倦怠感，体力低下，褥瘡，感染など）がある。これらの症状は，日常生活活動（ADL）の低下につながる。症状と日常生活への影響を十分に把握し，身体的に安楽な状態を目標として，薬剤の調整や医療処置，体位の工夫，マッサージや温罨法などの非薬物療法を行う。適切な症状緩和によって状態を安定させることは，希望する生活の実現に向けてとても重要である。

　病状の急変時や緊急時の体制を整えておく。病院や施設ではどのようなとき，誰に連絡するかを確認する。在宅の場合は，介護する家族に緊急時の連絡先を伝える。また，重症化し家族が対応できない場合のために，入院できる体制を整えておく。

2）心理社会的アプローチ

　患者や家族は様々な問題を抱え，精神的・社会的苦痛を有している。患者や家族が漠然とした不安などを話すことで，不安な要素や課題が明確になり，患者や家族の自力による

問題解決と意思決定が可能になることもある。患者や家族が困惑している様子がうかがわれた際に，「何か困ったことがあったら言ってください」などと看護師側から話しかけることで，患者や家族が話し始めることがある。患者や家族側からの訴えを待つだけでなく，相談しやすいように促すことも看護師の役割である[12]。

また，家族や友人など大切な人と今までのことを振り返ったり，感謝やお別れを伝えたりする時間がもてるよう調整する。終末期ということでお互いにネガティブな感情を抱いている可能性があるが，会ったり話したりする時間を共有することは，双方にとって貴重な体験となる。

日常生活への支援

看取りケア期の患者は，その時点での病状や症状により，食事，清潔，移動，排泄など日常生活への支援が変化する。患者の状態と家族の介護力をアセスメントし，患者や家族の希望を尊重しつつ，苦痛と危険が最小となる方法を選択する。

食思不振に対しては，食べることが楽しめるように口腔ケアを行い，好物や口当たりのよいゼリーやアイスクリーム，スープなどを勧める。また，無理に飲み込まなくても味を楽しむだけでもよいことを伝える。

看護師が状態を観察しながら入浴を介助したり，歩くことが困難となったが排泄を自力で行いたい人にはポータブルトイレを勧める。排泄コントロールができ，清潔ケアや罨法，体位の工夫などにより日常の心地よさを提供することで，患者や家族に笑顔や落ち着きがみられ，残された時間で希望することをかなえる意欲へとつなげられる。

家族支援

家族への支援には，死にゆく身体の変化について理解を促すこと，介護への支持的支援，予期悲嘆へのかかわりがあり，看取り直後のエンゼルケアなどの支援，看取り後（1〜2か月後を目安に）には患者の死による悲嘆に対するグリーフケアがある[13]。

1）死にゆく身体の変化について理解を促すこと

主に，主治医の診察や判断の見通しの補足，今後起こりうる症状によりADLの変化への対応（食事の工夫，疼痛や倦怠感の緩和のためのマッサージ，罨法，清潔ケア，せん妄予防のための声かけなど），臨死期の身体症状への対応が挙げられる。

2）介護への支持的支援

介護に対してねぎらいの言葉をかけることや気づかいなどがある。また，介護負担の程度をアセスメントし，介護負担の軽減が必要な場合には，他の家族員や友人などの支援や，外部支援サービスの導入などを考慮する。

3）予期悲嘆へのかかわり

家族が患者のかたわらで過ごせる時間の調整，感情を吐露できる環境の提供，振り返りを促す言葉かけ，死にゆく身体の変化について的確な現状の受け止めの確認が挙げられる。これらは，残された家族の悲嘆を最小限にするために不可欠である。

4）看取り後の支援

看取り直後の支援には，死亡の確認から死亡診断までが円滑に進むような事前調整，家

族の緊急連絡への対応，死亡後の手続きにまつわる説明，看取った家族と看取りの経過を振り返りねぎらうこと，エンゼルケア，家族の悲嘆の程度の確認などが挙げられる。

死亡の1～2か月後を目安に行われるグリーフケアでは，家族を亡くした悲しみや喪失感，できなかったことへの後悔や自責の念など家族の悲嘆の程度を確認し，看取りの経過を振り返り，ねぎらい，看取りができてよかったと思えるように支援する。

看取りの場とケア体制

看取りの場の推移

看取りの場は医療機関，自宅，施設に大別できる。平成27（2015）年の時点での死亡場所別の死亡割合は，医療機関が76.6％，自宅が12.7％，施設（老人ホーム，介護老人保健施設など）8.6％となっており（図2-3）[14]，依然として病院などの医療機関での死亡が大多数を占めている。

自宅での死亡の割合は，1960年代では7割を占めていたが減少し，1970年代半ばには医療機関での死亡が上回った。1990年代には自宅での死亡が2割をきり，2004年以降は12％台となり，やや微増しているものの12％台にとどまっている[14]。これらの要因としては，医療技術の向上により積極的治療が推進されてきたことや，核家族化による家族介護力が不足していることなどが挙げられる。1992年に老人訪問看護制度が創設され，2000年に介護保険制度が始まり，在宅医療および在宅ケアが推進されてきたが，自宅での看取りについてはいまだ課題が残されている。

施設での死亡は，平成6（1994）年までは自宅などに含められていたが，独立して集計されるようになった。当初は1％台だったが，約20年後の平成27（2015）年には6.3％[14]まで徐々に増えてきている。これは，老人ホームや介護老人保健施設などの長期療養施設が，主に高齢者の看取りに取り組んできた成果といえるであろう。

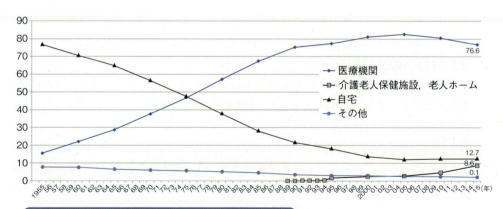

図2-3　死亡の場所別にみた年次別死亡数百分率の推移

政府統計の総合窓口（2015）．平成27年人口動態調査．死亡の場所別にみた年次別死亡数百分率．より作成

自宅・施設での看取りを支えるケア体制の構築

　個人が死を迎えるまでの人生をどのように積極的に生きていくのか，その希望に沿うように家族や医療・介護職が支えていくことは大前提である．それとともに，超高齢多死社会が到来するなかで，限られた医療・介護資源を有効活用するためには，病院頼みではなく「時々入院，ほぼ自宅・施設」へと意識改革をしていく必要がある．

　最期まで自宅で過ごすことを希望していた人が，死の直前の変化に家族が戸惑いや不安を感じて，救急車を呼び，搬送先の病院で死亡するという「看取り搬送」が問題となっている．終末期には，様々な身体的・心理的・精神的変化がみられるため，病院は自宅や施設では対応しきれない症状に対する緩和治療などの提供や，入退院時に先を見通した在宅・施設と連携した支援を行う．また，自宅や施設では，看取り搬送を減らすための対策など，シームレスなケアを提供できるように，病院と密な連携を図っていく．

　複雑で困難な問題を抱える患者や家族については，緩和ケアについて特別なトレーニングを受けた専門家（療養場所により緩和ケアチーム，緩和ケア外来，緩和ケア病棟・ホスピス，在宅ホスピス）に相談・依頼することも考慮する．

多職種・多機関との連携

　患者がもつ様々なニーズを解決するには，医療・介護などのサービスが包括的かつ継続的に提供される必要がある．特に，看取りにおいては，医療的ニーズも介護的ニーズも増えるために，先を見通したサービスを提供するとともに，急変時などの予想外の状況でもタイムリーなサービスの提供が求められる．

医療・介護の連携

　医療的な支援は，主に医師，歯科医師，看護師，薬剤師，理学療法士，作業療法士，言語聴覚士，栄養士などの医療専門職がチームアプローチにて提供していくが，患者の病状や医療処置が生活に何らかの影響を与える場合（食事量や飲水量，排泄の量や性状，皮膚の状態など）には，日常生活支援を主に担う介護福祉専門員（ケアマネジャー）や介護専門職と情報共有し，ケアの方向性や方法を統一して対応する．また，介護専門職が日常生活支援上で気づいた問題点や身体的・心理的・精神的な問題について医療専門職に相談することで，解決やより良い対処方法が得られる．いずれにおいても，医療と介護が一体となったチームを形成することが重要である．

　医療的支援も日常生活支援も提供できる看護師は，各職種との橋渡し役になれるため，連携時における役割が期待される．

多機関との連携

　日本では，患者ごとにチームを形成するという特徴があり，所属機関（病院，施設サービス，居宅サービス）内での多職種連携，そして療養の場の移行に伴う機関同士の多機関

連携(病院⇔在宅,在宅⇔施設,施設⇔病院)や,所属機関は異なっても同職種間における連携がある。居宅サービスでは,各職種が異なる所属機関に属していることが多く,必然的に多機関連携となる。

現在,高齢者を中心に地域包括ケアシステムの構築が進められているが,看取りケアにおいても住まい・医療・介護・介護予防・生活支援が一体的に提供される地域づくりが重要である(第Ⅰ章の図1-1,p.3を参照)。

●文　献

1) The European Association for Palliative Care (2009). White Paper on standards and norms for hospice and palliative care in Europe：part 1. European Journal of Palliative Care, 16 (6)：278-289.
2) Hospice UK. Our definition of hospice care.
   ＜ https://www.hospiceuk.org/about-us/our-definition-of-hospice-care ＞ [2017. December 6]
3) Long C (2017). Provide optimum end-of life care/palliative care for older adult in the U.S. In HOLOS 国際看護セミナー(2017). 第18回 HOLOS 国際看護セミナー 2017, 資料集. 6.
4) 全日本病院協会(2016). 終末期医療に関するガイドライン―よりよい終末期を迎えるために.
   ＜ https://www.ajha.or.jp/voice/pdf/161122_1.pdf ＞ [2017. December 14]
5) 日本ホスピス緩和ケア協会. WHO(世界保健機関)の緩和ケアの定義(2002年).
   ＜ https://www.hpcj.org/what/definition.html ＞ [2017. December 14]
6) Temel JS, Greer JA, Muzikansky A, et al (2010). Early palliative care for patients with metastatic non-small-cell lung cancer. New England Journal of Medicine, 363 (8)：733-742.
7) Bakitas M, Lyons KD, Hegel MT, et al (2009). Effects of a palliative care intervention on clinical outcomes in patients with advanced cancer：the Project ENABLE Ⅱ randomized controlled trial. JAMA, 302 (7)：741-749.
8) Bakitas MA, Tosteson TD, Li Z, et al (2015). Early Versus Delayed Initiation of Concurrent Palliative Oncology Care：Patient Outcomes in the ENABLE Ⅲ Randomized Controlled Trial. Journal of Clinical Oncology, 33 (13)：1438-1445.
9) Fadul N, Elsayem A, Palmer JL, et al (2009). Supportive versus palliative care：what's in a name？：a survey of medical oncologists and midlevel providers at a comprehensive cancer center. Cancer, 115 (9)：2013-2021.
10) 日本緩和医療学会. ELNEC-J における EOL ケアの定義.
    ＜ https://jspm.ne.jp/elnec/elnec_about.html ＞ [2017. December 14]
11) NHS：Advance Care Planning：A Guide for Health and Social Care Staff.
    ＜ http://www.ncpc.org.uk/sites/default/files/AdvanceCarePlanning.pdf ＞ [2017. December 14]
12) 宮本真巳(1998). 面接とはどういう実践か. 面接技法から学ぶ―感性を磨く技法. 日本看護協会出版会, p.3-8.
13) 山本則子(研究代表者), 岡田 忍, 金川克子, 酒井郁子, 他(2012). 高齢者訪問看護質指標 Ⅻ 終末期ケア. 文部科学省科学研究費基盤研究(A), 高齢者訪問看護質指標を用いたインターネット訪問看護支援システムの有効性検討, 平成20～24年度研究成果報告書, p.160-161.
14) 政府統計の総合窓口(2015). 平成27年人口動態調査. 死亡の場所別にみた年次別死亡数百分率.
    ＜ https://www.e-stat.go.jp/stat-search/files?page=1&layout=datalist&lid=000001158057 ＞ [2017. December 14]

第Ⅱ章

多死社会を迎えた看取りの場の特徴と課題

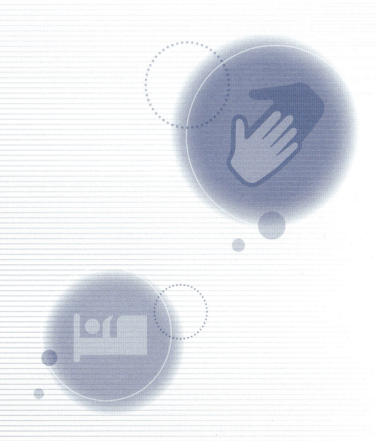

第Ⅱ章　多死社会を迎えた看取りの場の特徴と課題

1 病院での看取り

病院で展開されてきた看取りケアの実際

日本における死亡場所の推移

　人口動態調査[1]によると，病院・診療所で亡くなる人の割合は，1951年には全体の11.7％にあたる9.7万人であったが，1977年には50.6％（38.3万人）に増加し，自宅で亡くなる人44.0％（27.1万人）を逆転した[1]（第Ⅰ章の図2-3，p.16を参照）。

　一方で，病院・診療所で亡くなる人の割合は，2005年の82.4％をピークに下がり続け，2016年時点で全体の75.8％（99.1万人）となり，11年間で6.6％減少した。統計を取り始めた1951年から一貫して増え続けていたが，2006年に初めて減少に転じた。

日本における病院での看取り率増加の背景

1）社会構造の変化

　1947年の民法改正による家制度の廃止により，家族のあり方についての規定が大きく変わった。家制度の廃止により，父系血統の継承よりも一家の平和や家族の心情を重視し，婚姻関係の尊重や婚姻の自由化，家族員間の公平性の保障といった革新的な家族制度改革の方向へと転換が図られた。その結果，家族員の人格尊重，家族員間の公平性の保障，婚姻の尊重による妻の地位の改善，親の権限・戸主権の縮小に伴う家族員の自由の拡大という要素が内包され[2]，家族間の関係性に影響を与えることになった。

　家族間の関係性の変化によりもたらされたものの一つとして，社会構造や世帯構成の変化が挙げられる。国勢調査によると，2015年の世帯構成は，単独世帯は34.6％，夫婦の

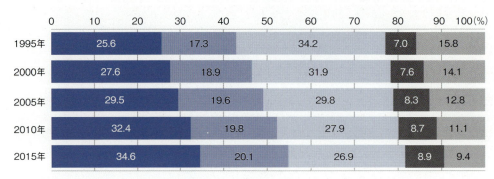

図1-1　一般世帯の家族累計の割合の推移　総務省統計局．国勢調査．より作成

みの世帯，夫婦と子どもからなる世帯，ひとり親と子どもからなる世帯を合わせた核家族世帯は55.9％となっている（図1-1）[3]。これを1995年と比較すると，単独世帯は9.0％上昇し，単独世帯が最も多い家族類型となっている。単独世帯の増加は，病気や介護が必要になったときに介護をしてくれる家族がいないなど，病院での看取りに結びつく要因となっている。

2）高齢者の医療制度

（1）国民皆保険制度

日本の医療保険は，1922年に制定された健康保険法である。その後，1938年に国民健康保険法が施行され，1958年に市町村運営方式となり，それを足がかりとして1961年には国民すべてが公的医療保険に加入する国民皆保険が達成された。しかし，国民健康保険加入の高齢者の医療費自己負担割合が3割，健康保険の扶養家族の高齢者の自己負担割合が5割と高齢者の自己負担が重く，高齢者は複数の疾患を抱えて長期の療養生活を送ることが多いことから，高齢者の医療費負担をいかに軽減するかが大きな問題となっていた。そこで，老人医療費の無料化が導入されることになった。

（2）老人医療費の無料化

1969年に東京都と秋田県が老人医療費の無料化に踏み切ったことを契機に，各地の地方公共団体が追随し，1972年には，2県を除いて全国で老人医療費が無料化される状況となった。このような状況を踏まえ，国の施策として1972年に老人福祉法が改正され，1973年から老人医療費支給制度が実施された[4]。このとき政権を担当していた田中角栄内閣により，70歳以上（寝たきり等の場合は65歳以上）の高齢者に対して，医療保険の自己負担分を，国と地方公共団体の公費を財源として支給するというかたちで，老人医療の自己負担が無料となる制度が実施された。その結果，病院が身近なものとなり，医療機関の待合室のサロン化や社会的入院などの弊害がもたらされた。病院・診療所で亡くなる人が自宅で亡くなる人の割合を上回ったのは1977年のことであるが，この無料化が病院での看取りを増加させることにつながった。

3）医療技術の高度化と日本人の死生観

医療技術の高度化に支えられ，生命をできるだけ維持することを念頭においた治療が行われるようになった。その結果，「助かる見込みがないとしても，最期まで治療することをよしとする」風潮が社会に根づき，「病院にいれば死なずにすんだのではないか」「病院で最期を迎える＝最善のことを行った」という認識が広まることにつながった。また，本心ではこれ以上の治療や延命を望んでいなくても，親族からの批判に耐えられず「世間体を気にする」家族の思い（ホンネとタテマエ）が生じる原因にもなっている。

2008年に厚生労働省が行った「終末期医療に関する調査」によると，自分が治る見込みがなく死期が迫っていると告げられた場合の延命治療については，「延命治療を望む」とした人が11.0％，「望まない」「どちらかというと望まない」を合わせて71.0％だった。これに対し，自分の家族が治る見込みがなく死期が迫っていると告げられた場合の延命治療については，「延命治療を望む」人が24.6％，「望まない」「どちらかというと望まない」を合わせて52.0％であった（図1-2）[5]。この結果から，自分自身には延命治療を望まないと考える人の割合が多いが，家族にはできる限り生きてほしいという考えであること

第Ⅱ章 多死社会を迎えた看取りの場の特徴と課題

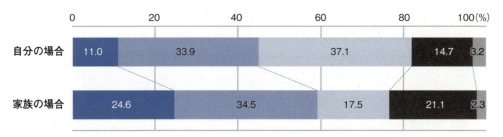

図1-2 死期が迫っている場合の自分，家族の延命治療

がわかる[5]。こうした，家族の最期は病院で精いっぱいの治療を受けさせたいという思いが，病院での看取りにつながっているものと考えられる。

病院での看取りケアの実際

　病院は24時間医師や看護師が常駐し，「治癒」を目的とする施設であるため，患者は高度な医療を受けられる利点がある。その一方で，看護師は分刻みでの処置や検査およびケアなど多忙な業務に追われ，あわただしい状況であり，終末期を迎えスピリチュアルケアが必要とされる患者に対して，看護師が一人ひとりに寄り添う時間は限られている。家族にとっても，面会時間の制限があったり，大部屋の場合は，患者と共に過ごすための環境が整っているとはいえない。デーケン（Deeken，A）は，「一般病院は治癒を目的とした施設である。検査，診断，治療，延命という四大原則に沿って機能する。したがって，患者の固有なニーズは制限されることが多い。これは病気を治すための当然の経過として，患者側にも広く受け入れられている。しかしこうした一般病院の雰囲気は，もう治る可能性の失われた末期患者を，ますます疎外感と孤独の深淵に陥らせてしまう」[6]と述べている。また，病院は「治癒」を目指すことが当たり前の環境であるため，急変によって病院へ運ばれたときには，たとえ延命治療は行わないと本人や家族が決めていたとしても，気管挿管または気管切開，人工呼吸，心臓マッサージ，静脈路確保，膀胱留置カテーテルなど次々と医療が施され，浮腫，腹水，胸水，痰が貯留し，呼吸停止を迎えることになる。

　こうした現状について，鎌田は次のように述べている。「死は，医師にとって敗北を意味していました。スパゲッティ症候群という悲しい言葉が生まれました。死に逝く患者が，たくさんの管につながれ，ダイイングメッセージ（お別れの言葉や最後の言葉）を述べるチャンスも与えられないまま，無念の死を遂げていきました。医師たちは治療に夢中になりすぎて，患者のいのちを自分の持ち物のように錯覚してしまいました。悲しい歴史です」[7]。このように，病院での看取りは患者や家族だけでなく，医師や看護師にとっても悲惨な現状であった。

病院で目指される看取りケア

1990年にWHO（世界保健機関）が提唱し、2002年に修正された緩和ケアの定義[8]は、第Ⅰ章2に述べられているように（p.11参照）、終末期だけでなく、診断後早期から全人的苦痛（図1-3）[9]を評価し、生活の質（QOL）の改善を図るための実践的なケアである。

緩和ケアの歴史

緩和ケアは、1960年代に英国のホスピスで始められたものが源流となっている。3人の女性により死にゆく患者のケアに焦点が当てられ、ホスピス運動（ホスピスムーヴメント）として波及していった。

1) メアリー・エイケンヘッド（Mary Aikenhead, 1787-1858年）[10]

19世紀、英国の植民地であったアイルランドで、「行き倒れの人や死にゆく人に慰安を与えるために、病院に代わる静かで小さな『ホーム』と呼ぶ安息の場を提供してきた」[8]人である。「ホーム」には、どんな人であっても平等に扱うという理念があり、これが、彼女が「近代ホスピスの母」とよばれる所以である。

2) シシリー・ソンダース（Dame Cicely Mary Strode Saunders, 1918-2005年）[11]

英国のソンダースは、看護師、ソーシャルワーカーを経験するなかで多くの進行がん患者と接し、「トータルペイン」として患者の苦痛をとらえ、痛みをコントロールすることの重要性を見出した。当時は、感染症など様々な疾患の治療法が確立され、目覚ましい進展を遂げていたが、治癒できない患者や死にゆく患者のケアや対応が見逃されていた。そこで、自ら38歳で医師となり、1967年にセントクリストファー・ホスピスを設立した。これが、近代的ホスピスの始まりである。

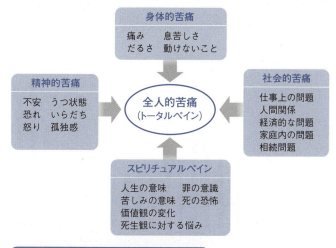

図1-3　全人的苦痛（トータルペイン）

国立がん研究センターがん対策情報センター（2010）．がんの療養と緩和ケア―つらさをやわらげてあなたらしく過ごす．がんと療養，204：2．より引用

3）エリザベス・キューブラー・ロス（Elisabeth Kübler-Ross, 1926-2004年）[12]

スイスの医学部を卒業し，米国で精神科医として勤務していたキューブラー・ロスは，1969年に"On Death and Dying（死ぬ瞬間）"[12]を出版した。この本は，死にゆく人から逃げずに彼らに寄り添い，人生最期の時間を過ごす手伝いができるように接することの必要性を説いた，まさにホスピスの考えを示唆したものであるといえる。

4）日本での緩和ケア

わが国では1970年代にホスピスが紹介され，その必要性が叫ばれ始めた。1981年にわが国で第1号のホスピスが，聖隷三方原病院に誕生した。続いて1984年に淀川キリスト教病院に院内病棟型ホスピスが開設された。それ以降，医療従事者のみならず，一般の人々も高い関心をもつようになり，ホスピス・緩和ケア病棟が徐々につくられていった[13]。

病院での看取りケアの課題

一般病棟による緩和ケアの提供

現在，緩和ケア病棟の数は限られており，2017年11月現在の緩和ケア施設数は394施設である（図1-4）[14]。緩和ケア病棟に入院できる疾患もがんに限られているため，2014年の全死亡のうち74.2%，がん死亡のうち76.1%と多くの患者が一般病棟で死を迎えている（図1-5, 6）[15]。

緩和ケア病棟に入院していなくても，緩和ケアは必要とするすべての患者に提供されるべきである。がん診療拠点病院の指定要件として，一般病棟における緩和医療の提供整備が掲げられた。一般病棟の看護師が緩和ケアの重要性を理解し，全人的苦痛を評価し，症状緩和の正しい知識を身につけることが必要となる。

一般病棟の医師や看護師などのスタッフで緩和できない苦痛に対しては，緩和ケアチームによる対応および緩和ケアリンクナースによる緩和ケアチームなどへ紹介する。緩和ケ

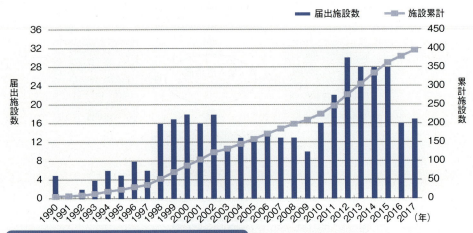

図1-4　ホスピス・緩和ケア病棟・病床数の推移

日本ホスピス緩和ケア協会．緩和ケア病棟届出施設の推移・累計施設数．より引用

1 病院での看取り

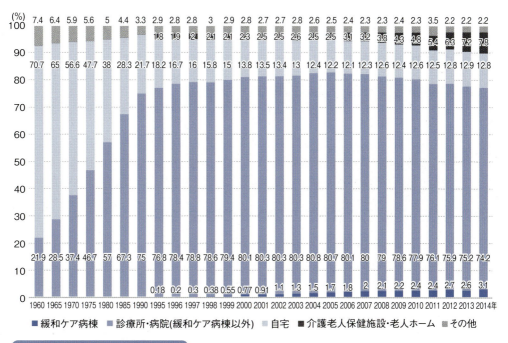

図1-5　死亡場所の推移（全死亡）　（厚生労働省人口動態統計，2014年12月31日現在）

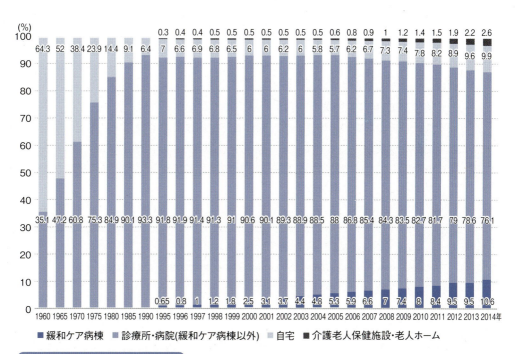

図1-6　死亡場所の推移（がん）　（厚生労働省人口動態統計，2014年12月31日）

アチームとは，医師，看護師，薬剤師などによって構成される病棟横断型の多職種チームのことで，一般病棟の医療者に対するコンサルテーションや直接的な患者・家族ケアを提供する役割がある[16]。また，緩和ケアリンクナースとは，一般病棟で緩和ケアの経験の

少ない看護師に対して指導を行うとともに，専門性が必要な場合は緩和ケアチームや緩和ケア病棟などにつなぎ，主治医，在宅ケアへの橋渡しや連携を行う看護師である[16]。一般病棟で看取りを行うには，こうした人材の確保が課題となる。

早期からシームレスな緩和ケアの提供

　緩和ケアの定義にもあるように，緩和ケアは，終末期だけでなく，診断時から治療と並行して実践していくことが望まれる。また，患者や家族が希望する療養場所がどこであるか，看護師は患者や家族と共に考え，病院，自宅，施設，緩和ケア病棟のどこであっても適切な緩和ケアが提供され，ケアが継続されるように情報を共有し，体制を構築する。

在宅・施設での看取りケア体制の整備・充実

　前述したように，1977年には病院・診療所で亡くなる人の割合が自宅で亡くなる人を逆転し，今では約8割の人が病院で亡くなっている。このような事態は「死の病院化」とよばれる[17]。「死の病院化」によって「死の医療化」が進み，こうした現状に対する反省から，1960年代以降に近代的ホスピスが登場した。奥山[18]は，ホスピスでの死について以下のように指摘している。「ホスピスにおいて死にゆく人は医療専門職の専門知識とルーティンに基づくコントロールに服するという点では，病院と変わりはない」「病院死の批判から立ち上がってきたはずのホスピスや緩和ケアであるにもかかわらず，死が背景に退いていて生の医療のひとつのバリエーションにすぎないのではないかと，終末期医療にたずさわる医師から指摘されることも事実なのである」。病院・診療所で亡くなる人は，統計を取り始めた1951年から一貫して増え続けていたが，2006年に初めて減少に転じた理由には，こうした背景も考えられる。

　日本は2025年には団塊の世代が後期高齢者となり，多死社会を迎える。多死社会への新たな受け皿の準備の必要性から，国は在宅や施設での看取りケア体制の整備を促進しており，その充実が求められている。病院の看護師およびスタッフは，「死の病院化」の考えをシフトしていくうえで，これらについて十分に理解し，死にゆく患者とかかわっていく体制を整備していく必要がある。

●文　献

1）厚生労働省．人口動態調査．
　＜https://www.e-stat.go.jp/SG1/estat/NewList.do?tid=000001028897＞[2017. December 5]
2）山本起世子（2013）．民法改正にみる家族制度の変化―1920年代～40年代．園田学園女子大学論集，47：119-132．
3）総務省統計局．国勢調査．
　＜https://www.e-stat.go.jp/SG1/estat/List.do?bid=000001007704＞[2017. December 5]
4）厚生労働省（2007）．厚生労働白書．平成19年版，p.14-18．
　＜http://www.mhlw.go.jp/wp/hakusyo/kousei/07/dl/0101.pdf＞[2017. December 5]
5）厚生労働省（2014）．厚生労働白書．平成26年版，p.130．
　＜http://www.mhlw.go.jp/wp/hakusyo/kousei/14/dl/1-02-1.pdf＞[2017. December 5]
6）アルフォンス・デーケン（1991）．ホスピスの思想と歴史．飯塚眞之（編），日本のホスピスと終末期医療，春秋社，p.14．

7）鎌田 實,高橋卓志（1997）．インフォームドチョイス．医歯薬出版, p.195-196.
8）日本ホスピス緩和ケア協会．WHO（世界保健機関）の緩和ケアの定義（2002）．
　　< https://www.hpcj.org/what/definition.html > [2017. December 5]
9）国立がん研究センターがん対策情報センター（2010）．がんの療養と緩和ケア―つらさをやわらげてあなたらしく過ごす．がんと療養, 204：2.
　　< https://ganjoho.jp/data/public/qa_links/brochure/odjrh3000000purk-att/204.pdf > [2017. December 5]
10）Blake DS（2001）/ 細野容子（監訳）,浅田仁子（訳）（2014）．ホスピスの母マザー・エイケンヘッド．春秋社, p.183.
11）Du Boulay S, Rankin M（1984）/ 若林一美（監訳）（2016）．シシリー・ソンダース―近代ホスピス運動の創始者．日本看護協会出版会．
12）Kübler-Ross E（1969）/ 鈴木 晶（訳）（2001）．死ぬ瞬間―死とその過程について．中央公論新社．
13）恒藤 暁（2004）．わが国のホスピス・緩和ケア病棟の実態．志真泰夫, 恒藤 暁, 細川豊史, 他（編）, ホスピス・緩和ケア白書 2004, 日本ホスピス・緩和ケア研究振興財団, p.10.
14）日本ホスピス緩和ケア協会．緩和ケア病棟届出施設の推移・累計施設数．
　　< https://www.hpcj.org/what/pcu_sii.html > [2017. December 5]
15）宮下光令, 今井涼生（2016）．データでみる日本の緩和ケアの現状．志真泰夫, 恒藤 暁, 他（編）, ホスピス・緩和ケア白書 2016, 青海社, p.74.
16）宮下光令（2013）．緩和ケア概論．宮下光令（編）, ナーシンググラフィカ　成人看護学⑥緩和ケア, メディカ出版, p.22-23.
17）岡部 健, 相澤 出, 竹之内裕文（2009）．在宅ホスピスの現場から―臨床死生学という課題．岡部 健, 竹之内裕文（編）, どう生きどう死ぬか, 弓箭書院, p.13-27.
18）奥山敏雄（2015）．死と社会―終末期医療の社会学的意味．社会学ジャーナル, 40：1-22.

第Ⅱ章　多死社会を迎えた看取りの場の特徴と課題

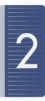

2 在宅での看取り

在宅で展開されてきた看取りケアの実際

在宅看取りの現状

　日本の在宅看取りの推移をみると，1950年代は8割以上あったが減少し続けて現在は1割程度である（第Ⅰ章の図2-3，p.16を参照）。しかし，最近10年では漸増傾向にあり，2006年に12.2%（13万人）だったのが，2016年度には13.0%（16.9万人）となっている。厳密にいえば，この数値には在宅における原因不明の突然死や外因性による死亡が含まれているが，ここでは在宅看取りという表現を用いて説明する。

　2016年の在宅看取りに関する基本データを表2-1に示す。死因は，心疾患（26.2%）とがん（24.2%）が同じくらいあり，この2つで死因の半分を占める。第3位は老衰（8.5%）である。在宅看取りの割合は都道府県によって異なり，最近は都市部が増えており，最も多い東京都（17.5%）と，最も少ない大分県（7.9%）とでは10ポイント近く差がある。

在宅看取りが減少した理由

1）入院による医療提供の拡大

　在宅看取りが半世紀をかけて減少した理由については様々な背景が考えられるが，最も大きな要因は，医療の提供方法が診療所における往診型の医療から，病院における入院型の医療に変化したことにある。

　1960～1980年代は，医療技術が格段に進歩した時代である。医師は決して治療をあきらめず，新しい技術を用いて1分1秒でも患者を長生きさせるために医療を行うことが社会通念であった。社会保障制度が充実してきたのもこの時代であり，1961年に国民皆保険制度が達成され，国民が広く医療を受けられる体制となった。さらに，1973年に老人医療費無料化の政策が行われ，1983年の老人保健法でごくわずかの自己負担額が導入されたものの，入院による経済的な負担はきわめて低く抑えられていた。当時の診療報酬には在院日数に関する制約がなく，患者が望めば入院を継続することが比較的簡単であった。

表2-1　在宅看取りに関するデータ（2016年）

死亡数	16.9万人
死因	①心疾患（26.2%），②がん（24.2%），③老衰（8.5%）
年齢構成	65歳未満（17.5%），65～74歳（18.8%），75歳以上（63.7%）
割合の高い都道府県	①東京（17.5%），②神奈川（16.6%），③奈良（16.0%）
割合の低い都道府県	①大分（7.9%），②宮崎（8.6%），③熊本（9.0%）

病院への入院がどれだけ身近になったかについて，病床数（一般病床と療養病床の合計）の推移をみると，1960年に30万床だったのが，10年で倍の70万床になり，1990年には4倍以上の125万床にまで拡大している[1]。

2) 社会構造の変化

在宅看取りが減少した背景となる社会構造の変化を図2-1に示す。

農業や漁業などの第1次産業では，労働と生活がともに家族単位で行われており，必然的に親戚や近隣などの共同体としての結びつきが強かった。世帯構成も三世代同居が多く，病気や老いで亡くなる祖父母世代を，夫婦や孫も含め家族全員でケアし看取っていた。いわば，生活空間のなかで死が身近にあり，看取りまでの介護は家族を含め，近隣や親戚で助け合える体制にあった。

しかし，会社に雇用されて働く第三次産業が活発になると，稼ぎ手となる勤労世代が都市部に移動し，平均世帯人員は4.2人（1960年）から2.5人（2016年）まで減少し，いわば家族そのものの縮小化が起こった。

3) 住まいの変化

都市部への移動は，住まいにも変化をもたらした。1960年代に大量に供給された集合住宅は，効率的に多くの勤労世代が住めるように，多くは中層階立てでエレベーターがなかった。1992年の論文によれば，一度退院した患者が再入院する理由として住宅の不備を挙げている[2]。階段を上がらなければ玄関にさえたどり着けない構造や，段差のあるトイレや風呂場では，危険性や不便さが先に立ち，在宅療養を断念する要因になると考えられる。

4) 看取り文化の衰退

病院での死亡が圧倒的に多くなったことで，死を扱う場所は医療現場であって生活の場ではない，という価値観が一気に広まった。病院で迎える死は，医師が死にゆく患者を生体モニターで管理しながら心停止を確認し，家族に死亡を宣告するものである。在宅ホスピス医である蘆野[3]は，こうした医療者主導の死について，本来は家族の役割であるはずの看取りを医療者の仕事であるとする勘違いが起こったと，看取り文化の衰退を批判している。

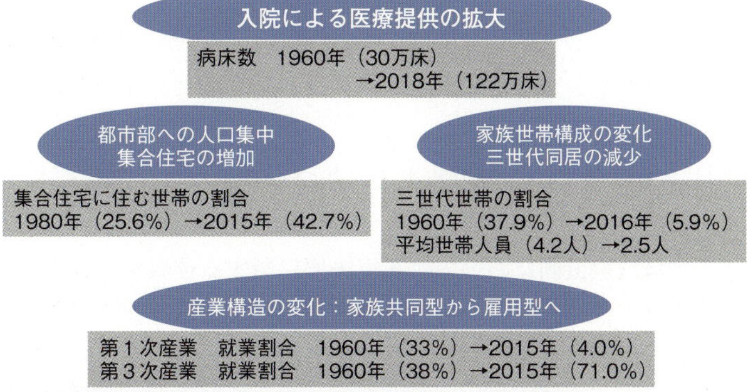

入院による医療提供の拡大
病床数　1960年（30万床）
　　　　→2018年（122万床）

都市部への人口集中　集合住宅の増加
集合住宅に住む世帯の割合
1980年（25.6％）→2015年（42.7％）

家族世帯構成の変化　三世代同居の減少
三世代世帯の割合
1960年（37.9％）→2016年（5.9％）
平均世帯人員（4.2人）→2.5人

産業構造の変化：家族共同型から雇用型へ
第1次産業　就業割合　1960年（33％）→2015年（4.0％）
第3次産業　就業割合　1960年（38％）→2015年（71.0％）

図2-1　在宅看取りが減少した背景：社会構造の変化

病床数は医療施設調査（厚生労働省），産業構造・集合住宅世帯は国勢調査（総務省），三世代世帯割合は国民生活基礎調査（厚生労働省）．より作成

1990年代以後の在宅医療と在宅介護の体制整備

　病院医療が急速に拡大するなかで，医療施策において在宅医療がキーワードとなったのは，1992年の第2次医療法改正である。国の方針として，自宅を医療提供の場と位置づけて在宅ケアの体制整備へと向かった。同年，老人訪問看護ステーションも制度化された。1994年の診療報酬では，がん末期の人への訪問診療を包括払いで評価する在宅末期総合診療料，寝たきり老人末期訪問料，ターミナルケア加算など，看取りを評価する報酬も設定された。なお，同時期（1990年）に緩和ケア病棟の制度化があり，社会におけるがん末期の看取りへの関心は高くなったものの，在宅医療における看取りの広がりは限定的であった。

　2000年に施行された介護保険制度は，在宅看取りのための療養生活を支える重要な制度である。しかし，当時は65歳未満でがん末期の人が在宅に戻っても介護保険のサービスを受けることができなかった。介護サービスを受けられる疾患（特定疾患）にがん末期が追加されたのは，2006年からである。介護保険制度は，要介護高齢者の在宅介護による家族の負担軽減が主目的で，在宅看取りまでを支える位置づけは当初は薄かったといえる。

　以上のように，1990年から2000年初め頃までは，制度上は在宅での医療と介護のそれぞれの提供体制はつくられたものの，本人や家族のニーズに合ったシステムとしての看取り体制は不十分であった。

　2003年の国民の意識調査によれば，終末期の療養場所の希望として「自宅で最期まで療養したい」の11％を含めて，8割の人が自宅療養を望んでいる一方で，国民の66％，医師や看護・介護職でも5割が自宅で最期まで療養することは実現困難と考えていた。その理由としては，「介護する家族に負担がかかる」「症状が急変したときに対応してくれるかが不安」「往診してくれる医師がいない」などであり，介護体制や訪問医療体制などの社会的な問題が背景になっていることがわかる[4]。国民のみならず医療従事者さえも，在宅看取りを知る経験がないため，具体的な看取りの実現イメージがもてない状況にあった。

2005年以後の地域包括ケアシステムにおける在宅看取り体制の構築

　迫りくる超高齢社会，多死社会に向けて注目されたのが，2005年から概念として打ち出された地域包括ケアシステムである。以後は，制度的にも地域行政（都道府県）が主体となって医療と介護を推進している。

　具体的には，2007年にがん対策基本法に基づく「がん対策推進基本計画」が立てられ，都道府県別に緩和ケアや在宅医療について個別の目標を設定した。2012年には都道府県別に策定する地域医療計画において，在宅医療に関する達成すべき目標や医療連携体制などを盛り込むことを決め，そのための具体的な指針である「在宅医療の体制構築に係る指針」が提示された。地域に求められる在宅医療機能として，①退院支援，②日常の療養支援，③急変時の対応，④看取りの4点が整理され，各地域でその役割を担う医療・介護機関や相談支援センターを明確にすることが求められた（図2-2）[5]。

　こうした地域主導型での在宅看取りの推進には，幅広い関係者が話し合って提供体制の

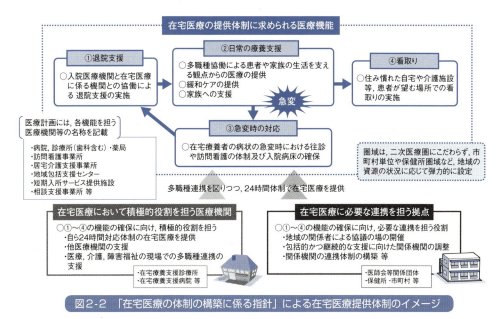

図2-2 「在宅医療の体制の構築に係る指針」による在宅医療提供体制のイメージ

厚生労働省（2016）．第1回全国在宅医療会議 参考資料2．在宅医療の現状．より引用

インフラを整備し，在宅看取りのための教育研修事業を行うことなどが含まれている。最近の在宅死の推移では，特にがんにおける在宅看取りが増加してきている（第Ⅱ章の図1-6，p.25参照）[6]．遺族調査によれば，がん死亡者の3割が自宅での看取りを希望していたと推定され[7]，今後もがんの在宅看取りは増加すると思われる。

現在の在宅看取りに向けた体制整備では，行政のリーダーシップのもと，地域の医療・介護関係者が連携して取り組んでおり，提供体制の構築は急速に進んでいるといえるだろう。

在宅で目指される看取りケア

退院支援と在宅療養移行支援

在宅看取りを考える際には，医療機関から退院して在宅療養を開始できるかが，まず乗り越えるべき壁となる。在宅医療提供体制のイメージ（図2-2参照）においても，最初が退院支援となっており，この時点から医療・介護関係者が協力を開始することが必要である。

在宅看取りを体験した遺族調査で，不安だった時期として割合が高かったのは，在宅療養の開始前であり，それは死亡直前よりも高い割合であった（図2-3）[7][8]。在宅療養を開始することは，家族にとって大きな不安なのである。病院側も引き受ける在宅支援チーム員も「不安があって当然です」と，まずは漠然とした不安を受け止めるよう対応する。現在は入院中に訪問看護師やケアマネジャーと病院側で退院時カンファレンスなどを行って，スムーズに在宅療養を開始できる体制が整えられているので活用するとよい。

在宅療養を支援するスタッフ側にとっては，退院が決定し初回訪問までの準備が，その

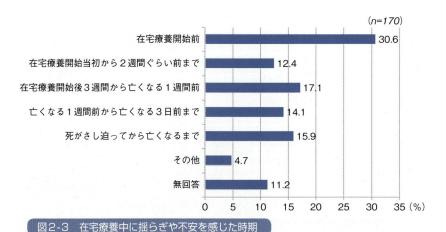

図2-3　在宅療養中に揺らぎや不安を感じた時期

宮田和明, 近藤克則, 樋口京子 (編著) (2004). 在宅高齢者の終末期ケア―全国訪問看護ステーション調査に学ぶ. 中央法規出版, p.70. より作成

後の患者や家族との信頼関係の構築やケアのスムーズさに影響する重要な鍵となる。病院側は退院に向けて計画的に準備し，スタート時から，在宅支援チーム員が十分に力を発揮できるよう調整する。しかし，がん末期の患者が在宅療養へ移行する際，多くは急な退院決定・調整となっている現状がある[9]。本人や家族の意向を尊重した療養場所の決定について，突然に決定を迫られることは患者や家族にとって大きな負担となる。そこで，できるだけ早いタイミングで人生の最終段階に関する意向を本人がもてるようかかわり，家族や医療者と共有できることが望ましい。

政府のモデル事業「人生の最終段階における医療体制整備事業」では，研修を受けた相談員が，病院に入院中の患者や家族を対象に，人生の最終段階における医療などについての相談に対応した[10]。相談内容として，療養場所についての相談が最も多かったため，医療者は幅広くこれらの情報を提供していく。

在宅療養中の症状緩和

在宅療養を継続するには，苦痛などの症状の緩和が必須である。医療用麻薬の使用なども含め，病院で実施する緩和医療の技術は在宅で適用が可能なので，在宅看取りにかかわる医療従事者（医師，看護師，薬剤師）は症状緩和に関する最新の知識を得ておく。

末期の症状としては，がん末期の痛みが強調されることが多いが，がん以外の場合も含め，対応すべき症状は多岐にわたる。表2-2[11]は海外の研究結果の一部であるが，終末期に出現する症状は，がんにおける痛みや全身倦怠感が9割以上と高く，心疾患では呼吸困難やうつなど多様な症状がみられる。

在宅での症状緩和においては，症状に対する薬剤などの医療的介入だけでなく，安楽な姿勢やリラクゼーションなど，本人や家族が実施できる症状緩和の方法を伝えておくと，症状に対するコントロール感も高まる。大岩は，在宅という環境の特性から「症状と生活を結びつけ，生活のあり方の中でとらえることで，患者の関心が症状だけに向かず，不必要な恐れを防ぐことになる」[12]と述べている。在宅療養においては，不安やうつなどの精神的な症状が強い患者では在宅看取りが難しくなるので[9]，身体症状だけに着目するの

表2-2　終末期に出現する症状

	がん	心疾患
痛み	35～96%	41～77%
呼吸困難	10～70%	60～88%
吐き気	6～68%	17～48%
全身倦怠感	32～90%	69～82%
うつ	3～77%	9～36%
混乱，せん妄	6～93%	18～32%

Solano JP, Gomes B, Higginson IJ (2006). A comparison of symptom prevalence in far advanced cancer, AIDS, heart disease, chronic obstructive pulmonary disease and renal disease. Journal of Pain and Symptom Management, 31(1): 58-69. より作成

ではなく，家族も含めた精神的なサポートを早期から行う。

緊急時を含めた24時間のサポート医療体制

在宅療養が入院と大きく異なる点は，24時間医療者がそばにいないということであり，多くの人が自宅での療養を考えるときに不安になる点でもある[4]。以下，在宅医療の担い手である訪問看護ステーションと在宅療養支援診療所の状況について説明する。

1）24時間の医療体制

訪問看護ステーションは約9,000か所（2018年）あり，その半分が24時間体制を敷いている。また，2006年から制度化された24時間体制が条件である在宅療養支援診療所は約1万5,000か所（2014年）あり，増加傾向である。

24時間の緊急体制は在宅看取りに不可欠と考えるが，実際の緊急訪問は，療養者や家族の状況，訪問のアクセスの良さなどによって多様性がある。緊急時の対応について，熟練した在宅医療・介護チームが事前に予測・共有し，家族に対処法を知らせておけば，緊急的な要素はかなり減る。一方，そうでない場合は，急変として本人と家族はもちろん，医療者さえ緊迫した状況となるであろう。

このように考えると，24時間体制とは，本人や家族が望んだときには必ず対応できる体制を維持しながらも，いかにこの緊急体制にならないよう事前に準備し，家族も含めて情報を共有しておくかが重要となる。

2）医療・介護職の対応

実際に緊急訪問の要望があったときに，迅速に対応し問題を解決することがその後の在宅ケアへの信頼にもつながる。初めての緊急連絡時には，仮に電話での対応で十分であっても実際に訪問するのがよい。家族が「本当に緊急時に訪問してくれるのだろうか」という不安が解消され，その後の在宅療養への安心感につながる[13]。

24時間体制として，在宅医や訪問看護師，ケアマネジャーも含めた介護職で緊急時の連絡手段を決め，家族や訪問頻度が高いホームヘルパーなどとも十分に情報を共有しておく。

3）医療・介護機関のサポート

緊急的なサポートとして重要なのは，入院または入所ができる医療機関や介護機関の存在であるが，こうした後方支援のあり方は，地域の状況によって異なる。

在宅療養の継続が困難となる理由は，先ほどの本人の症状増悪以外にも，介護者の体調不良など様々である。いずれせよ，本人および家族のニーズに基づいて，速やかに決定する。今後，退院支援が推し進められて在宅療養者の数が増大すれば，再入院となる数もある程度増大するであろう。その場合，病院での看取りになる場合もあるが，急性増悪から回復して在宅療養に復帰する可能性も十分ある。

　24時間体制と後方支援は，いずれも在宅ケアの破綻を予防するために，ここぞというときに利用する，地域の共有資源という認識が重要と考える。

家族による介護と看取りへの覚悟

　訪問看護・訪問介護などの外部サービスが提供されても，家族からの支援は欠かせない。家族には，療養者の世話をする介護者という役割と，患者の意思を代弁し決定する意思決定者としての2つの役割がある。

　介護負担の度合いは，療養者の日常生活活動（ADL）や医療処置のニーズ，介護者自身の健康状態，就労状態，介護スキルによって異なってくる。介護の継続に伴って，家族には身体および精神の両面で疲労が蓄積される可能性があるので，その徴候を常に把握し，チームで共有する。

　臨死期において，本人の意向を代弁し最終的に在宅看取りを決定するのは家族である場合が多い。つまり，本人の意向があっても家族が病院での看取りを希望する場合は，在宅看取りの実現は難しい[14]。在宅で看取った家族は，在宅療養中のどこかの時点において，在宅で看取ることへの覚悟を決めている。また，最期を自宅で看取った家族は，死別後の「自己の成長感」が一般の死別体験者よりも高く，家族のその後の人生へプラスの影響を与えている[15]。

　このような点からも，在宅医療・介護職は，家族にとって看取りの覚悟の時期となるタイミングを逃さず，主体的な選択ができるよう支援することが求められる。

在宅での看取りケアの今後の課題

独居世帯の増加と在宅看取りのあり方

　前述したように，在宅看取りにおいて家族の支援は必要不可欠であるが，今後は同居や近居を前提にその支援を受けることは難しくなると推測する。2016（平成28）年度の国民生活基礎調査によれば，高齢者世帯は全世帯の26.6％まで増加し，その半数は単独世帯，特に75歳以上の女性単独世帯が多く，この傾向はさらに強くなる（図2-4）[16]。

　独居者が在宅看取りを希望する場合，それを支える代理者として意思決定する人を誰にするのかという問題が必ず起こってくる。成年後見制度をはじめ，近隣住民や地域ボランティアや行政なども含め，社会的な合意およびルールづくりが必要と考える。

　孤独死という言葉があるが，一人で暮らしている以上，臨終を一人で迎える可能性をゼロにはできない。本人をはじめ，家族など近しい人が納得できるかたちであれば，在宅看取りは独居であっても実現できる社会にしていくことが，今後の課題である。

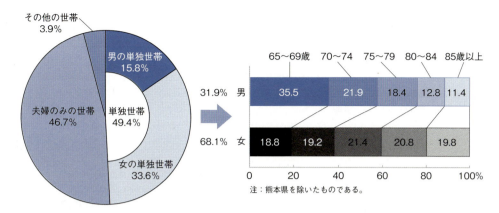

図2-4 高齢者世帯の世帯構成（左）と単独世帯の年齢構成（右）

厚生労働省．平成28年 国民生活基礎調査の概況．より作成

看取りケアの質の評価

　在宅看取りが拡大されていく政策のなかで，今後は在宅看取りのケアの質に関する議論が必要である．現在の在宅看取りの推進による成果について，在宅看取り件数という量的な評価に目が向きがちであることに注意しなくてはならない．

　看取りは，亡くなる本人にとって生涯に一度きりの体験であり，家族にとっては後々の人生にも影響するかけがえのない出来事である．在宅看取りに従事する医療・介護職が実施するケアの質を評価できる体制を構築し，遺族からの情報も含め定期的な評価システムを導入することが課題である．在宅という環境は，本人およびその家族のプライベートな生活空間である．在宅での療養は，看取りまでを含め，療養する本人・家族のニーズに基づき納得できるものであることが何より重要である．

●文　献

1）島崎謙治（2011）．日本の医療—制度と政策．東京大学出版会，p.89．
2）太田昭夫（1992）．自宅退院時の住宅改造．医科器械学，62（11）：539-543．
3）蘆野吉和（2008）．看取りを通じた地域づくり．佐藤 智（編集代表），鈴木荘一，村松静子（編），明日の在宅医療，第3巻，在宅での看取りと緩和ケア，中央法規出版，p.131-149．
4）厚生労働省（2004）．終末期医療に関する調査等検討会報告書—今後の終末期医療の在り方について．
　＜ http://www.mhlw.go.jp/shingi/2004/07/s0723-8.html ＞［2017. December 5］
5）厚生労働省（2016）．第1回全国在宅医療会議 参考資料2．在宅医療の現状．
　＜ http://www.mhlw.go.jp/file/05-Shingikai-10801000-Iseikyoku-Soumuka/0000129546.pdf ＞［2017. December 5］
6）厚生労働省（2017）．平成28年（2016）人口動態統計（確定数）の概況．
　＜ http://www.mhlw.go.jp/toukei/saikin/hw/jinkou/kakutei16/index.html ＞［2017. December 5］
7）宮田和明，近藤克則，樋口京子（編著）（2004）．在宅高齢者の終末期ケア—全国訪問看護ステーション調査に学ぶ．中央法規出版，p.70．
8）森田達也，宮下光令，井上芙蓉子，他（2012）．遺族調査に基づく自宅死亡を希望していると推定されるがん患者数．Palliative Care Research，7（2）：403-407．
9）Fukui S, Fujita J, Tsujimura M, et al（2011）．Predictors of home death of home palliative cancer care

patients：a cross-sectional nationwide survey．International Journal of Nursing Studies，48（11）：1393-1400．
10) 国立長寿医療研究センター（2015）．平成 26 年度人生の最終段階における医療体制整備事業総括報告書．
　　＜ http://www.ncgg.go.jp/hospital/overview/organization/zaitaku1/eol/kensyu/documents/hokoku2014.pdf ＞ [2017. December 5]
11) Solano JP，Gomes B，Higginson IJ（2006）．A comparison of symptom prevalence in far advanced cancer, AIDS, heart disease, chronic obstructive pulmonary disease and renal disease．Journal of Pain and Symptom Management，31（1）：58-69．
12) 大岩孝司（2016）．在宅緩和ケアにおける症状緩和．Progress in Medicine，36（10）：1309-1314．
13) 北澤彰浩（2017）．退院直後の心配な時期こそ訪問看護の利用を―活用できる制度と在宅移行のコツ．看護管理，27（2）：111-114．
14) Ikezaki S，Ikegami N（2011）．Predictors of dying at home for patients receiving nursing services in Japan: A retrospective study comparing cancer and non-cancer deaths．BMC Palliative Care，10：3．
15) 佐野知美，草島悦子，白井由紀，他（2014）．在宅終末期がん患者家族介護者の死別後の成長感と看取りに関する体験との関連．Palliative Care Research，9（3）：140-150．
16) 厚生労働省．平成 28 年 国民生活基礎調査の概況．
　　＜ http://www.mhlw.go.jp/toukei/saikin/hw/k-tyosa/k-tyosa16/index.html ＞ [2017. December 5]

3 施設での看取り

　介護保険制度が開始されてもうすぐ20年になる。この超高齢多死社会において，高齢者施設の看取りへの貢献は徐々に大きくなってきている。その理由として，単純に高齢者施設に入所する人が増加したことや，入所していた人の高齢化が進んだことが挙げられる。また，高齢者施設における看取り加算や，実施できるケア内容の規制が緩和されたことなどにより，高齢者施設での看取りケアの質も担保されつつある。

　しかし，一般の人を対象とした様々な調査においては，自宅での看取りを希望する人が大多数であり，この多死社会において，いまだに自宅か病院かという選択肢が大きなインパクトを保っている。つまり，一般社会においては，施設で死を迎えるということ自体が実生活とは縁遠い世界となっている。

　本稿では，特別養護老人ホームや介護老人保健施設などの介護保険サービスに位置づけられている公的施設と，サービス付き高齢者向け住宅など民間が運営している施設を含む高齢者施設（以下，施設）全般における看取りの実際と，その可能性や課題について考察する。なお，介護保険施設である介護医療院（旧 介護療養型医療施設）は，2018（平成30）年度の診療報酬・介護報酬の改訂で医療施設と生活施設の両方を併せもつ機関と位置づけられたことから言及していない。

施設で展開されてきた看取りケアの実際

　筆者が担当している老年看護学実習のなかに，特別養護老人ホームでの終末期のケアについて議論する時間がある。そこで施設の実習指導者が学生に「どこで死を迎えたいか」と質問すると，学生たちの多くは「自宅」と答え，その次が「病院」であり，「施設」と答える者はほとんどいない。自宅と答えた理由は「住み慣れた場所で家族に看取られたい」が多く，病院と答えた理由は「急変したときに適切に対応してくれる」というものである。施設での看取りを選択しない理由を聞くと，「医師がいないので不安」「家族が立ち会えるのか不安」「さびしそう」を挙げ，ネガティブなイメージが多い。高齢者ケアや終末期ケアなどの学習を経て，一般の人よりも死が身近である看護学生にとっても，施設での看取りをイメージできていないことがうかがえる結果である。

　2017年の厚生労働省の人口動態統計年報の死亡場所の年次推移[1]をみてみると，1970年以前では半数以上が自宅で死亡するのが当然であったが，1980年代にかけて医療の進歩により，病院をはじめとした医療機関で死ぬことが増えてきたことがわかる（第Ⅰ章の

図2-3，p.16を参照）。それに比べ，介護老人保健施設や老人ホームなどの施設は，1990年代後半から漸増しているが，2015年の時点で全体の10%にも満たない。今後は増加が見込まれるが，まだ一般社会において選択肢の一つとなりうるには時間がかかる。「どこで死を迎えるか」ということの実際と，人々のイメージとの乖離が読み取れる結果である。

施設ケアと看取りの歴史

1) 施設の種類と概要

2000年に介護保険法が施行されて以来，高齢者施設は社会のニーズを受け，また介護保険制度の改正に伴い，様々な種類の施設が出てきており，提供するサービスは多様である。大きくは，介護保険施設などの公的な施設と，民間が運営する施設に分かれる。

公的施設として，介護保険施設である介護老人福祉施設（以下，特別養護老人ホーム，従来型とユニット型がある），介護老人保健施設，軽費老人ホーム（ケアハウスなど）があり，民間が運営するものには，有料老人ホーム，サービス付き高齢者向け住宅，認知症対応型共同生活介護（以下，グループホーム）がある。

ケアハウス，有料老人ホーム，サービス付き高齢者向け住宅には，介護保険による特定施設入居者生活介護の指定を受けている特定施設と，受けていない施設（非特定施設）がある。それぞれの特徴を表3-1[2)-4)]に示す。

2) 入所者の変化

高齢化率の増加に伴い介護が必要な高齢者が増加するにつれて，当初対象とした高齢者像とは異なる入所者が増えてきた。当初は，特別養護老人ホーム以外は，入所期間に制限がなくても，原則的にできるだけ自立して生活することを目的としていたため，終の棲家になりえない施設であった。そのため，特別養護老人ホームとリハビリテーションや病院と在宅とをつなぐ中間施設としての機能を果たすことが期待されている介護老人保健施設以外の施設には，看取りに必要な医療スタッフの配置が必須ではなかった。

また，表3-1[2)-4)]に示したように，公的な要素の強い介護保険制度の施設（特定施設も含む）であるか非特定施設であるかによって，スタッフの配置や看取り体制にもバラつきがあった。

3) 施設の定員数の変化

高齢化に伴う社会のニーズとして，必要とされる施設の数も変わってきた。図3-1[5)]に主な施設の定員数の推移を示す。これによると，一番多いのは特別養護老人ホームで，近年，有料老人ホームが急増している。続いて介護老人保健施設，グループホームと続くが，この数年でサービス付き高齢者向け住宅が激増している。入所者が増えれば，それだけ看取り期にある人も増えると考えられるので，施設のサービスは当初の目的を超えて，それぞれ多様化しなければならない。

施設での看取りを制度的に定めたものを「看取り介護」と総称するが，国は介護報酬の改定も含め，特別養護老人ホームでの看取りのほか，介護老人保健施設や民間のサービス付き高齢者向け住宅などに対しても看取りを期待する流れになっている。

表3-1 施設の当初の役割と法的根拠

施設の種類	設置主体と施設の種類	入所基準	設立年と法律	入所期間	施設の目的	看護師の配置	医師の配置	施設の管轄省庁
介護老人福祉施設（特別養護老人ホーム）	制限なし自治体や社会福祉法人が多い介護保険施設	介護保険制度の要介護認定3以上	1963年老人福祉法 2000年介護保険法	制限なし	入浴、排せつ、食事などの介護、その他の日常生活上の世話を行う機能訓練、健康管理および療養上の世話を行う	入所者100人に対し3人	常勤医師の配置義務はない	厚生労働省
介護老人保健施設	制限なし自治体や社会福祉法人が多い介護保険施設	介護保険制度の要介護認定1以上	2000年介護保険法	初回6か月、その後3か月ごとの見直しで期間が限られている	在宅復帰を目的にしているリハビリテーション、食事・排せつ・入浴・就寝・健康管理などの日常生活の介護、心身の機能維持通院への付き添い、急性の病気や負傷時の病院への搬送、付き添い介護保険が適用されるサービスに関する相談を行う	入所者100人に対し常勤9人	入所者100人に対し常勤医師1人	厚生労働省
認知症対応型共同生活介護（グループホーム）	民間介護保険制度の指定地域密着型サービスに該当する	介護保険制度の要支援2、要介護1～5で認知症の症状があるもの	2000年介護保険法	制限はないが、重症化したら退去もありうる	家庭に近い環境で、入居者の能力に応じてそれぞれが料理や掃除などの役割をもちながら、できるだけ自立した生活を送る	規定なし	規定なし	厚生労働省
サービス付き高齢者向け住宅	民間特定施設と非特定施設がある	原則60歳以上で自立して生活できる者	2011年の改正にて高齢者の居住の安定確保に関する法律（高齢者住まい法）	制限はないが、重症化したら退去もありうる	安否確認生活相談のサービス	規定なし	規定なし	国土交通省厚生労働省
有料老人ホーム	民間特定施設と非特定施設がある	制限なし	法令上の基準はないが老人福祉法第29条	制限はないが、重症化したら退去もありうる	「入浴・排せつ・食事介助」「食事の提供」「健康管理」「洗たく・清掃などの家事」のうちいずれかを提供する	介護型は常勤看護師の配置義務がある	規定なし	厚生労働省
軽費老人ホーム（ケアハウス）	社会福祉法人など行政からの助成金を受けて運営特定施設と非特定施設がある	60歳以上の低所得者で、自力で生活できない人	1963年老人福祉法	制限はないが、重症化したら退去もありうる	家庭での日常生活に近い環境として、最低限の生活支援サービスを受けながら、自立した生活を送る	規定なし	規定なし	厚生労働省

施設での看取りを加速させた介護保険制度の看取り介護加算の新設

　厚生労働省は、施設での看取りを増やすために、2006年に看取り介護加算制度を介護保険制度の介護報酬に取り入れた。看取り介護加算とは、看取り介護を実施する施設に対して報酬を支払う介護報酬のことであり、2015年度の介護報酬改定では、死亡日以前4日以上30日以下の報酬単位を80単位/日から144単位/日に引き上げるなど、施設での看取り介護を強化した。

　厚生労働省は、看取り介護加算を、医師が医学的知見に基づき回復の見込みがないと判

第Ⅱ章 多死社会を迎えた看取りの場の特徴と課題

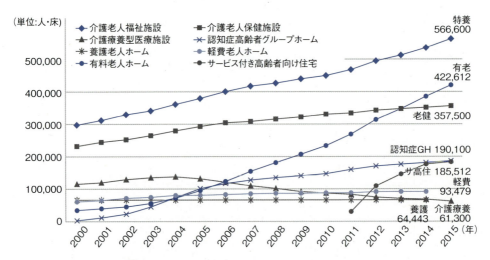

図3-1 高齢者施設の定員数の年次推移

表3-2 看取り介護加算の条件
● 常勤の看護師を1名以上配置し，当該指定介護老人施設の看護職員により，または病院もしくは診療所もしくは指定訪問看護ステーションの看護職員との連携により，24時間連絡できる体制を確保していること
● 看取りに関する指針を定め，入所の際に，入所者またはその家族に対して，当該介護老人施設指針の内容を説明し，同意を得ていること
● 医師，看護職員，介護支援専門員その他の職種の者による協議のうえ，当該指定施設における看取りの実績を踏まえ，適宜，看取りに関する指針の見直しを行うこと
● 看取りに関する職員研修を行っていること
● 看取りを行う際に，個室または静養室の利用が可能となるよう配慮を行うこと

断した療養者に対して，医師，看護職員，介護職員などが共同して，その人らしさを尊重した看取りができるように支援する場合に算定される加算としている[6]。看取り介護加算を要求できる看取り介護の条件を表3-2に示す。

表3-2の条件は，あくまで介護報酬で算定されるために必要な条件であり，介護保険制度で定められた介護保険施設およびグループホーム，特定施設（有料老人ホーム，サービス付き高齢者向け住宅など）に適用される。さらに2018（平成30）年度の介護報酬改定によって，配置医師緊急時対応加算の体制が整備されている場合は評価が高くなっている。しかし，これらの条件はあくまで制度上の枠組みであり，看取り加算の原則としての「その人らしさを尊重した看取り」という実践的な看取りケアの質に直結するとは言いがたい。「その人らしさを尊重した看取り」には，制度的な「看取り介護」ではなく，より実践的な「看取りケア」の質の確保が必要である。

終末期のがん患者のケアに対しては，日本緩和医療学会が様々なガイドラインを発表しているが，施設の看取りケアの質についての統一された指針はほとんどないのが現状であ

る。

施設での看取りケアの推奨

1) 施設での看取りケアの指針

施設での看取りケアの指針については，2006年に厚生労働省老人保健事業推進費等補助金「特別養護老人ホームにおける看取り介護ガイドライン」[7]が策定された。このガイドラインは，システマティックレビューの手法を用いておらず，学術的視点はないが，特別養護老人ホームにおける看取りケアの実践において大きな指針が示されている。

それによると，高齢者本人には，環境整備，栄養・食事，排泄，清潔，疼痛緩和，精神的支援が必要であり，家族には継続的なかかわりが必要であること，施設スタッフには，不安を軽減するための教育や支援体制が必要であるとされている[7]。

2) 海外の看取りケアの指針

国内の報告では，施設の看取りケアに関してエビデンスのある系統的レビューは見当たらないが，国際的なガイドラインを配信している英国のデータベースGuideline Centralには，カナダ・オンタリオ州の看護協会による終末期ケアにおいてのケアガイドライン"End-of-life Care During the Last Days and Hours (2011)"が収録されている。このガイドラインは，政府刊行物や学術データベースなど様々なジャンルのデータベースの240以上の文献からエビデンスレベルを精査した実践的なガイドラインである[8]。特に，在宅，病院，施設の分類はないが，一般的に，死の数日前から直前に看護師がすべきケアがまとめてある。このガイドラインによると，主に以下の5つの側面において推奨エビデンスがあった。

① Practice Recommendations for Assessment at the End of Life（人生の最終段階におけるアセスメントのために推奨される実践）
- エビデンスレベルはⅡ～Ⅳ（やや弱い～弱い）
- 看護師は，看取りのプロセスやそれぞれの病気の特徴と症状の徴候を理解する
- 差し迫っている死の徴候を知る
- 全人的な包括的アセスメントを実施するために，アセスメントツールを適宜使用する
- 看護師は，自分自身の態度や感情を振り返る
- 家族の気持ちを理解して教育的にかかわる，など

② Practice Recommendations for Decision Support at the End of Life（人生の最終段階における意思決定のために推奨される実践）
- エビデンスレベルはⅠ～Ⅳ（強い～弱い）
- 患者・家族の意思決定に影響を与える要因を認識して対応する
- 情報に基づき，患者・家族が死の直前において信念，価値観，嗜好に合致する意思決定が行えるよう支援する

③ Practice Recommendations for Care and Management at the End of Life（人生の最終段階におけるケアやマネジメントのために推奨される実践）
- エビデンスレベルはⅠ～Ⅳ（強い～弱い）
- 痛みやほかの症状マネジメントについての知識を活用する

- 個別化された薬理学的および非薬理学的ケア戦略を実践する
- 個人や家族が納得して実践できていることを認め，教育していく
- 文化的な違いや，死へのおそれなどについて効果的に議論する

④ Education Recommendations（推奨される教育）
- エビデンスレベルはⅠ〜Ⅲ（強い〜やや弱い）
- 上記の①〜③について，教育プログラムに参加する
- 小規模なグループで教育プログラムを実施する

⑤ Organization and Policy Recommendations（推奨される組織の体制と制度）
- エビデンスレベルはⅢ〜Ⅴ（普通〜弱い）
- 組織が，看取りケアの質を向上させる要因の一つとして，看護師の健康状態があることを認識する
- 組織が，終末期ケアにおいて学術団体などが推奨している見解（哲学体系）を理解している
- 看護におけるベストプラクティス（最優良事例）ガイドラインは，適切な計画，リソース，組織的および管理的サポートがある場合にのみ好結果で実施できる

施設での看取りケアにおいては，④の教育や⑤組織の体制は，スタッフ教育や組織の看取りケアにおける見解をどのように実践に結びつけるかという点で重要な視点である。

このガイドライン以降，大規模なエビデンスの集積による看取り期のケアのガイドラインはいまだ発表されていないが，組織的な側面に関するシステマティックレビューはいくつか報告されている。

3）看取り期の不適切な入院の回避

施設における終末期の急変時など不適切な入院を避けるにはどのようにしたらよいかについて，2017年のシステマティックレビュー[9]では，看取り期の不適切な入院の定義として，システムの要因，社会的および家族的要因が抽出された。つまり，不適切な入院は，非臨床上の理由に大きく依存していた。

そのため，地域には，急変時における地域でのケアの選択肢を増やし，終末期の病気を管理するスタッフのスキル習得を容易にする義務があるとした。

4）アドバンスケアプランニング（ACP）の活用

38件の文献を検討したシステマティックレビューによると，施設でアドバンスケアプランニング（ACP）を実践するには，入所前の状況が重要であるとして，その状況を以下のように同定している[10]。すなわち，入所者本人，家族，医療スタッフ，施設および地域の5つの異なる側面において，ケアスタッフが十分な知識とスキルをもっていること，ACPのためのカンファレンスに参加して関係者内で良い関係を築き，行政制度を整備していること，施設のケアプランを前向きにサポートするための根拠が必要であることとした。将来的には，医療施設と施設の役割を同時に対象としたケアを持続的に提供していくために，地域のシステム全体でアプローチし，これらの複数の側面に取り組んでいく必要がある。

以上のように，海外の学術的検討および実践での看取りケアの報告から，スタッフ（看護師）個人の知識やスキルが重要視されている一方で，施設での看取りには周辺地域のサ

ポート体制が必須であり，行政制度の整理が重要であることが示唆される。

各施設の看取りケアの変遷と実際

　　国内では，エビデンスレベルを精査した看取りケアのガイドラインについては，厚生労働省が作成した簡便な「人生の最終段階における医療・ケアの決定プロセスに関するガイドライン」が示されているのみである（第Ⅰ章1，p.5を参照）。看取りケアにおいては，重要な吸引などの医療行為の一部が介護職でも条件つきで行えるようになったが，看取り期のアセスメントも含め，やはり看護師を含めた医療職との連携が看取り介護ができる，できないの重要な分かれ道になっている。

1）特別養護老人ホームとグループホームの看取りケアの実態

　　看取り介護加算が始まって5年後の2010年の調査で，特別養護老人ホーム[11]とグループホーム[12]における看取りケアの実態調査が行われた。

　　特別養護老人ホームを対象とした調査では，2,000の特別養護老人ホームで看取りケアの実態を調査したが，回収率が22.5％と非常に低いことから，熱心に取り組んでいる施設の回答のみに偏ってしまう傾向があった。そのうち，約7割の特別養護老人ホームで看取りケアを実施しており，実施施設では，スタッフの看取りケアの困難感が低く，看護師による夜間のオンコール体制や医師による訪問体制をとっている施設が多かった。また，看取りケア実施施設のうち，看取りケアのガイドラインやケアパスを作成し利用している施設では看取り介護加算算定人数が多く，看取りケアの実施率も高かった[11]。

　　グループホームを対象とした調査では，すでに看取り介護加算の算定をしている2,000施設の看護師に対して，実施している看護の内容について郵送調査を実施したが，回収率は10.9％と非常に低かった。そこでは，看取り期に実施している看護活動として最も多かったものが，身体的変化を介護スタッフに伝えることであった。また，看取りケアの課題としては，恐怖や迷いのあるなかでのケアや，ケアに対する不安や後悔，学習機会の不足，看護職員の雇用が困難，24時間連携体制の不備，職種間の死生観の相違，記録や体制の不備が挙げられた[12]。今回回収率が低かった原因としては，調査に回答できる看護職員が常時いなかったことが考えられる。

2）看取りの実績のない施設の比率と問題点

　　2013年度に行われた長期療養高齢者の看取りの実態に関する横断調査事業報告書によると，全国約7,300の施設での看取りの実績のない施設の比率は，高いものから，グループホームで70％，有料老人ホームなどの特定施設で44％，介護老人保健施設で36％，特別養護老人ホームで23％であった[13]。看取り実績のない施設の比率が高いのは，入所者の看取り希望とは関係なく，多くの施設が看取りを実施しない方針をとっていることが挙げられ，状態が悪化した入所者は，入所者本人や家族の同意のもとで病院に入院している可能性が高いと考えられる。

　　今回，看取りの実績のない施設の割合が多かった施設は，医療スタッフの配置が義務づけられていないグループホームであったが，看取り期の入居者に対して必要な医療を提供することに限界があることなどが挙げられる。しかしながら，グループホームは介護保険制度の改定により，訪問看護ステーションと連携して医療連携体制加算を算定できるため，

今後の体制強化に期待できる。

3）入所者・家族の意思確認の難しさ

前述のカナダの看取りのガイドラインで必要とされていた効果的な看取りのなかに，スタッフによるアセスメントが挙げられたが[8]，そのなかでも，本人の希望をどのように把握し，看取りに活用するかということが重要とされている。

日本の場合は，本人に加え，家族の意向を無視できない。2014年度の介護サービス事業所における医療職の勤務実態および医療・看護の提供実態に関する横断的な調査研究事業報告書[14]では，そのあたりの課題が明確になっている。

特別養護老人ホーム約5,200施設，介護老人保健施設約6,600施設を対象とした大規模横断調査では，本人の意思確認については，特別養護老人ホームで約70％弱，介護老人保健施設で約80％で，本人の意思確認が不可能である，もしくは意思確認をしていないということがわかった。

一方で，家族の意思確認については，特別養護老人ホームでは約30％，介護老人保健施設では約60％が希望を把握していないということであった。介護老人保健施設はリハビリテーションが主流であったり，入所期間が限られていたりすることから，スタッフだけでなく家族にとってもゆっくりと先のことを考える余裕がない可能性がある。

4）サービス付き高齢者向け住宅と有料老人ホームの看取りケアの実態

近年，急増しているサービス付き高齢者向け住宅と有料老人ホームについては（図3-1参照），2012年の厚生労働省の調査によると，サービス付き高齢者向け住宅約2,000施設，有料老人ホーム約4,300施設への郵送調査の結果，約半数から回答があった。

これら2つの施設は，介護保険サービスの請求ができる特定施設と，請求ができない非特定施設に分かれるが[6]，回答内容を考えるうえでは，看取り介護加算が算定できるかどうかということだけでなく，その施設が看取りまでを支援するのかという施設の自主的な方針についても勘案する必要がある。

看取りを支える支援を実施しているところが，サービス付き高齢者向け住宅では25.3％，実施していないが対応可能という施設が32.7％で，計58％の施設で看取りが可能ということであった。一方で，有料老人ホームでは，39.0％が実施しており，実績はないが対応可能が20.1％で，こちらも約60％の施設で看取り介護が可能ということであった[15]。

これらの推移から，上記の2つの施設が，今後施設での看取りを支える存在になることは間違いない。制度としては，特定施設であるか非特定施設であるかが一つの鍵になっている。特定施設の場合は，看護師を常勤で配置することが義務づけられているため，看取りケアの中核をなすものと思われる。しかし，特定施設のなかでも，施設の職員が介護サービスを直接的に提供する包括型（一般型ともいう）と外部に委託する委託型がある[6]。委託型は，外部の民間業者が緊急対応やケアプランの作成以外の直接的な介護サービスを行うため，委託時の質の担保については各施設に委ねられることになる。

充実した看取りケアには，地域の在宅医や訪問看護ステーションとのネットワーク構築が不可欠であり，すでにネットワークが構築されているところも多い。いずれにしても，これらの施設での看取りケアの充実には，施設内外での体制と質のマネジメントが重要で

ある。
　さらに，非特定施設であっても，民間で運営されていることから，世間の顧客ニーズにこたえるかたちでサービスの質を上げているところもある。一方で，劣悪な環境で営利追求を目的としている施設もあり，格差が広がっていることも事実である。

施設における看取りケアの課題

系統的文献検討による考察

　学術的側面から看取りケアを検討するものとして，大河原ら[16]の系統的文献検討が現状を反映しているといえる。これは，日本の高齢者ケア施設における看取りの質の評価・改善に関する研究の動向を明らかにしたもので，国内外の文献データベースから991件の文献を精査し，日本の調査をしている23文献を抽出した。
　それによると，介入研究が4件，介入のための教育・質改善ツールの開発に関する文献が3件，実態調査などの調査研究が13件，質的研究が3件であった。高齢者施設でのケアの質に関する研究も多少あるが，介入研究は少なかった。
　その結果，高齢者施設での看取りに関する介入研究が不足しているので，施設長・看護管理者への支援，入所者・家族の意思決定支援や，職員対象の教育プログラムの開発などが高齢者施設における看取りケアの質改善に有用と考えられた。この結果は，前述のカナダのガイドラインでエビデンスが不十分である項目と一致する。
　看取り介護における共通の課題が明らかになったが，施設の特徴をとらえたうえでのエ

表3-3　施設別の看取りの現状と課題

施設種類	看取りケアの実施状況	課題など	看取りのガイドラインまたはマニュアルの有無
特別養護老人ホーム	●約70%以上で看取りケアを実施	●本人の意思決定が看取りケアに反映されていない可能性が高い ●スタッフの不安（特に夜間など）	●あり ●「特別養護老人ホームにおける看取り介護ガイドライン」[7] ●「看取り介護指針・説明支援ツール」[17]
介護老人保健施設	●約60%以上の施設で看取りケアを実施	●本人・家族の意思決定が看取りケアに反映されていない可能性が高い	●施設の特徴に特化して作成されたものはない ●各施設で独自に作成している可能性が高い
グループホーム	●約20%の施設で看取りケアを実施	●常勤看護師がいないところもあるので，訪問看護ステーションとの連携（医療連携体制加算の算定）によってさらなる看取りケアの拡充が期待される ●スタッフの不安（特に夜間）	
サービス付き高齢者住宅	●約60%の施設で看取りケアを実施，対応可能	●医療職の配置はないが，訪問診療，訪問看護との連携が可能であり，今後の施設の看取りの中核となる ●スタッフの不安（特に夜間）	
有料老人ホーム	●約60%の施設で看取りケアを実施，対応可能	●介護型は常勤看護師が配置されており，訪問診療との連携が認められている ●スタッフの不安（特に夜間）	

ビデンスの蓄積には至っていない。

各施設における看取りの現状（表3-3）

　各施設の介護報酬の算定の特徴などをとらえた看取り介護のガイドラインなども整備されつつあるが[17]，まだ十分に整備されているとはいえず，課題は多い。現状では，特別養護老人ホーム，介護老人保健施設での看取りケアが主力であり，課題としても，本人や家族の意思をどのように看取り介護に活用するかということや，ケアの質に関するものが多い。一方で，グループホームやその他の施設など，基本的に医療職の配置義務がないところは，医療とのネットワーク構築など体制づくりに課題が残っている。

　その他の課題として，夜間の体制が挙げられる。多くの施設では，夜間には医療職が不在であり，介護職員が不安を感じていることも多い[11)12)]。そのなかで，人の死に立ち会うことに対するスタッフの精神的支援の体制も整える必要がある。

　以上，施設での看取りケアの課題について述べたが，様々な看取りの選択肢がある現状では，一般社会における施設での看取りの存在感はまだ小さい。死はタブー視される側面もあるが，「終活」という言葉が表すように，元気なうちに看取りや人生最後の居場所を考えている人もいる。死のあり方が徐々に日常生活のなかに浸透しつつあるなか，今後はさらに増加が見込まれる施設での看取りを選択肢に入れるためには，人々のニーズにこたえられる体制を整えて，生活の延長として看取りを考えられるようにすることが重要である。

施設で目指される看取りケアの理想像

「その人らしく死を迎える」ことへの援助

　現状のまま看取りケアを実施できる施設が増加していくと，現在課題となっている医療とのネットワークなどの体制づくりも整い，個人が満足した看取りにつながることが期待できる。看取り介護加算が算定されるようになった背景としても，「その人らしく死を迎える」ことを重要視しているからこそである。「その人らしい」ということには，個人が満足することが重要であり，各々の主観が入るため，マニュアルなどによる管理だけでは十分とはいえない。個人の死生観を尊重し，「自分がどのように死を迎えるか」「どのように死ねば自分の人生の終わり方としてふさわしいか」ということを考えるうえでは，自宅や病院，施設という場所の問題だけでなく，それまでの生活をどのように過ごすのかという日常生活と併せて考えることが必要である。すなわち，「死の日常性」を考えるということである。

平穏死を支える援助

　死の日常性を考えるうえでは，就寝中に息をひきとる，すなわち徐々に衰弱していき，日々の生活のなかで死を迎えるといういわゆる「平穏死」[18)]が施設において成立するかどうかを考えることが重要である。

平穏死を迎えるためには，衰弱していくプロセスのなかで，不必要な輸液や痛みなどでその流れを削ぐことのないようにする医療体制や，医療の選択における DNAR（do not attempt resuscitation：心肺蘇生法を実施しないこと）が必要となる。多くの施設で医療とのネットワークが課題になっていることからも，体制整備は不可欠である。また，スタッフが不安の内容として挙げている人員配置の問題（特に夜間）など，組織体制の整備も急務である。

　一方で，個人の死生観も含めて，本人や残される家族の意思を日常的ケアに反映することも重要である。このような看取りケアの質的側面の向上を積極的に取り入れられる体制を構築するには，施設に入って初めて考えるということではなく，普段から死について考えられる土壌をつくっていくべきである。

　たとえば，施設のスタッフ教育を実施する場合，施設を地域の教育施設ととらえてみる。地域住民に対して，終活セミナーや死や看取りに関するワークショップなどを開催することにより，死についての教育を施設での日常的な時間のなかに取り入れていく。

●文　献

1) 厚生労働省（2017）．人口動態統計 年報 主要統計表．死亡の場所別にみた死亡数・構成割合の年次推移（死亡第5表）．
　< http://www.mhlw.go.jp/toukei/saikin/hw/jinkou/suii02/deth5.html > [2017. December 5]
2) 老人福祉法．
3) 介護保険法．
4) 高齢者の居住の安定確保に関する法律（高齢者住まい法）．
5) 厚生労働省（2017）．意見交換 資料 - 2参考1．テーマ1 看取り 参考資料．
　< http://www.mhlw.go.jp/file/05-Shingikai-12404000-Hokenkyoku-Iryouka/0000156003.pdf > [2017. December 5]
6) 厚生労働省（2014）．第104回社保審 - 介護給付費分科会 資料2．平成27年度介護報酬改定に向けて（特定施設入居者生活介護等について）．
　<http://www.mhlw.go.jp/file/05-Shingikai-12601000-Seisakutoukatsukan-Sanjikanshitsu_Shakaihoshoutantou/0000051823.pdf > [2017. December 5]
7) 三菱総合研究所（2007）．平成18年度厚生労働省老人保健事業推進費等補助金．特別養護老人ホームにおける看取り介護ガイドライン―特別養護老人ホームにおける施設サービスの質の確保に関する検討報告書．別冊．
　< http://www.mri.co.jp/project_related/hansen/uploadfiles/HLUkouseih18_3.pdf > [2017. December 5]
8) Registered Nurses' Association of Ontario（RNAO）（2011）．End-of-life Care During the Last Days and Hours.
　< http://rnao.ca/sites/rnao-ca/files/End-of-Life_Care_During_the_Last_Days_and_Hours_0.pdf > [2017. December 5]
9) Cardona-Morrell M, Kim JCH, Brabrand M, et al（2017）．What is inappropriate hospital use for elderly people near the end of life? A systematic review. European Journal of Internal Medicine, 42：39-50.
10) Gilissen J, Pivodic L, Smets T, et al（2017）．Preconditions for successful advance care planning in nursing homes: A systematic review. International Journal of Nursing Studies, 66：47-59.
11) 戸谷幸佳，内田陽子，田中志子（2016）．看取りケアを実施している特別養護老人ホームの特徴．インターナショナル Nursing Care Research, 15（2）：123-132.
12) 山崎尚美，百瀬由美子（2014）．認知症高齢者グループホームの終末期ケアにおける看護活動の実態と課題―質問紙調査の実施．愛知県立大学看護学部紀要，2：9-16.
13) みずほ情報総研（2014）．平成25年度老人保健事業推進費等補助金 老人保健健康増進等事業．長期療養高齢者の看取りの実態に関する横断調査事業報告書．
　< https://www.mizuho-ir.co.jp/case/research/pdf/mhlw_kaigo2014_04.pdf > [2017. December 5]
14) 平成24年度介護報酬改定の効果検証及び調査研究に係る調査（平成26年度調査）．介護サービス事業所におけ

る医療職の勤務実態および医療・看護の提供実態に関する横断的な調査研究事業報告書．
  ＜ http://www.mhlw.go.jp/file/05-Shingikai-12601000-Seisakutoukatsukan-Sanjikanshitsu_Shakaihoshoutantou/0000087117.pdf ＞ [2017. December 5]
15）高齢者住宅財団（2013）．平成 24 年度老人保健事業推進費等補助金 老人保健健康増進等事業．サービス付き高齢者向け住宅等の実態に関する調査研究．
  ＜ http://www.mhlw.go.jp/file.jsp?id=145601&name=2r98520000034m4f_1.pdf ＞ [2017. December 5]
16）大河原啓文，深堀浩樹，廣岡佳代，他（2016）．日本の高齢者ケア施設における看取りの質の評価・改善に関する研究の動向．Palliative Care Research，11（1）：401-412．
17）全国老人福祉施設協議会（2015）．平成 26 年度老人保健事業推進費等補助金（老人保健健康増進等事業分）事業．特別養護老人ホームにおける看取りの推進と医療連携のあり方調査研究事業．看取り介護指針・説明支援ツール．平成 27 年度介護報酬改定対応版．
  ＜ http://www.roushikyo.or.jp/contents/research/other/detail/224 ＞ [2017. December 5]
18）石飛幸三（2013）．「平穏死」のすすめ―口から食べられなくなったらどうしますか．講談社文庫，講談社．

4 看取りを支える地域包括ケアシステムづくり

すべての人で支える看取り体制の考え方

地域包括ケアシステムのなかでの看取り

　日本は少子高齢社会を迎え，保健・医療・福祉のより緊密な連携によって，将来を見据えた医療・介護体制を構築することが急務となっている。2014年6月には，医療介護総合確保推進法が公布・施行され，「施設から在宅へ」の大きな流れのなかで，在宅療養を支える医療・看護・介護連携による生活支援などの包括的な在宅ケアシステムの確立を目指している。

　自宅で療養する人が生活機能を維持し，その人らしい生活を送れるようにするためには，様々なニーズに応じた暮らしを保証することと，急性期病院を退院直後から，医療・介護・生活支援サービスが切れ間なく提供される仕組みが必要となる。地域包括ケアシステムの土台となるのは本人・家族の選択と心構えであるが，そのうえで，住まいと住まい方を選択し，医療・介護・介護予防・生活支援などのサービスが連携し，支えていくことで地域包括ケアシステムが花開く（第Ⅰ章の図1-1，p.3を参照）。

　医療制度の改正により急性期病院の在院日数が短縮され，退院する療養者は重度化，複雑化，多様化している。訪問看護ステーションは，その受け皿として，がん末期の患者や難病患者，重度の心身障害者など，高度な医療的ケアの必要な人に対応している。在宅での看取りを希望する療養者・家族を支え，また療養者が安心して在宅療養へと移行するためには，多職種による連携が必須である。しかし，多職種連携の現場においては，情報伝達の共有手段やルートの未確認・未整備，本人の意思決定を考慮しない調整など課題も多い。早い段階で相互が役割を認め合うことができれば，スムーズな情報交換および機能的な連携が構築できる。

　療養者・家族の思いを託した病院からのバトンを在宅支援チームが正しく受け取り，本人・家族の望む暮らしができるように，以下，かかわるすべての人の役割について述べる。

看取りにおける役割と連携

1）医　師

　訪問看護における医療的ケアの提供では，医療保険，介護保険ともに，法律上，医師の指示書が必要である。また，在宅で看取りを行うには，今後予測される状態や，最期のときが近づいていることを，療養者・家族に理解してもらわなければならない。そのために，医師は病状や，今後在宅で可能または困難な処置や対応方法などについて丁寧に説明し，

本人・家族の意思決定を確認する役割がある。医師の説明後，このまま在宅療養を継続するのか，医療機関や緩和ケアセンター，介護保険関連施設に入所するのかなど，本人の意向に沿って療養先を決定する。在宅療養を希望した場合は，介護保険の利用者であればケアマネジャーや訪問看護師，訪問介護員などがチームとなり，本人の病状や緊急時の対応について医師と話し合い，本人・家族の思いに対応できるよう，連携体制や緊急時の対応について確認する。

また，医師は，緊急時の対応について指示し，看取り期の判断や死亡確認，死亡診断書など関係書類を記載する。

2）訪問看護師

療養者・家族が自宅での看取りを希望した場合，訪問看護師は，医師の指示書を確認し，介護保険の利用者ならばケアマネジャー（介護支援専門員）へ情報を提供し，ケアプランの変更・調整を助言する。特に，在宅医療の専門家として，療養者の病状の変化など医学的な問題への対応について情報を交換し，連携を進める役割を担っている。

訪問介護員や通所介護事業所のスタッフなど，在宅支援チームから医療面での相談や情報提供があった際には，必要な情報を医師に報告する。急変時に在宅医（かかりつけ医）がいない場合は，主治医（病院医師）に連絡して搬送し，情報を提供する。

また，看取り時の処置などについて随時家族に説明し，不安への対応を行う。常に本人・家族に寄り添い，最期までその人らしい療養生活を送ることができるよう，本人の思いや家族の意見を傾聴する。亡くなった後に，グリーフケアなどを行う場合もある。

看取り経験の少ないケアマネジャーに対しては，サービス担当者会議にて，看取りについて今後予測される状況や問題，看取り期に起こりうる機能的・精神的変化への対応，死生観を含めて情報を交換するなど，教育的にかかわる。同様に，看取りにかかわった経験の少ない訪問介護員に対しては，その不安を受け止め，共に支援するという立場を示す。

3）ケアマネジャー（介護支援専門員）

介護保険利用者の場合，ケアマネジャーが療養者・家族の希望を聞き病状を考えてケアプランを作成する。看取りを含んだケアプランでは，病状の変化に伴って頻回に計画変更やサービスの調整を行うため，定期的または随時，多職種によるサービス担当者会議を開催する。会議では，支援する方向について在宅支援チーム内の意見を調整し，緊急時の連絡体制を整える。医師の参加が困難な場合は，ケアマネジャーが医師へ報告する。

亡くなった後は，家族を支援し環境の整備などを行う。

4）訪問介護員

訪問介護員は，暮らしのなかでのきめ細やかな支援者であり，療養者や家族にかかわる頻度が高いため，より正確な情報提供と異常の早期発見の役割が期待される。また，訪問介護員が毎日の食事摂取量・水分量，浮腫，尿量，排泄について記載することで，必要なサービスが調整できる。

療養者のいつもと違う状態（呼吸状態や反応，顔色など）について，訪問看護師や医師へ報告することで，緊急時にも適切に対応できるなど，在宅支援チームの頼れる存在としての役割が大きい。

5) 理学療法士, 作業療法士

療養者の希望を尊重しながら, 最期まで自分らしく過ごせるように呼吸困難や痛み, むくみなどの症状を和らげることを目的に呼吸介助, マッサージを行う。前向きに生活する力を支えることも, 理学療法およびリハビリテーションの大きな目的である。

6) 薬剤師

薬剤師は, 薬に対する不安への対応や服薬指導を行う専門職としての役割が期待されている。たとえば, がん性疼痛などで医療用麻薬を用いる場合, 患者・家族の薬に対する誤解から, 麻薬の使用にためらいを感じて痛みを我慢し, 生活の質 (QOL) が低下することがある。そうした場合には薬剤師が自宅を訪問し, 薬の効果を評価し, 問題があるときは, 薬の変更や用量調整, レスキュー薬の使用方法などについて医師に提案する。内服治療をしている場合, 副作用の有無などについて, サービス担当者会議などで在宅支援チームに情報を提供する。

7) 歯科医師, 歯科衛生士

歯科医院に通院できない療養者に対して, 歯科医師や歯科衛生士が自宅を訪問し, 診療を行うことができる。看取り期になると食事が十分に摂れなくなり, また歯磨きなどの口腔ケアが不十分で誤嚥性肺炎などが生じやすくなるため, 訪問時に口腔ケアを実施し, 家族へもケアの方法を指導する。

また, 医療用麻薬の副作用による口内炎の治療など, チーム員へ情報を提供する。訪問時には, 口の周りの筋肉や舌を動かして飲み込む力を維持し, 食事が楽しく食べられるように援助する。

8) 地域包括支援センター (行政)

地域包括支援センターは, 高齢者の保健医療の向上, 福祉の増進を包括的に支援することを目的とし, 地域包括ケアシステムの充実に向けた中核的な機関として, 市町村が運営している。自宅での看取りを希望し, 介護などのサービスが必要になったとき, 初めに相談に行く窓口である。そこからケアマネジャーや訪問看護, 訪問介護などにつながっていく。療養者・家族が安心して希望する場所で暮らせるようサポートする役割がある。

9) 民生委員, 近隣住民, ボランティアスタッフ

民生委員や近隣住民, ボランティアスタッフなどのインフォーマルなサービスも, 療養者と家族を支える重要な役割を担っている。特に, 緊急時に家族や親戚がすぐに駆けつけられない場合には, 頼りになる存在である。

民生委員は, 家族の話し相手となる近隣住民との関係を調整し, サービス担当者会議に参加して情報を提供する。また, 看取り後の遺族の相談にも対応する。

10) 多職種連携

看取りケアでは, 多職種がそれぞれの役割を担って連携している。病棟から自宅への移行期では主治医 (病院医師) や病棟看護師, 退院調整部署との連携, 自宅に戻ってからは在宅医 (かかりつけ医) やケアマネジャー, 在宅サービススタッフ, 行政の担当者などとの連携が重要になる。また, 在宅療養における多職種連携において最も重要なポイントは, 療養者と家族との信頼のうえに成り立っているということである。

(1) 何について連携するのか

　連携とは，療養者の病状や家族の介護状況，医療処置の方法など，現在の情報や現状の理解を共有することだけではない。最も重要な点は，療養者・家族の思いを傾聴し，QOLを考えて目的を共有することである。看取り期であっても，療養者や家族がどのような状態を目指しているのかという目標は必ずあり，それを在宅支援チーム全体で共有する。

(2) どのように連携するのか

　在宅支援チーム員同士は，可能な限り直接会って話をし，コミュニケーションをとることが求められる。そこで大切なのは，チーム全体で信頼感をもつことである。療養者にかかわるすべての人が，普段からちょっとした状態の変化について連絡したり相談したりすることで，職場や職種の壁を越えて互いに尊重し合える関係づくりを目指す。

(3) 何のために連携するのか

　連携することで互いの業務がスムーズに行えるようになることも重要であるが，それだけでなく，療養者の状態をより良くし，その状態を維持・継続することを目指して連携する。チームで立てた目標を達成するために，また療養者や家族がセルフマネジメントできるように，各々が専門職として技術や知識を提供する。医療・福祉サービスの提供者は，日々の療養生活に点でしかかかわれないが，それをつなげていくのが連携である。

看護師が発信する看取りを支える地域包括ケアづくりの実践

療養通所介護事業所（ナーシングデイ）での看取り支援

　岐阜県看護協会立訪問看護ステーション高山（以下，当事業所）は，平成6（1994）年に開設され，現在は4つのサテライト事業所をもつ機能強化型訪問看護ステーションとして，小児から高齢者を対象に質の高い看護ケアの提供を目指している（2017年12月実績，利用者496人）。

　訪問看護師である筆者は，日々の業務のなかで，療養者・家族にとって利用しやすいデイサービスやショートステイの必要性を痛感し，行政や関係機関に訴えたが困難との回答であった。そこで，岐阜県看護協会に相談し，検討の結果，2016年に訪問看護ステーションのなかに医療的ケアの必要な障害者やがん末期の患者，難病患者を対象にした訪問看護師が行う療養通所介護事業所（以下，ナーシングデイ）を立ち上げることができた。筆者がこれまで目指してきた訪問看護ステーションの多機能化（訪問看護，療養通所，生活介護，児童発達支援，放課後等デイサービス）に取り組むことができ，充実した毎日を送っている。

　最近は，がん末期の患者や難病患者，人工呼吸器や頻回な吸引が必要な障害者など医療依存度の高い療養者に対し，医療機関の退院直後から訪問看護とセットで常時，看護師が対応するサービスを組み込むケースが多くなっている。

　2016年8月～2017年12月までの約1年半のナーシングデイ利用者は47人で，利用状況と医療的ケアの内訳は図4-1のようになっている。

　期間中，ナーシングデイを利用し，在宅看取りを行った療養者は，介護保険利用者25

4 看取りを支える地域包括ケアシステムづくり

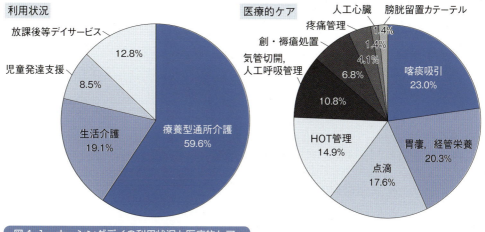

図4-1 ナーシングデイの利用状況と医療的ケア

人中8人であり，そのなかでも末期がんの利用者は6人であった。利用者のなかで5人が医療用麻薬を使用しており，緊急時の対応も含め，きめ細やかな疼痛コントロールなど緩和ケアに努めた。

  事例展開「退院時から多職種で連携し在宅で看取ることができた事例」

事例の概要

患者は60代の女性で直腸がん末期（全身に転移）。要介護3。全盲で弱視の夫と2人暮らしである。障害者手帳1級，親戚などによる介護の支援はなく，障害福祉サービスを受けている。

退院までの経過

直腸がんと診断されたときには末期の状態で，手術は困難であり，緩和ケアの選択を告知された。

療養者・家族に生活上の課題が多く，医療および介護サービスなしでは成り立たないため，緩和ケア病棟や施設も視野に入れて検討した。また，在宅療養を希望する本人の意思を尊重し，ナーシングデイを含めた在宅サービスで看取りが可能かを検討するためのカンファレンスを開催した。夫と相談のうえ，ナーシングデイと訪問看護，訪問介護を利用し，在宅での看取りを選択した。

在宅支援チームのかかわり

退院前に，療養者，家族，病院スタッフ，ケアマネジャー，在宅医（かかりつけ医），障害者支援センターの民生委員，障害支援ガイドヘルパー，訪問看護師，訪問介護員，ナーシングデイスタッフ，福祉用具事業者によってサービス担当者会議を実施し，退院後の生

活支援計画について話し合った。退院後に安心して療養生活を送るためのポイントを以下に示す。
- 医療体制の構築（在宅医，薬剤師，訪問看護師，病院スタッフ）
- 在宅での介護力の支援および家族のレスパイトケア（ナーシングデイスタッフ，訪問介護員，民生委員）
- 在宅サービスの充実と計画の作成（ケアマネジャー，障害者支援センター福祉課）
- 緊急時の体制づくり（在宅医，後方支援病院，訪問看護師）
- 看取りに向けての本人・家族への精神的支援（在宅支援チーム全員）

在宅での生活から看取りまで

　在宅での療養生活は，最初の予測より，かなり長く本人の望む生活を送ることができた。療養中に，疼痛コントロールのため入院したが，再度在宅での療養を希望し，自宅退院後，疼痛もコントロールでき，安らかな最期を迎えることができた。

　ナーシングデイがかかわったことで，痛みのアセスメントや病状観察，医療用麻薬の管理を看護師が行うことができ，必要時には点滴など医師の指示を受けて実施することができた。自宅では困難であった清潔保持も，シャワーベッドを使用して定期的に入浴できた。入浴後は「お風呂は気持ちがいい。ここに来ると看護師さんもいるし，安心できる」と言い，入浴後に好きなクラシック音楽をかけると，ウトウトとまどろむことも多かった。時には夫が「今日は自分も妻と一緒にいたい」と言い，付き添いとしてナーシングデイを利用し，看護師や他の療養者との会話を楽しんだ（図4-2）。

事例のポイント

　本事例は，ナーシングデイを週3日と，訪問看護，介護サービスを週4日受け，亡くな

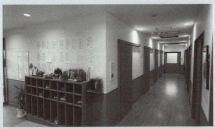

リクライニング車いすでの移動もゆとりのある広々とした玄関と廊下

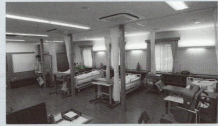

木目を基調とした明るく広いデイルーム

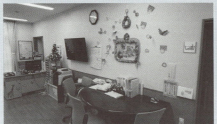

デイルームには季節感のある飾りつけ

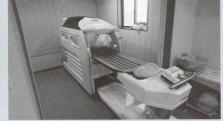

短時間で高い入浴効果が得られるシャワーベッド

図4-2　ナーシングデイの設備

> る1週間前までナーシングデイを利用することができた。亡くなる前の2日間は，在宅医の往診と訪問看護を中心にしたサービスを組み立て，在宅支援チーム員にも伝えた。在宅療養の意思決定については，医師が本人と夫に最終確認し，静かに見送ることができた。
> 　地域包括ケアシステムにおいて看取りの意思決定について，いつ，どのように，誰が行うのかはケースバイケースである。今回，全盲の療養者が選んだのは，夫と長年暮らした自宅での看取りであった。本事例で，介護の手間がかかるから，独居だから，医療的ケアが多いから在宅での看取りは困難と決めつけるのではなく，本人と家族の思いを第一に考える大切さを学んだ。また，医療依存度の高い療養者も安心できるナーシングデイの存在の大きさを痛感し，今後，在宅での看取りを推進するために，医療的ケアの充実したデイサービスやショートステイを増やす必要があると実感した。

地域住民からの相談と在宅看取りの啓発：「わたしの町の，ほけん室」事業の活動

　独居高齢者や高齢者夫婦世帯が増え，子育て中の母親などの孤立が問題になっている現状において，地域包括ケアシステムの充実を図るには，身近な地域で支え合う住民同士のつながりが重要になってくる。

　当事業所は，訪問看護ステーション設立当時から，県や市の医療・福祉の担当者への挨拶や顔を合わせての情報交換を常に行っており，困難事例についての相談や，市長との面談によって地域の課題などを把握する機会にも恵まれた。そうした情報収集のなかで，介護保険を受ける前の高齢者の閉じこもり対策や介護予防事業，認知症の予防などについて，地域の理解が進まないことが課題として挙がっていた。また，当時は在宅で終末期を迎えることや看取りについての研修会などは，ほとんど行われていなかった。そこで，地域住民が何でも気楽に相談でき，定期的に運動したり交流したりできる癒しの場をつくれないかと模索した。また，自分の最期を自分で意思決定することができるということを，地域住民に知ってもらうための啓発活動が必要と考えた。

　そんな折，ちょうど県から医療と介護の地域活動の支え合いの体制を構築するための拠点づくりの助成事業がスタートするとの情報を知り応募した。平成23（2011）年，行政からの支援を受け「わたしの町の，ほけん室」事業を，訪問看護ステーション会議室を利用して定期的に開催し，現在も継続している（図4-3）。

1）事業内容

　「わたしの町の，ほけん室」事業の4つの柱は，健康相談事業，健康維持・予防事業，災害支援事業，地域サークル支援事業である。

（1）健康相談事業

　一人暮らしにおいて不安なことや認知症予防などの健康相談に対し，看護師，ケアマネジャー，理学療法士，保健師が対応している（毎週月曜日午後13時半～16時）。

（2）健康維持・予防事業

　地域に出向いて健康や看取りについての出前講座，講師による講演会（がん，緩和ケアなど）を実施している。

第Ⅱ章　多死社会を迎えた看取りの場の特徴と課題

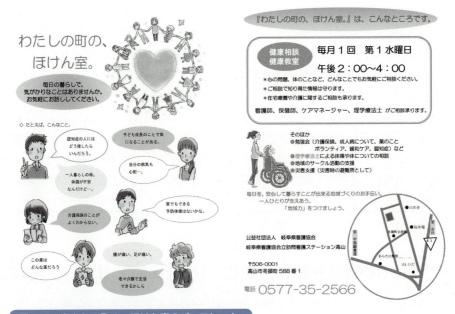

図4-3　わたしの町の，ほけん室のパンフレット

表4-1　「わたし町の，ほけん室」事業実績（2011年12月～2017年12月）

	開催数	参加人数 (延べ人数)	内　容
ほけん室来訪・相談	197	576	在宅療養 健康相談など
出前講座	26	998	在宅緩和ケア 認知症の予防
講演会	11	843	介護保険利用 健康体操
電話相談		31	がんの治療方法 精神疾患の治療
合計	234	2,448	

（3）災害支援事業

　福祉避難所として，備品の整備や災害時の対応，啓発活動を行っている。

（4）地域サークル支援事業

　地域ネットワークづくりや地域住民が集う場として，高齢者の閉じこもりを予防し，介護者同士の交流を行っている。

2）成　果

　定期的な個別相談を行いながら，講座や地域の公民館を利用しての移動講演会を開催し，必要時には地域包括支援センターや医師会，歯科医師会，民生委員などの各種関係団体への連携を図った。2011年12月～2017年12月の実績を表4-1に示すが，参加人数は延べ2,448人である。

　このほけん室に来るために健康でいるように注意しているとの言葉も聞かれている。

4　看取りを支える地域包括ケアシステムづくり

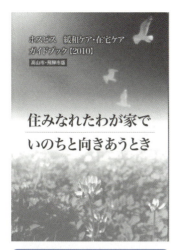

図4-4　『ホスピス 緩和ケア・在宅ケアガイドブック 2010』の表紙

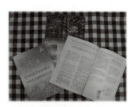

病院・診療所34か所，訪問看護ステーション8か所，調剤薬局47か所にて配布

図4-5　ガイドブックの内容

地域の「真」の情報がほしいという声にこたえて，がん患者や家族が迷い悩む41の項目についてQ＆A形式で掲載している

- 自分も訪問診療が受けられるの？
- 訪問診療が受けられる条件は？
- 緊急時にどんな対応ができる？
- どんな医療処置ができる？
- 薬の配達はしてもらえる？
- 医療用麻薬を取り扱える？

地域への発信：『在宅緩和ケアガイドブック』の発行

　筆者は，訪問看護師として療養者・家族とかかわるなかで，在宅での情報不足のため，在宅療養に不安が強く，移行できない人に数多く出会った。また，病院からは，在宅サービスの情報がわかりにくいため，安心して自宅に帰ることができる詳細な情報がほしいとの要望があった。そこで，がんの闘病中の療養者や，家族を自宅で看取った人に話を聞き，『ホスピス 緩和ケア・在宅ケアガイドブック 2010―住みなれたわが家でいのちと向きあうとき』を作成した（図4-4）。このガイドブックの制作には，遺族，市民，医師，緩和ケア認定看護師，訪問看護認定看護師，ボランティア団体のスタッフ，地域包括支援センター職員，薬剤師，歯科医師など多職種がかかわっている。

　20数年前，訪問看護師の筆者は，自宅で最期を迎えたいと希望する療養者をとおして在宅医と出会い，ケアマネジャーや訪問介護員，民生委員などのチームでかかわることの大切さを経験した。その後，地域住民や多職種と「飛騨緩和ケア研究会」を立ち上げ，住民が何を求めているか，何を不安に感じているかについて調査し，医療・福祉・介護サービスについてのわかりやすい情報提供の必要性を感じたことが，ガイドブックの制作につながった。

　筆者はメンバーに「在宅で暮らす療養者・家族の思いをくみ取り，それをかなえる医療・看護・介護を行う」「療養者に寄り添い支えながら，看護師としてだけでなく，普通の感覚をもった1人の生活者としての視点を大切にする」ということを伝え，各メンバーも大切にしたいことを出し合い議論することで，皆の目指す方向が定まった。誰かが中心になってということではなく，あくまで療養者を中心にした医療・看護・介護を目指すことを確認し合った。

　ガイドブックの内容として，在宅療養を始めるときや在宅療養中の様々な疑問に対するQ＆Aと，本人・家族を支える多職種の情報を集めた。また，療養者，家族，地域住民，医療・介護・福祉関係者が迷うことなく情報が入手できることを目的とした（図4-5）。

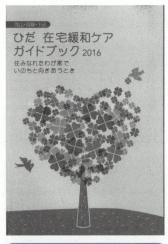

図4-6 『在宅緩和ケアガイドブック2016』の表紙

2010年に3,000部発行したが，全国からの反響も大きく，「この本を参考にして自分の地域のガイドブックを作成した」との連絡も多数あった。その後，地域包括ケアシステムの推進など，介護および医療の状況が大きく変化し，新規立ち上げの介護サービス事業者も増えたため，第2版である『在宅緩和ケアガイドブック2016―住みなれたわが家でいのちと向きあうとき』を発行した（図4-6）。感想として以下の意見が寄せられた。

- 患者・家族が最期をどこで迎えるか選択できた。
- がんが進行していても，自宅で暮らすことは可能である。
- 苦痛は，その人に合った薬や注射などを調整することで緩和できる。
- 在宅で看取る場合，在宅医，訪問看護師，訪問介護員，近隣住民などに支えてもらうことができる。
- 死は医療だけの問題ではなく，社会の問題である。
- 看取りは，社会にとっても非常に重要な儀式である。

このガイドブックの制作とともに，地域で看取りの講演会を開催しているが，参加者の反響が年々大きくなり，リビングウィルやエンディングノートの書き方の講演会では，多数の地域住民が参加するなど関心の高さがうかがえ，継続していく必要性を感じている。

今後の地域包括ケアシステムでの看取りの考え方

地域包括ケアシステムの主役は，その地域で生活する人たちである。人生の最期のときまで，より良く生きることを願い，病気や障害をもっても自分の望む場所で精いっぱい暮らし続けたいと願っている。その願いを支えていくには，地域住民および地域社会との協働の輪を広げ，看取りについての文化を成熟させていく必要がある。

これからも，一人ひとりの「いのち」を大切にできる社会の実現を目指して，訪問看護師として，在宅での看取りを支援していきたい。

第Ⅲ章

看取りケアに欠かせない意思決定支援／ACP

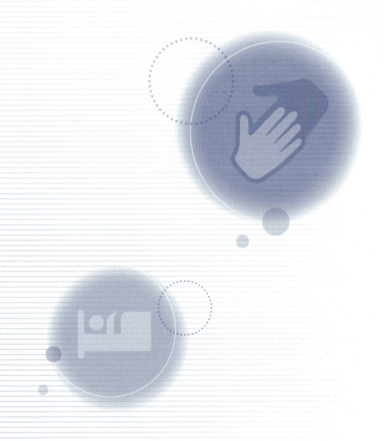

1 意思決定支援／アドバンスケアプランニングが注目される背景と国内外の知見

アドバンスケアプランニング（ACP）とは

アドバンスケアプランニング（ACP）とアドバンスディレクティブ（AD）

　医療が高度化し療養場所についても多様な選択肢のある現代において，患者が自分の生き方や死に方など重要な意思決定を行う場面が増加している。しかし，終末期においては70％の患者で意思決定が不可能[1]な状態にあるといわれるように，意思決定を行う際にはすでに本人の意識がなく，周囲の人が本人に代わって意思決定を行うことも多い。家族の決定による延命治療の導入などがその一例である。

　近年，患者の認知機能や身体機能が低下し，十分なコミュニケーションがとれなくなる前に，本人が自分の価値観や意思を明確にできるよう支援することが推奨されている。あらかじめ患者に自分の価値観を顕在化させることで，代理決定者はそこに示された患者の意思をくんで本人の望むと思われる選択をすることができる。そのための支援として，アドバンスケアプランニング（advance care planning：ACP）が注目されている（図1-1）。

　ACPとは，「将来自分の意思決定能力が低下した際に備えて，事前に望む医療とケアについて家族や医療者など周囲の人と話し合うプロセス全体であり，患者の価値観を確認し目標を明確にさせることを目的としたケアの取り組み全体」[2]をいう。かつてはアドバンスディレクティブ（advance directives：AD）を整備することとほぼ同義にとらえられていた。ADは，患者が終末期の状態になった際にしてほしい医療としてほしくない医療

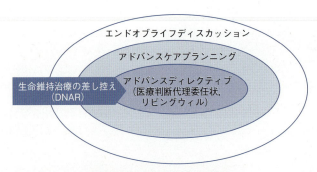

DNAR：do not attempt resuscitation

図1-1　アドバンスケアプランニングの概念

Advance Care Planning：A Guide for Health and Social Care Staff National End of Life
http://www.endoflifecareforadults.nhs.uk/assets/downloads/pubs_Advance_Care_Planning_guide.pdf. 2010

について，事前に示しておく書類のことである。しかし，本人の選択を支えるには書類の整備だけでは不十分である。ACPの効果は，関係者のコミュニケーションが促進されることにあり，患者の意思決定支援として重要な役割をもっている。

ADについては，これまでの研究から，メリットとして，医師と代理決定者間でのコミュニケーションの改善[3]，ADの表明がある患者のほうが積極的な延命治療を受けていない[1]が挙げられ，デメリットとして，エンドオブライフケアの質は向上しない[4]，医師や代理決定者の患者の意向に関する知識を改善しない[5]が示されている。

アドバンスケアプランニング（ACP）の意義と臨床での実践

ACPの意義については，これまでの研究から，患者の自己コントロール感が高まる[6]，病院死亡の減少[7]，代理決定者と医師のコミュニケーションが改善する[3]，より患者の意思が尊重されたケアが実施され，患者と家族の満足度が向上し，遺族の不安や抑うつが減少する[8]などが示されている。

臨床場面においては，入院中の患者に対するACPとして，患者・家族の理解を促進するために行われる病状や今後の見通しを含む予後についての説明や，今後の人生をどのように生きるかについて希望を確認すること，またそれをできる限りかなえるための具体策の提案や検討が行われている。こうした支援の過程で，医療者には，患者・家族の真のニーズを引き出し，今後の生き方や死に方を主体的に決められるように促し，支える役割が求められている。

一方で，病院から在宅移行の際にスムーズに意思決定ができていても，在宅療養中に患者の状態が変化し，本人や家族の考えが変化することもある。在宅療養中に急変し入院した場合などでは，本人の意思確認が難しく，家族が混乱していることもあるため，ACPはできるだけ継続的に行われることが望ましい。

ACPが十分に行われない場合は，本人の価値観や望みが医療者および支援者の間で共有されず，「本当にこれでよいのか」という悩みやジレンマが発生し，家族にとっては悔いが残る看取りとなる。また，専門職が無力感から離職することもある。

アドバンスケアプランニング（ACP）に関する国際的な動向

欧米諸国の動向

ACPは，治療技術が進歩した欧米諸国において，ケアを受ける個人の権利保障への問いから広がり，多様なプログラムが開発・実践され普及してきたという歴史がある。意思決定支援のための専門職であるACPファシリテーター（ACPF）が中心となってACPを組織化し，医療体制の整備を展開している。ACPFの支援については，患者の意思を尊重した看取りケアの実施によりquality of deathが達成され，患者・家族の満足度の向上，遺族の精神的負担の軽減[8]などの効果が示されている。

アジア圏の動向

　一方で，わが国を含めたアジア圏においては，各国の高齢化の伸展によりACPの重要性は認識されているものの，一般的に普及しているとはいいがたいのが現状である。高齢化率が高く医療水準が高いことで共通する日本，台湾，香港，韓国などを中心に，ACPの推進が求められ，2007年にわが国で，2010年に香港で，国の指針であるACPガイドラインが制定された。また，2000年に台湾で，2016年に韓国で法制化がなされた。

　わが国の「終末期医療の決定プロセスに関するガイドライン」[9]は，2007年に制定後，2015年に改訂され，人生最終段階における医療およびケアは，患者と医療者の話し合いのうえ，患者本人による決定を原則とし，話し合いの合意内容を文書化するという方向性が示された。しかしながら，厚生労働省の実施する終末期医療に対する国民の意向調査（平成15〜25年まで5年おきに実施された一般国民，医療従事者，福祉職員を対象とした人生の最終段階における医療に関する意識調査）では，6割の人が事前指示書に希望を書き残すことを希望するものの，実際に書き残したと回答した人は1割にとどまり[10]，ACPの実施には障壁があることが考えられる。

　ACPの実現には，一般の人の意識向上が必要であるといわれるが，アジア圏の人において「死」に関する話題の文化的バリアは依然として存在する。わが国においては，1960年以降の高度経済成長に伴う医療の発達により，人口当たりのベッド数が急激に増加し，その結果，病院における死の密室化が進み，「死」を身近なものとして経験することが少なくなっている。そうしたことから，多くの人は将来意思決定できなくなる自分の姿を具体的に思い描くことが難しく，またACPを支援する関係職種の側も，手探りで実施している状況にある。

　現状では，欧米諸国のような多様な対象に適応可能なプログラムの開発・実践などが課題として挙げられ，わが国を含めたアジア圏の文化や医療制度に即したACPによる支援策の構築が急務となっている。

わが国におけるアドバンスケアプランニング（ACP）による支援のあり方

健康状態に応じた支援内容

　ACPは，「実施するタイミング（健康状態等）によって，バリアが少なくより効果的に対話を進められる内容や支援方法が異なる」[10]といわれている（表1-1，図1-2[11]）。たとえば，高齢者においては，アプローチする対象者層として，自立，虚弱，要介護・終末期の3段階が考えられる（図1-3）。自立した高齢者には，行政（地域包括支援センターや保健センターなど）が中心となって集団的に広く介入するポピュレーションアプローチが，要介護・終末期の高齢者に対しては，医療・介護職が中心となって，より個別的で具体的に介入するハイリスクアプローチが良いとされる。

1 意思決定支援／アドバンスケアプランニングが注目される背景と国内外の知見

表1-1 健康状態のステージとアドバンスケアプランニングによる支援内容

	健康状態のステージ			
	健康	生命を脅かす疾患を有する可能性がある	生命を脅かす疾患を有する	要介護・終末期
アドバンスケアプランニングの主な内容	代理決定者を決める	疾患が顕在化し，症状が増悪した際の医療の意向	疾患の増悪により，意思決定が困難になった際の延命処置に関する意向	エンドオブライフケアに関する意向
アドバンスケアプランニングを行う場所	コミュニティーのイベント，インターネット	医療機関	医療機関	医療機関・ホスピス・緩和ケア病棟など
事前指示書の必要性	低い	状態による	高い	高い
適切なディシジョンエイドの内容	代理決定者の役割，代理決定者となりうるものの定義	病状が悪化した際の状態，延命治療に関する知識，延命治療の効果	生活の質と量のどちらを重視するか，疾患増悪に伴う延命治療のメリット・デメリット	症状マネジメントの選択肢，療養場所によるエンドオブライフケアの資源

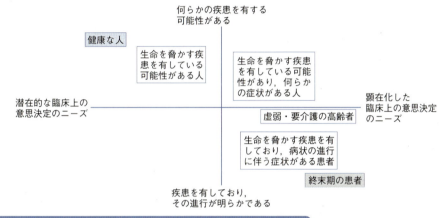

図1-2 健康状態とアドバンスケアプランニングのニーズとの関連

Mary B, Ratner MD, McCreedy E, et al (2014). Decision aids for advance care planning. Agency for Healthcare Research and Quality.

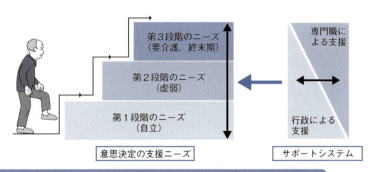

図1-3 高齢者における健康状態とアドバンスケアプランニングによる支援内容

相談員研修会の実施（ハイリスクアプローチ）

ハイリスクアプローチについては，厚生労働省は平成26（2014）年から，人生の最終

段階における医療体制整備事業として，相談員（以下，日本版 ACPF）の育成を開始した。高齢化に伴い ACP の重要性は認識されているものの，医療従事者に対する終末期医療に関する教育の実施率が低いことが示されており[12]，厚生労働省は主に病院に所属する医療従事者を対象に，人生最終段階における医療にかかわる相談員研修会を全国で実施し，日本版 ACPF の育成を行っている。日本版 ACPF には，患者・家族・医療ケアチームとの対話のプロセスを支える役割が期待されており，日本版 ACPF による支援効果が実証されれば，わが国のみならずアジア圏でも普及する可能性がある。

行政の介入（ポピュレーションアプローチ）

ポピュレーションアプローチについては，モデルになる支援方法はいまだ確立していない。一般の人が将来病気や要介護状態になった場合の生活や困難さをイメージできるよう促し，意思表示を支え，周囲の人との相互理解へと導く人材や環境の構築が必要である。

近年，AD のツールとして，エンディングノートなどが普及しつつある。エンディングノートとは，終末期の治療や介護，療養場所，相続，葬儀などについて，健康なうちに自分の意思を書き残せるよう工夫されたノートである。これらのノートは，相続や葬儀に関係する企業が作成していることも少なくないため，学術的な背景が不十分であり，死後の準備に関する記述の割合が多い傾向にある。また，本人が一人で書くタイプのものが多く，意思表出にかかわる前述の問題を乗り越えるものではない。

筆者らが行った調査では，家族を介護した経験がある人が AD を書いている傾向にあり，特に自分の価値観や医療の選択に関して書き残すことの重要性を認識していることが示唆された[13]。家族を介護した経験のある人が，どのような体験がきっかけで AD を書き残すことの重要性を認識したのかなど，そのプロセスを語ってもらうことは，ACP の普及に寄与する可能性が考えられる。

ACP の推進によって一般の人の意識が高まれば，高齢者・家族が今をより良く生きることについての対話が増え，意思を表現し，周囲の人と共有することにつながる可能性がある。また，将来の健康状態をより具体的にイメージすることで，現在の健康状態を維持することの重要性に気づき，地域資源の利用（介護予防事業などへの参加）にもつながる可能性がある。それらを通じて，本人が望む生活や生き方とウェルビーイングの向上に資することが期待される。

国民性を考慮した指標づくり

アジア圏特有の文化的要因を考慮した ACP を推進するには，まずはアジア圏で共通の課題やわが国特有の課題を明確にし，それらの課題に対して，行政や医療関係施設の職員が具体的な政策を提案していく必要がある。

ACP の概念枠組み，ACP の内容，ACP の体制，評価項目，ACP の課題についてのエビデンスをまとめ，これらのエビデンスに基づいた政策を立案することを目的に，2017 年に，European Association for Palliative Care（EAPC）が実施主体となり，国際デルファイ調査が行われた。デルファイ調査は，一定の課題について専門家の見解を集約するための質問調査方法の一つで，科学技術の将来予測などの調査に利用されている。EAPC の調

1 意思決定支援／アドバンスケアプランニングが注目される背景と国内外の知見

表 1-2　人生の最終段階における医療体制整備事業 相談員の活動指標

症状・治療目標の認識の確認	①本人・家族の意思決定能力をアセスメントする，②本人・家族の病状・治療目標を確認する，③事前指示書の有無を確認する
代理決定者を決める	①本人に代理決定者を選択するよう促す，②代理決定者と共に面談を行う，③代理決定者の裁量権を尋ねる
心配事を尋ねる	①本人・家族の困っていること，心配事を聞く，②精神的なサポートを行う
価値観の確認	①本人・家族の大切にしていることを聞く，②終末期に受ける可能性がある医療行為について説明する，③医療を受けない場合の選択肢とその経過について説明する，④受けたい医療行為，受けたくない医療行為を確認する，⑤いのちに対する考え方を探索する
社会的支援・関係調整	①療養場所の希望を聞く，②最期を迎えたい場所について聞く，③ソーシャルサポートを強化する，④利用できるサービスについて説明する，⑤家族との関係を調整する（面談時，家族も同席できるように調整する），⑥医療者と本人のコミュニケーションの促進を図る
多職種連携	①本人に関係する多職種でのカンファレンスを開催する，②必要時，多職種での面接の回数を増やす，③必要時，倫理委員会と連絡を取り合う
相談内容の記録	①相談内容，決定事項を記録に残し，電子カルテなどで他職種と共有する，②事前指示書を作成する
支援システムの構築	①多職種からなる支援チームを結成する，②チーム内に医師，看護師，ソーシャルワーカーを入れる，③アドバンスケアプランニングの必要な患者が支援につながる仕組みをつくる，④患者の病状や精神状態などのタイミングを計ったうえで，患者が紹介される仕組みをつくる，⑤療養場所移行期にシームレスなかかわりが可能な体制がある，⑥施設内すべての職員がアドバンスケアプランニングに関する知識を身につけることができる研修を行う，⑦患者の病状が変化した際に柔軟に相談対応できる体制をつくる，など

査では，米国，カナダ，オランダ，ドイツの緩和ケアおよびACPの臨床家，研究者，政策リーダーなどの専門家が集まり，エビデンスのコンセンサスが得られた。なお，この調査は緩和ケアの領域に限られており，わが国を含めたアジア圏の文化や医療制度を考慮していないため，直接わが国で利用することは難しい可能性がある。

　厚生労働省において，医療従事者および法学や倫理学の研究者などの有識者で構成されたパネルディスカッションにより方向づけられた日本版ACPFの活動指標を表1-2に示す。個人の自己決定権を重視してACPが発達した欧米諸国に対して，日本の医療制度や法的基盤は異なり，日本的自我や「和」を重んじる精神的価値観，世界に類をみない急速な高齢化など，独自の背景を有している。この指標も今後，妥当性について検討していく必要がある。

●文　献

1) Silveira MJ, Kim SY, Langa KM (2010). Advance directives and outcomes of surrogate decision making before death. New England Journal of Medicine, 362 (13)：1211-1218.
2) Rietjens JAC, Sudore RL, Connolly M, et al (2017). Definition and recommendations for advance care planning：an international consensus supported by the European Association for Palliative Care. The Lancet Oncology, 18 (9)：e543-e551.
3) Teno JM, Gruneir A, Schwartz Z, et al (2007). Association between advance directives and quality of end-of-life care：a national study. Journal of the American Geriatrics Society, 55 (2)：189-194.
4) The SUPPORT Principal Investigators (1995). A controlled trial to improve care for seriously ill hospitalized patients. The study to understand prognoses and preferences for outcomes and risks of treatments (SUPPORT). JAMA, 274 (20)：1591-1598.
5) Danis M, Mutran E, Garrett JM, et al (1996). A prospective study of the impact of patient preferences on life-sustaining treatment and hospital cost. Critical Care Medicine, 24 (11)：1811-1817.
6) Morrison RS, Chichin E, Carter J, et al (2005). The effect of a social work intervention to enhance advance care planning documentation in the nursing home. Journal of the American Geriatrics Society, 53 (2)：290-294.

7) Degenholtz HB, Rhee Y, Arnold RM (2004). Brief communication: the relationship between having a living will and dying in place. Annals of Internal Medicine, 141 (2): 113-117.
8) Detering KM, Hancock AD, Reade MC, et al (2010). The impact of advance care planning on end of life care in elderly patients: randomised controlled trial. British Medical Journal, 340: c1345.
9) 厚生労働省 (2007). 終末期医療の決定プロセスに関するガイドライン.
   < http://www.mhlw.go.jp/shingi/2007/05/dl/s0521-11a.pdf > [2018. January 1]
10) 終末期医療に関する意識調査等検討会 (2014). 人生の最終段階における医療に関する意識調査報告書.
    < http://www.mhlw.go.jp/file/05-Shingikai-10801000-Iseikyoku-Soumuka/0000041847_3.pdf > [2018 January 1]
11) Butler M, Ratner E, McCreedy E, et al (2014). Decision Aids for Advance Care Planning. Agency for Healthcare Research and Quality.
12) Butler M, Ratner E, McCreedy E, et al (2014). Decision aids for advance care planning: an overview of the state of the science. Annals of Internal Medicine, 161 (6): 408-418.
13) Tsuchiya R, Okada H, Sugimoto M, et al (2015). Family caregiving experience and advance directives. International Association of Gerontology and Geriatrics Asia, 19-22.

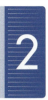

2 看護師として行う予後予測とそれに基づく意思決定支援

 看護師が意思決定支援にかかわる必要性

　近年の医療技術の進歩や治療方法の多様化，病院機能の専門化などにより，患者は自らが受ける医療を自らの意思で選択・決定する必要性に迫られている。2018年に改訂された『人生の最終段階における医療・ケアの決定プロセスに関するガイドライン』[1)]でも，患者本人による決定を基本とした医療提供の重要性が強調された。意思決定を要する時期は，患者・家族にとって心身ともに非常に不安定な時期である。その状況下で，患者は自身にとって重要な選択を行わなければいけない。適切な医療を選択したいという気持ちと同時に，その選択によって自身の療養生活がどう変化するのか，という点も患者にとっては重要な関心事項である。

　患者が抱える療養生活上の課題は多岐にわたり，また，その課題の一つひとつに選択が必要といっても過言ではない。また，課題はそれぞれ独立して起こっているわけではなく，並行して，あるいは重なって存在する。

　たとえば，筋萎縮性側索硬化症（amyotrophic lateral sclerosis：ALS）患者が「介護保険を申請したいが，申請方法がわからない」と相談に訪れたとする。相談を受けているうちに，患者は今後の病状の進行についての不安，人工呼吸器装着への迷い，経済的な不安，家族への思い，主治医との意思疎通の問題，現在ある症状への対処方法など，様々な課題を抱えていることが明らかになってくる（図2-1）。これらの課題を総合的にとらえ，治療の選択とともに，患者の療養生活の継続をサポートするという側面から，看護師が意思

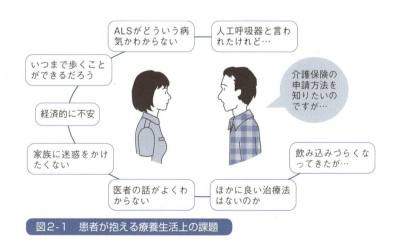

図2-1　患者が抱える療養生活上の課題

決定にかかわることは重要である。

本稿では，病院という場において看取り期に備えた意思決定支援に看護師がどうかかわっていくかについて焦点を絞り記述する。

予後予測に基づいた意思決定支援

意思決定とは，「問題解決に際して人間が引き起こす思考と行為の過程をいい，最終的には選択行動に至る」[2)]とされている。要するに，ある目的を解決するために，複数の選択肢のなかから1つを選択するまでの過程と結果を意味する。さらに，意思決定支援とは，医療者の側が何か答えを明示するということではなく，患者が「自分で考え，自分で決める」までの過程を支援することである。

医療の現場で患者が直面する問題は様々である。問題の性質は患者の疾患，症状，置かれている環境などにより異なるが，目の前にある問題（顕在的問題：治療法の選択など）と，将来起こりうる問題（潜在的問題：ALS患者の人工呼吸器に関する将来の選択，看取り期に備えた療養場所の選択など）に大別できる。このうち，特に潜在的問題は，今，目の前にある問題ではないため，患者・家族も将来の状態をイメージしづらく，医療者としても意思決定支援のタイミングを図りづらい。

介入のタイミングを図る目安の一つとして，疾患ごとのパターンによる検討が挙げられる。Lynnが提唱した疾患別に死に至る軌跡のパターンを図2-2[3)]に示す。以下，疾患がたどる軌道のパターン別に，看取り期に備えた意思決定における介入のタイミングについて考察する。

がんなど

がん治療において，患者とその家族は，治療や療養場所の選択など様々な局面において意思決定を求められる。そして，それはがんを疑ったときから看取りの段階まで継続的に押し寄せてくる。

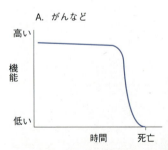
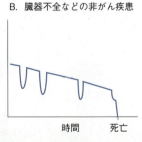
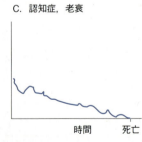

A．がんなど：比較的長い経過のなか，死亡の数週間前までは機能が保たれ，以後，急速に機能が低下し死に至る。
B．臓器不全などの非がん疾患：急性増悪を繰り返しながら，長い期間をかけて徐々に機能が低下し死に至る。
C．認知症，老衰：長い期間にわたり，ゆっくりと機能が低下し死に至る。

図2-2 致死的な慢性疾患が時間の経過とともにたどる機能の一般的な軌跡

Lynn J, Adamson DM (2003). Living well at the end of life : adapting health care to serious chronic illness in old age. Rand Health.

2 看護師として行う予後予測とそれに基づく意思決定支援

表2-1 がん患者に使用可能な主な予後予測指標

通称	正式名称	対象疾患	内容	出典
PaP	Palliative Prognostic Score	がん，非がん疾患全般	30日間の生存確率	Maltoni M, 1999[6]
PPI	Palliative Prognostic Index	がん	日本で開発。3週間，6週間以内の生存予測	Morita T, 1999[7]

　がん患者の支援では，決定者の後悔が少ない意思決定支援を行う必要性が指摘されている[4]。一方で，重要な意思決定に直面するがん患者は，その4割近くが抑うつや適応障害などの精神症状を有するという報告[5]があるほか，特に看取り期の意思決定は，患者や家族に「病態の悪化」や「死」を直接的にイメージさせうる。看護師は，このような危機的状況にある患者を十分に理解したうえで，意思決定を支援する。

　また，図2-2Aに示したとおり，がん患者は最期の数週間程度で急速に全身状態が悪化し，同時に機能が低下する。その結果，がん終末期の場合，患者・家族はそれまで以上に強い不安を抱えているにもかかわらず，非常に短期間での意思決定を求められることになる。がん患者の看取り期に向けた意思決定支援は，これらの特徴を踏まえたうえで，時に既存の予後予測指標（表2-1）[6)7)]を用いながら介入時期を検討することも有用である。

臓器不全などの非がん疾患

　筆者の経験上，最も看取りケアに関する意思決定支援のタイミングを図ることが難しいのが，図2-2Bに示される臓器不全，いわゆる非がん疾患のパターンである。その理由は以下の3つである。

　1つ目に，非がん疾患は，がんと比較すると，患者・家族が必ずしも「死」あるいは「危機的状況」と直結したイメージをもちづらいため，看取りケアについて自分のこととして考えることが難しいことが挙げられる。

　2つ目に，意思決定のタイミングを逃しやすいことがある。非がん疾患は長い経過のなかで，急性増悪を繰り返しながら徐々に機能が低下していく。そして急性増悪の段階では，生命を脅かす急性症状に対する入院治療が優先される。在院日数が短縮するなか，症状の回復後，速やかに退院となることも多く，今後の療養や看取りケアに関する意思決定のタイミングを逃しがちである。

　3つ目に，非がん疾患は，その疾患の特性上，終末期に至っても積極的治療を要し，かつ，積極的治療そのものが緩和ケアにつながる（図2-3）[8]ため，がん患者と比較し「治療終了の選択段階」が明確でないことがある。予後予測がつきづらいというのが非がん疾患の意思決定を行ううえでの大きな特徴ともいえる。

　このように，予後予測が難しい非がん疾患患者の意思決定支援の介入タイミングとしては，薬の変更や増量など治療方法に変更があったとき，あるいは急性増悪による入退院直後の外来受診時など，患者自身が病状の進行を実感しているタイミングが適切と考える。また，非がん疾患は，普段の療養生活と病状の進行や症状の出現が関連していることも多い。そのため，特に外来通院中などの定期的なタイミングで，今後の医療や療養について，患者本人と話をしておくことも重要な意思決定支援である。

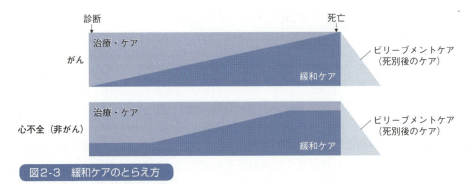

図2-3 緩和ケアのとらえ方

Gibbs JS, McCoy AS, Gibbs LM, et al (2002). Living with and dying from heart failure：the role of palliative care. Heart, 88 (Suppl Ⅱ)：ⅱ36-39. より引用

認知症，老衰

　認知症および老衰は，意思決定において，他の疾患と比較してより早いタイミングから介入すべきパターンである。このパターンは経過も長く，機能の低下は緩やかな軌道をたどるほか，患者自身が自分の症状や今後起こりうる問題を理解しづらいため，意思決定は困難をきわめる。さらに，認知症の場合は，多くの情報を理解し，記憶し，それらの情報を取捨選択して決定するという能力が障害されるが，これらは意思決定に必要な要素である。そのため，できるだけ本人の自己決定能力が残存している段階から，継続的に今後の療養について話し合っておくことが望ましい。

　日頃の定期外来受診時などから，本人はもちろんのこと，付き添い家族がいる場合には家族を交えて，本人の考えなどを何気ない会話から聞き出し，しっかりと看護記録として残しておく。また，家族との会話では「家族の意向」ではなく「家族からみた患者本人の意向」を聞き出していくことに留意したい。この会話が，認知症状が進み，本人の自己決定能力が低下した際に，有用な情報となる可能性がある。

現場で使う意思決定支援スキル

SDM（共同意思決定）

　意思決定支援というと，何から手をつけていいのか難しく感じるかもしれない。そのようなとき，心にとめておきたい大事なポイントがある。痛みや不安があるとき，あるいは先行きがみえないような不確かな状況にあるなかでは，人は本来の意思とは違った選択をしてしまう可能性がある[9)10)]。看護師は，意思決定支援の前に，まず患者の心身両面の安楽に向けた看護ケアを提供していく。苦痛や不安を取り除くケアは，意思決定支援の重要な一手段である。

　また，近年，具体的な意思決定支援の方法論の一つとして，SDM（shared decision making：共同意思決定）[11)]が注目されている。SDMは，患者・家族と医療者側が共に意思決定に至るプロセスを重視したものである（**表2-2**，**図2-4**）。

表2-2　SDM（共同意思決定）の必須4項目

①少なくとも医療者と患者の2人以上が関与する
②お互いが情報を共有する
③希望する治療について，合意形成する段階をしっかりとお互いが踏む
④実施する治療について，お互いが合意する

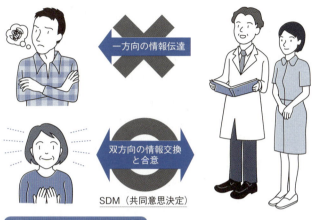

図2-4　SDMのイメージ

看護師が意思決定にかかわる際のポイント

最後に，意思決定アプローチの考え方を参考[12]に，筆者がこれまでの実践経験から整理した，看護師が意思決定にかかわる際のポイントを5点紹介する。

1）患者が言葉にできていない，あるいは自覚していない真のニーズを引き出す

患者からの相談は，「もう治療はしたくない」という相談かもしれない。このとき「治療継続」という視点だけにとらわれず，なぜその人がそう思うのか，患者自身の言葉で語ってもらう。すると，たとえば「副作用がつらい（が誰にも言えない）」「先行きがみえない治療に不安を感じている」「これ以上お金をかけては家族に迷惑がかかる」「自分のことよりも介護を要する母親のことが心配である」など，患者が言葉にできていない，あるいは自覚していないニーズを引き出すことができるかもしれない。そのニーズを一つひとつ患者と共に整理していくことは，意思決定支援の最初のステップである。

2）患者・家族の現状認識を把握する

多職種との医療情報の共有は，特に看取り期を踏まえた意思決定支援において重要である。また，医療者側と患者側の認識の相違が，意思決定を阻害することもある。

たとえば，医師は「副作用はあるけれど，この治療を実施すれば3か月も延命する可能性がある」と伝えたつもりでも，患者は「つらい思いをして3か月しか生きられないのか」ととらえているかもしれない。あるいは，医療者側が「少しは食べられるようになったから，いったん自宅に帰りましょう」と伝えても，患者・家族は「まだまだ前のようには食べられないから退院はできない」ととらえているかもしれない。

患者・家族がどのように自分の状況をとらえているか，患者自身の言葉で語ってもらう働きかけは，看護師が実施できる重要な意思決定支援である。

3）治療だけでなく，治療に伴った療養生活の変化について情報を提供する

患者のニーズや理解度に合わせ，実現可能な選択肢を提示する。その際，それぞれの選択肢で得られるメリットとデメリットについて十分伝える。さらに，医療的な情報だけでなく，それを選択することで，患者・家族の生活がどう変わるのかという視点からも話をするよう心がける。

たとえば，胃瘻を選択することで経口摂取はどうなるのか，経済的負担はあるのか，家族による実施は可能なのかなど，療養生活に即した具体的な情報を提供する。

4）意思決定にかけられる時間的な目安を伝える

患者・家族と医療者が，お互いに合意のプロセスを踏んで意思決定を行うには，十分な時間が必要である。しかし，実際の臨床場面では「今，この状態ならば自宅に帰ってよい時間を過ごすことができる」など，意思決定を急ぐ場面がある。特に，看取り期における意思決定支援の場合は，患者・家族の返答をただ待ち続けるだけでは，決定したことを実現するタイミングを逸してしまう可能性もある。看護師として予後予測を踏まえ，意思決定にかけられる時間的な目安を，無理強いをしない範囲でしっかりと伝えていく。

5）SDMによって決定した事項に基づいて，支援を継続することを保証する

合意形成のプロセスを経て選択された決定事項について，今後も支援を継続していくことを保証する。どんな選択をしても，患者・家族には相当のストレスがある。選択した事項に対し支援を継続することを保障するとともに，不安や迷いが生じたときや不測の事態が生じたとき，どこに（誰に）相談したらよいのかなどを伝えていくことは重要な支援である。

上記の5つ以外にも，疾患や状態ごとに意思決定支援のポイントは多くある。それについては，以降の各論を参照されたい。意思決定支援は非常に複雑なプロセスであり，いったん何かしらの選択をしたとしても，病状の経過や状況の変化によって患者・家族の気持ちは常に揺れる。その揺れに看護師が付き合い，意思決定にかかわることで患者・家族による「後悔の少ない選択」が実現されることを望む。

●文　献

1）人生の最終段階における医療の普及・啓発の在り方に関する検討会（2018）．人生の最終段階における医療・ケアの決定プロセスに関するガイドライン解説編（改訂 平成30年3月）．
< http://www.mhlw.go.jp/file/05-Shingikai-10801000-Iseikyoku-Soumuka/0000198999.pdf >［2018.March 28］
2）森岡清美，塩原 勉，本間康平（編）(1993)．新社会学辞典．有斐閣，p.39-40．
3）Lynn J, Adamson DM（2003）．Living well at the end of life：adapting health care to serious chronic illness in old age. Rand Health.
4）塩崎麻里子（2008）．遺族の後悔尺度―ホスピス・緩和ケア病棟への移行時における意思決定の評価．緩和ケア，18（Suppl）：168-170．
5）Okamura H, Watanabe T, Narabayashi M, et al（2000）．Psychological distress following first recurrence of disease in patients with breast cancer：prevalence and risk factors. Breast Cancer Research and Treatment, 61（2）：131-137.
6）Maltoni M, Nanni O, Pirovano M, et al（1999）．Successful validation of the palliative prognostic score in terminally ill cancer patients. Italian Multicenter Study Group on Palliative Care. Journal of Pain and Symptom Management, 17（4）：240-247.
7）Morita T, Tsunoda J, Inoue S, et al（1999）．The Palliative Prognostic Index：a scoring system for survival

prediction of terminally ill cancer patients. Supportive Care in Cancer, 7 (3): 128-133.
8) Gibbs JS, McCoy AS, Gibbs LM, et al (2002). Living with and dying from heart failure: the role of palliative care. Heart, 88 (Suppl Ⅱ): ii 36-39.
9) Bell DE (1982). Regret in decision making under uncertainty. Operations Research, 30 (5): 961-981.
10) Loewenstein G (2005). Hot-cold empathy gaps and medical decision making. Health Psychology, 24 (4S): S49-56.
11) Charles C, Gafni A, Whelan T (1997). Shared decision-making in the medical encounter: what does it mean? (or it takes at least two to tango). Social Science & Medicine, 44 (5): 681-692.
12) Hammond JS, Keeney RL, Raiffa H (著), 小林 龍 (訳) (1999). 意思決定アプローチ―分析と決断. ダイヤモンド社.

3 早期からの緩和ケアチームとしての院内連携による意思決定支援

早期からの緩和ケアチームの連携

緩和ケアは，がんだけでなく心不全や認知症などにも必要であるという認識が広まってきているが，以下，がん患者・家族についての緩和ケアを中心に述べる。

緩和ケアの内容

がんの診断後，早期から緩和ケアを提供することにより，患者の生活の質（QOL）の向上のみならず患者の予後が改善されるという報告[1]により，進行がん患者への早期からの緩和ケアの重要性が注目されるようになった。

早期からの緩和ケアとして行われたことは，信頼関係の構築，病状理解の確認，アドバンスケアプランニング（ACP），治療についての意思決定支援，症状への対応，対処の仕方についての相談，家族への対応[2]である。すなわち，早期からの緩和ケアにおいては，医療チームが患者・家族とコミュニケーションを重ねていくことの重要性がわかる。

コミュニケーションの重要性

がんと診断され，積極的治療を行う時期においては，コミュニケーションの中心は，どのような治療を行うかなど，治療についてが中心となる。この時点で，患者・家族ががんとともにどのような生活を送りたいかや，残された時間の過ごし方までを含めたコミュニケーションにはなかなか至りにくい現状がある。

患者の価値観は多様であり，がん医療が進歩しているなかで患者との話し合いや意思決定支援に難しさを感じている医療者も多い。全身状態の良いときから前もって患者の人間像を把握し，意向を互いに認識しておくことが重要である。

看護師は患者を生活者としてとらえ，臨床現場においても生活支援という視点をもってコミュニケーションを図っていく役割がある。

チームとしてのかかわり

地域がん診療連携拠点病院の指定要件のなかに，緩和ケアチームの設置が義務づけられており，がん診療と並行して緩和ケアが提供されるシステムが整いつつある。一方で，緩和ケアはいまだ終末期に提供されるものというイメージがあり，ステージⅣで予後が厳しいがん患者であっても，治療を中心にした医療的ケアが優先して提供される現状がある。そのため，がんの診断時から，治療と並行して緩和ケアチームと共に支援をするところま

で至らないことが多い。
　早期から緩和ケアを提供するには，患者の価値観や生き方について情報を収集し，チーム医療を推進することが重要であり，そのためのシステムづくりが必要となる。

在宅看取り実現に向けた意思決定支援と院内体制づくり

　2008（平成20）年度の診療報酬改定により，がんカウンセリング料（現がん患者指導管理料）が新設され，がん領域の専門・認定看護師ががん患者の意思決定を支援することが診療報酬上で認められるようになった。また，2012（平成24）年度からは，がん患者指導管理料1に加えて，2として，看護師のみで実施した場合においても診療報酬上の算定が可能となった（表3-1）。これらが後押しして，がん領域の専門・認定看護師が看護外来として患者の支援を行う病院が増加してきている。専門看護師が行うがん看護外来の効果について，患者・家族の知識や技術の獲得，不安やスピリチュアルペインの緩和，症状緩和，意思決定，家族の合意形成などの成果が報告されている[3]。

　京都第一赤十字病院（以下，当院）では，早期から緩和ケアを推進することがACPの推進につながると考え，がん領域の専門・認定看護師ががんの告知の場面から患者の意思決定を支え，早期緩和ケアを実践している（図3-1）。

　具体的には，患者との面談に際し，主治医または病棟看護師，外来看護師からがん領域の専門・認定看護師に同席の依頼があり，がんの告知の場面からその面談に同席した専門・認定看護師が診断時の意思決定を支援し，患者を全人的にアセスメントし，必要に応じて，がん看護外来で継続的に支援を行っている。また，患者・家族のニーズに応じて，緩和ケアチームの臨床心理士，医師，リハビリテーション担当者などへの橋渡しなどをコーディネートしている。

表3-1　がん患者指導管理料

イ．医師が看護師と共同して診療方針等について話し合い，その内容を文書等により提供した場合　500点
ロ．医師または看護師が心理的不安を軽減するための面接を行った場合　200点
ハ．医師または薬剤師が抗悪性腫瘍剤の投薬または注射の必要性等について文書により説明を行った場合　200点

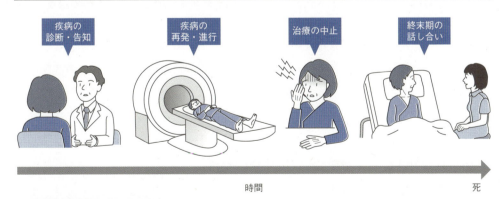

図3-1　ACPが必要な場面

第Ⅲ章　看取りケアに欠かせない意思決定支援／ACP

早期からの緩和ケア実現に向けた治療中止と「看取り」ケアへのシフト：キュアからケアへ

　がん患者の一般的な病の軌跡（illness trajectory）は，予後1〜2か月まで比較的，日常生活活動（ADL）が保たれるという特徴がある（第Ⅲ章の図2-2，p.68を参照）。そのため，治療ができなくなったときや，ADLが低下したときにどのように過ごしたいかという準備をすることが遅れることが多い。看護師は，治療やその後の経過を見越して，また患者・家族の価値観に基づいて支援を行う。そのためには，治療や今後の経過，家族の対処能力などを総合的にアセスメントする力が求められる。

事例展開　「早期からの緩和ケアおよびACPが自宅での看取りにつながった事例」

事例の概要

　患者は60代の女性で，膵臓がんステージⅣa。患者はパート勤務を辞めたばかりであるが，もともと友人が多く地域活動にも積極的に参加していた。夫と2人暮らしで，子ども3人はそれぞれ独立している。外来でがんを告知され，手術ができないとの説明に落胆が大きい様子であった。

がん告知の面談

　がん告知の面談から専門・認定看護師が心理的サポートを行い，今後の治療や療養についての意思決定支援を行った。告知の時点で患者から「どれくらい生きられますか」と質問があったが，主治医はその時点では明言しなかった。

　患者は告知による落胆が大きい様子であったため，主治医，外来看護師，専門・認定看護師が今後のサポート方法について検討した。病状の進行度，予後の厳しさ，患者・家族の不安などから，がん患者指導管理2として外来受診時に継続して支援し，患者・家族が納得して意思決定ができることを目指した。

　切除不能の膵臓がんであったが，外科の医師が病状を説明する機会をつくった。患者は，切除不能と説明されたときの衝撃が大きく動揺していたため，その気持ちに寄り添った。

　また，患者・家族はできる限りの治療を受けたいという気持ちが強かったことから，その思いを支持し，今後も継続して相談ができるよう窓口を紹介し，医師，看護師だけでなく多職種による緩和ケアチームとしてもサポートできることを伝えた。また，病気についての冊子や，がん相談支援センターの案内など，今後の意思決定に役立つと思われる情報を提供した。

セカンドオピニオンについての相談，治療

　その後，今後の治療やセカンドオピニオンについての相談があった。セカンドオピニオンや粒子線治療を受けたいとの希望を話したので，主治医への橋渡しを行い，粒子線治療

を受けることになった。他県の病院へ転院し，化学放射線治療を受けて退院した。

退院後は，倦怠感や孤独感が増強し，症状緩和と化学療法を目的に当院に入院となった。

入院，緩和ケアチームのサポート

粒子線治療中は，患者仲間と励まし合うことが患者の大きな力になっていたが，退院後に不安が高まった。患者の不安の軽減について緩和ケアチームに依頼があり，今回の入院から緩和ケアチームも一緒に患者のサポートを行うこととなった。緩和ケアチームと主治医，病棟看護師がカンファレンスを行い，臨床心理士によるカウンセリング，看護師による家族のケア，症状マネジメントを行う計画とした。

また，がん患者家族の交流会を紹介し，患者と家族が一緒に参加した。患者は知的でボランティア活動などの社会活動を積極的に行っており，ピアサポートが患者には有効ではないかと考え参加を提案した。この会で，患者はがんを体験したことによる家族との絆の深まりや家族の大切さを語った。また，他のがん患者の体験を聞き，同じがん患者と語り合うピアサポートの機会が力になり，患者は本来の力を取り戻しつつあった。

退院

この時点では患者のADLは自立していたが，自宅が遠方であること，予後が厳しいこと，家族との生活を大切にしていることから，自宅での生活を見据えて，心理的サポートと症状緩和目的で訪問看護を導入し退院となった。

その後は外来化学療法を継続しながら，緩和ケア外来で症状緩和と臨床心理士のカウンセリングを受け，比較的穏やかに過ごした。

再入院

その後，腫瘍の増大を認め再入院し，主治医は家族に治療が奏効しなければ余命が1か月程度と伝えた。本人から「私の寿命はどれくらいですか」と質問があり，主治医は婉曲に予後が厳しいことを伝えた。患者は「そろそろ息子たちにもありがとうと伝えたい。不安もあるけれど家に帰りたい」と希望を話した。

退院，看取り

在宅医を依頼し，当院の主治医の外来予約は確保したまま退院した。亡くなる1週間前，当院の受診予約が入っていたが，在宅医の要請もあり主治医が患者に電話で「遠距離なので身体に負担がかかるため，無理せず元気になるまで在宅の先生に診ていただくように」と伝えた。その後，家族に見守られて在宅での看取りとなった。

事例のポイント

1）心理的サポート

緩和ケアにおいては，がんと診断されたときから，患者が現状を受け止め病状や治療の内容を正しく理解したうえで，納得した治療を受けられるように支援することが重要である。本事例の場合は，本人の理解力や家族のサポート力，これまでの生き方から，意思決

定能力が十分あると考えられた。患者は告知による心理的な衝撃が大きかったため，まずは心理的なサポートを行った。これによって患者・家族が現状を受け止め治療について考えることができると考え，患者の気持ちに寄り添った。治療の選択に必要な情報提供を，患者の気持ちが少し落ち着いた時期に行うことで，治療の選択肢を探り自分の受けたい治療を決めていくことにつながったと思われる。

セカンドオピニオンについては，誤解や遠慮があったため，患者・家族の求めに応じて相談を受け，主治医への橋渡しを行い，治療を模索する患者・家族の支援につながった。

2) 予後の伝え方

疾患の特性から，治療を行ったとしても予後が厳しいことが診断時から予測された。患者が診断時から死を意識し予後について質問する場面があったが，本人の不安や対処能力，希望，家族からの意見も踏まえ，主治医，緩和ケアチーム，家族も一緒に本人への伝え方について検討した。その結果，婉曲に伝えることが患者の希望を支えながら残された時間を過ごすことにつながると考えた。

3) ACPの実際（図3-2）

患者が生活を大切にしていることを知り，また自宅が遠方であることを考慮し，できるだけ自宅で過ごすことができるよう，診断早期のADLが自立している段階から訪問看護を導入し，段階的にがん治療と並行して在宅医療につないでいった。その結果，患者は治療の効果に期待しつつ自分らしい生活を行うという患者の希望に寄り添うことができたと考えられる。

本事例を振り返ると，患者・家族と密にコミュニケーションをとり，主治医および看護師，緩和ケアチームとの信頼関係を早期から構築し，診断時から病状の進行のプロセスを確認しながら，納得した治療が受けられるように意思決定支援を行うことができた。そのプロセスのなかで，化学療法中の有害事象への対応も含めた症状マネジメントに対処していけるように，そのつど相談しながら患者・家族へ対応していった。

診断時早期から緩和ケアを行ったことが，住み慣れた地域での生活および在宅での看取

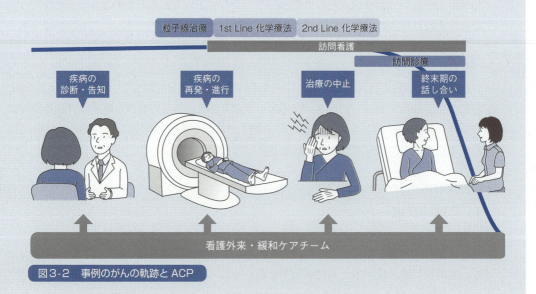

図3-2　事例のがんの軌跡とACP

りにつながったと考えられる。

●文　献

1）Temel JS, Greer JA, Muzikansky A, et al（2010）．Early palliative care for patients with metastatic non-small-cell lung cancer．New England Journal of Medicine, 363（8）：733-742.
2）Yoong J, Park ER, Greer JA, et al（2013）．Early palliative care in advanced lung cancer：a qualitative study．JAMA Internal Medicine, 173（4）：283-290.
3）高山良子，徳岡良恵，根岸 恵，他（2016）．がん看護専門看護師によるがん看護外来に関する成果研究―がん看護専門看護師，患者・家族，多職種医療従事者による成果の評価．木村看護教育振興財団看護研究集録，23：54-67.

4 退院後の意思決定支援を支える院外連携

 退院後の意思決定支援の課題

　終末期を迎える患者が退院する際に表明する意思には,「最期を家で迎えたい」「最期の場所は未定だができるだけ自宅で過ごしたい」「最期は病院を希望しているが,自宅で身辺整理をしたい」「何も決めていない」などがあり,「最期を迎える場所」と「療養場所や療養のしかた」に関する内容は多様である。加えて,退院後の意思決定に関しては,以下の2つの課題がある。

　1つは,患者の意思を把握することの困難さである。訪問看護を利用して死亡したがん患者に関する訪問看護師への調査[1]では,死亡場所に関する患者の希望が未確認であった事例が初回訪問の時点で39％,死亡や再入院前の時点でも34％であった。他の調査[2]では,がん患者の34％,非がん患者の61％に対して,死亡場所の希望が未確認であった。訪問看護師が終末期の患者の意思の把握が困難な理由の一つとして,患者の判断力や意思表示能力の低下が考えられる[3]。これらから,意思表示がうまくできない患者に対して,これまでの生活歴や表情の読み取りなどをもとに家族や在宅支援チームで意思を推定することが必要になる。また,実際の死亡場所には,患者の意思よりも家族の意思が強く影響するため[2,4],患者の意思と家族の意思を区別して理解し,双方のすり合わせをしていかなければならない。

　2つめの課題は,在宅療養中の様々な出来事によって,患者の意向やその実現可能性が揺れることである。在宅療養の継続の有無を経時的に分析した研究では,患者の症状の安定・蓄積,介護負担の程度,在宅医や看護師の看取りへの説明,家族の意向の強さ・消極性により,在宅療養の継続の有無が揺れると述べられている(図4-1)[5]。また,希望する死亡場所と実際の死亡場所の一致には,症状管理,家族の介護能力,家族支援,緩和ケア,医師の支援が関連していた[6]。以上より,在宅療養中は,①患者と家族の希望,②症状,③家族の介護状況,④在宅医や看護師の対応によって療養の場が影響を受けることを念頭に置き,これらが変化するときには,繰り返し終末期に向けての説明や意思確認を行う。また同時に,症状の管理や介護者支援という質の高い医療および介護の提供も大切である。

　これらから,患者・家族が療養経過を通じて継続的に意思決定ができるよう,病院や在宅の場を超えて多職種および多機関で連携した意思決定支援が求められる[7,8]。

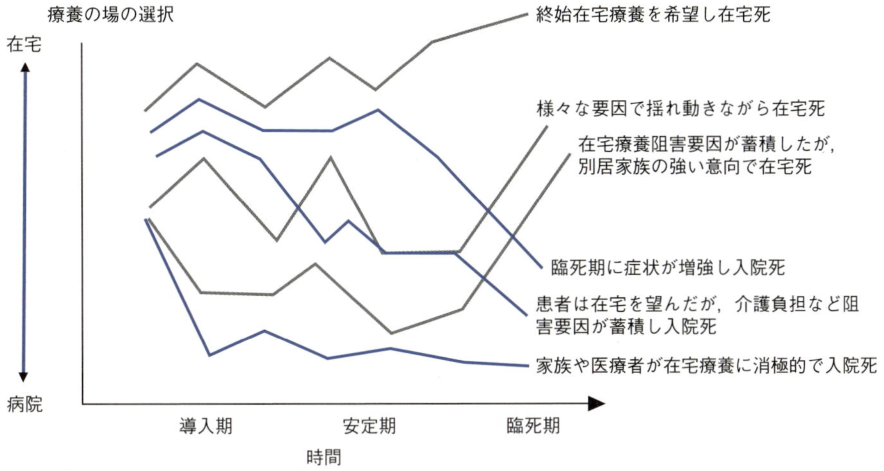

4 退院後の意思決定支援を支える院外連携

図4-1　在宅療養継続の影響要因の出現と療養の場の選択に関する経時的変化の例

グラフの凡例（上から）：
- 終始在宅療養を希望し在宅死
- 様々な要因で揺れ動きながら在宅死
- 在宅療養阻害要因が蓄積したが，別居家族の強い意向で在宅死
- 臨死期に症状が増強し入院死
- 患者は在宅を望んだが，介護負担など阻害要因が蓄積し入院死
- 家族や医療者が在宅療養に消極的で入院死

縦軸：在宅⇔病院（療養の場の選択）、横軸：時間（導入期・安定期・臨死期）

大園康文，福井小紀子，川野英子（2014）．終末期がん患者の在宅療養継続を促進・阻害する出来事が死亡場所に与えた影響―経時的なパターンの分類化．Palliative Care Research, 9 (1):121-128. より著者の許諾を得て改変し6パターンをモデル化した．

在宅医，訪問看護師，ケアマネジャー，介護職との連携

多職種連携による意思決定支援

　終末期の意思決定支援に関する説明[9)10)]を概観すると，意思決定支援とは，患者，家族，在宅支援チームが継続的に話し合いながら，①患者の意向を反映させ今後の治療，ケア，生活について決めていくこと，そのため，②病気や治療の選択肢，予後予測，患者の価値観や生き方の意向について共通理解し話し合うことである．在宅療養において，今後の治療，ケア，生活について決めていく内容は，療養の場の選択から具体的な生活の方法まであり，細かな意思決定の連続である．たとえば，高齢で寝たきりであり誤嚥性肺炎を起こしやすい状態であるが，患者が好きなものを食べたいと望んでいる場合，経口摂取を続けるのかどうか，経口摂取するとして何をどのように食べるのか，栄養補助食品を使うのかなどを決めていく必要がある．さらに状態が低下して肺炎のリスクがより高まった際には，一度決めた方針をそのまま続けるのか，そのつど考えなければならない．または，患者はたとえ具合が悪くなっても好きなものを食べたいと望んでいても，家族が一日でも長く生きてほしいと願う場合には，違った選択を考えるかもしれない．よって，医療，介護両方の立場から把握している情報を共有し話し合うことが必要である．

　多職種連携による意思決定支援には，職種間の率直なコミュニケーション[11)]や相互の役割認識[8)11)]が必要である．コミュニケーションについては，患者の病状や家族状況の変化および今後の予測に関してタイムリーな情報共有を行う．情報共有を手助けするツールとして，ICT（information and communication technology：情報通信技術）を利用し，タブレット端末などで入力した情報が他機関・多職種間で同時に閲覧できる方法や，地域全体で情報を共有するために共通の書式を利用するなどの工夫が行われている．このよう

なツールを活用している事例では，職種間の連携が良いとの報告がある[12]。また，サービス担当者会議など多職種合同で話し合う機会をもち，躊躇せず話し合える顔の見える関係を構築する。介護職は，終末期ケアへの不安や医療者とのコミュニケーションの困難を感じている[13]。そのため，医療者は，介護職側へ病状について丁寧な説明をするとともに，積極的に連絡をとり情報を収集するよう心がける。

役割

役割については，各職種間で共通認識されたものはないため[8]，各職種の強みや期待される役割を以下に示す。

1) 医師（在宅医）

在宅医は，病状が変化したときには，在宅で可能な治療やケアについて十分説明し，患者の意思を確認する[5]。患者が在宅療養を希望しているが，一時的に入院が必要となった場合でも，入院での治療目的と退院の目安についての見通しを説明する。「とりあえず入院」でその後の方針が説明されていないと，患者が在宅に戻るきっかけを逃す可能性がある。また，患者との話し合いのきっかけをつくり，話し合いを主導する役割も期待されている[8]。

2) 訪問看護師

訪問看護師は，患者・家族に対して，今後の治療，ケア，生活の希望について，訪問初期から繰り返し確認し，予後予測について説明する[1) 14]。訪問看護師による終末期がん患者へのアドバンスケアプランニングに関する研究によると[14]，死亡場所の希望が実現した患者は74％であったが，この実現には，訪問看護師による繰り返しの希望の確認と，症状悪化時の予後予測に基づいた生活予後の説明の実施が関連していた。生活予後の説明とは，医師の行う生命予後の説明とは異なり，病状が生活上に与える影響を説明し，患者・家族の理解を促すことと定義されており，患者・家族が，今後の自分たちの生活や看取りの経過を具体的にイメージできることへつながっていたと考えられる。また，看護師は，意思決定支援において，患者のニーズや状態変化の把握，患者の状態や希望について，家族や他職種への情報提供，患者-家族間，患者-他職種間のコミュニケーションの促進などの役割があると自己認識していた[7) 15]。

3) ケアマネジャー，介護職

患者の価値観や希望，生活の意向についての把握と，他職種への情報発信を行う。ケアマネジャーや介護職は，患者や家族の生活スタイルに寄り添ってケアを提供しており，患者の意向や生活の価値観などを把握しやすいという強みをもっている。そのため，特に，患者が意思をうまく表明できない場合には，患者の代弁者の一人として重要な役割をもっている。たとえば，誤嚥性肺炎の危険があっても経口摂取を続けたいと希望する患者の場合，その希望がいつからでなぜなのか，長生きしてほしいと願う家族と患者との家族関係はどうだったのかという情報がケアマネジャーや介護職から伝えられると，患者や家族の意向の理由や強さについて，在宅支援チームで共通理解する手助けとなる。

在宅支援チームから病院看護師に求めること，病院と在宅との連携課題

　患者は，「外来受診〜入院〜在宅療養〜再入院〜在宅療養」というように，療養の場を移行していくなかで，病状や生活状況が変化していく。そのため，病院看護師と在宅支援チームは，患者が病の軌跡においてどの状態にあるかを共通理解すること，適切な時期に患者の意向を確認し情報共有することが必要である。前述したように，訪問看護導入時には，患者が意思の表明ができない状態に至っていることが少なくないため，病院看護師は，患者が意思表明できる早期から，患者の生活や人生の意向を把握しておく。また，高齢者は複数の疾患を抱えていることが多く，入院の原因とは異なる疾患が生命予後に影響している場合があるため，全体像から今後の病の軌跡を予測する。一方，在宅療養中に患者が外来通院や再入院をするときには，在宅支援チーム側から病院看護師へ，在宅療養中の患者の日常生活状況や今後の意向について情報を提供していく。また，退院後に在宅支援チームに引き継ぐのではなく，退院後のケアや生活の目標を意思決定する段階から，病院と在宅支援チームが一緒に検討することで，患者の意向を反映した目標を考えやすいと考える。病の軌跡において意思決定支援が必要な時期については，**表4-1**[16]などを参考にするとよいだろう。

　在宅療養移行期には，患者は，それまでかかわっていた病院医療者から在宅支援チームの新しい医師や訪問看護師と関係をつくっていくため不安が強いと考えられ，ケアの継続

表4-1　エンドオブライフの話し合いを行う時期の疾患別の潜在的トリガー（きっかけ）

がん
○予後関連のトリガー：「この患者が来年に亡くなったら驚くだろうか」 ○疾患，病状に基づく基準： 　非小細胞肺がん，膵臓がん，膠芽腫の患者，急性骨髄性白血病の70歳以上の患者 ○治療に基づく識別：3次選択化学療法

慢性閉塞性肺疾患	
○今後の治療法がない	○機能低下
○症状の悪化	○継続的な酸素の必要
○入院	

うっ血性心不全	
○症状の増悪	○機能低下
○入院	○利尿薬の必要性の累積的な増加
○低血圧	○高窒素血症
○初回または再発性ショック	○強心薬による治療の導入

末期腎疾患	
○予後関連のトリガー：「この患者が来年に亡くなったら驚くだろうか？」	
○アルブミン3.5g/dL未満	○年齢（連続変数として）
○認知症	○末梢血管疾患

一般
○80歳以上で入院　など

Bernacki RE, Block SD；American College of Physicians High Value Care Task Force（2014）．Communication about serious illness care goals: a review and synthesis of best practices. JAMA Internal Medicine, 174（12）：1994-2003. より引用

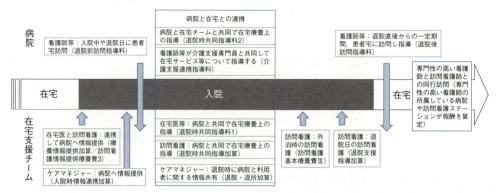

図4-2　病院と在宅チームの連携を推進する診療報酬・介護報酬（2018年4月時点）

によりスムーズな移行が必要である。現在，移行期の連携を推進するための様々な診療報酬・介護報酬があり，在宅支援チームが病院に出向き情報共有したり，病院看護師などが在宅の患者宅に訪問することができる（図4-2）。このほか，退院直後により頻回な訪問看護が必要と考えられる患者には，特別訪問看護指示書を交付することで，14日間毎日の訪問看護が可能になる。これらの制度の活用は，患者のためだけでなく，病院看護師が在宅看護の視点を獲得し退院支援に反映させるという教育的効果も期待できる[17]。

● 文　献

1）福井小紀子（2013）．在宅医療における急変時及び24時間体制構築に向けた課題抽出のための実態調査．堀田知光（研究代表者），被災地に展開可能ながん在宅緩和医療システムの構築に関する研究，厚生労働科学研究費補助金地域医療基盤開発推進研究事業 平成24年度総括・分担研究報告書，p.181-239.

2）Ikezaki S, Ikegami N (2011). Predictors of dying at home for patients receiving nursing services in Japan：A retrospective study comparing cancer and non-cancer deaths. BMC Palliat Care, 10：3. Doi：10.1186/1472-684X-10-3.

3）高橋方子, 菅谷しづ子, 鈴木康弘, 他（2016）．在宅療養高齢者の終末期医療に対する事前の意思表示の現状と課題．千葉科学大学紀要，9：125-137.

4）Ishikawa Y, Fukui S, Saito T, et al (2013). Family preference for place of death mediates the relationship between patient preference and actual place of death: a nationwide retrospective cross-sectional study. PLOS One, 8（3）：e56848.

5）大園康文，福井小紀子，川野英子（2014）．終末期がん患者の在宅療養継続を促進・阻害する出来事が死亡場所に与えた影響―経時的なパターンの分類化．Palliative Care Research, 9（1）：121-128.

6）Bell CL, Somogyi-Zalud E, Masaki KH (2010). Factors associated with congruence between preferred and actual place of death. Journal of Pain and Symptom Management, 39（3）：591-604.

7）Izumi S (2017). Advance care planning: The nurse's role. The American Journal of Nursing, 117（6）：56-61.

8）Ho A, Jameson K, Pavlish C (2016). An exploratory study of interprofessional collaboration in end-of-life decision-making beyond palliative care settings. Journal of Interprofessional Care, 30（6）：795-803.

9）片山陽子（2016）．アドバンス・ケア・プランニングの関連用語と概念定義．西川満則，長江弘子，横江由里子（編者），本人の意思を尊重する意思決定支援，南山堂，p.2-7.

10）Sinuff T, Dodek P, you JJ, et al (2015). Improving end-of-life communication and decision making: The development of a conceptual framework and quality indicators. Journal of Pain and Symptom Management, 49（6）：1070-1080.

11）O'Hare AM, Szarka J, McFarland LV, et al (2016). Provider perspectives on advanced care planning for patients with kidney disease: Whose job is it anyway?. Clinical Journal of the American Society of Nephrology, 11（5）：855-866.

12）Fujita J, Fukui S, Ikezaki S, et al（2017）. Analysis of team types based on collaborative relationships among doctors, home-visiting nurses and care managers for effective support of patients in end-of-life home care. Geriatrics & Gerontology International, 17（11）：1943-1950.

13）山本則子（2012）．平成23年度老人保健事業推進費等補助金 老人保健健康増進等事業 在宅看取りの推進をめざした訪問看護・訪問介護・介護支援専門員間の協働のありかたに関する調査研究事業報告書．日本訪問看護振興財団．

14）石川孝子，福井小紀子，岡本有子（2017）．訪問看護師による終末期がん患者へのアドバンスケアプランニングと希望死亡場所での死亡の実現との関連．日本看護科学会誌，37：123-131.

15）Ke LS, Huang X, O'Connor M, et al（2015）. Nurses' views regarding implementing advance care planning for older people: A systematic review and synthesis of qualitative studies. Journal of Clinical Nursing, 24（15-16）：2057-2073.

16）Bernacki RE, Block SD；American College of Physicians High Value Care Task Force（2014）. Communication about serious illness care goals: a review and synthesis of best practices. JAMA Internal Medicine, 174（12）：1994-2003.

17）辻村真由子, 島村敦子, 権平くみ子, 他（2017）．受け持ち病棟看護師と訪問看護師による退院後同行訪問の実施（第1報）病棟看護師の気づきと看護活動の変化．千葉大学大学院看護学研究科紀要，39：1-9.

5 施設・在宅看取りケアにつなげるにあたって注意すべき連携の視点

　健康を取り戻してではなく，看取りを視野に入れた状態で退院するということは，多くの患者・家族にとって初めての経験である。このような状況で退院する患者・家族の不安を軽減するために，病院看護師と退院後に患者・家族を支える人との連携が重要である。
　看取りを前提として退院となるケースでは，看取り場所に関する丁寧な意思決定支援や適切な社会資源への紹介が必要となる。こうした支援のために，できるだけ早期から退院支援を開始したい。

退院支援スクリーニング

　退院支援スクリーニングでは，入院前の居住形態や予想される退院先，家族状況や介護者の有無，現在の日常生活活動（ADL）および予想される ADL 低下の有無，認知症の有無，入院前や退院後に予想される医療・福祉サービスなどの利用，経済上の問題などを確認する（表5-1）。

表5-1　退院支援スクリーニング票の例

入院形態	□緊急入院　　□予定入院
入院前の生活拠点	□自宅　□自宅以外 　　　　　□病院（　　　　　　　　　　） 　　　　　□施設（　　　　　　　　　　）
退院先の希望	□自宅　□自宅以外（希望施設　　　　　　　　　　　）
退院後の介護支援の必要性	□不要　□必要 　　　　　□身体的介護が必要　□生活面の支援が必要
退院後の医療処置やケア	□不要　□必要 　　　　　□在宅酸素　　□喀痰吸引　□褥瘡管理　□自己注射 　　　　　□中心静脈栄養法／点滴　□経管栄養法　□自己腹膜灌流 　　　　　□膀胱留置カテーテル管理　□自己導尿　□腎瘻／尿管皮膚瘻管理 　　　　　□人工肛門・人工膀胱管理　□がん性疼痛管理　□その他
介護保険	□申請未　□申請中　□非該当 □認定済　（要介護度　　　　　　　　　　　　　）
利用している介護サービス	□なし　□あり（　　　　　　　　　　　　　　　　）
家族構成	□独居　□配偶者のみ　□その他
家族の介護力	□家族内に介護者・協力者あり □介護者がいない／家族に介護する意思がない □介護力不足の心配あり 　　□介護者が高齢　□主介護者の協力者不在　□主介護者が就労中
退院先の希望	□自宅　□自宅以外（希望施設　　　　　　　　　　　）
経済面での不安	□なし　□あり

こうした支援は，入院時から（可能であれば入院前から）開始されるが，状況の変化やゆらぎやすい患者・家族の意向に沿ったものとなるように，入院期間をとおして継続的に働きかけていく。治療経過中の変化に応じてタイムリーに介入できるように，ソーシャルワーカーや退院支援担当看護師などとの定期的なカンファレンスに加えて，必要に合わせて随時情報を共有し，支援を進めていく。

医療・福祉サービスの導入

在宅療養であっても，施設を利用しての療養であっても，患者や家族の意向に最大限沿いつつ，患者が次の療養先でできるだけ安心して過ごせるように，看取りまでの経過を視野に入れて退院を調整する。病院と異なり，在宅や施設の療養では，24時間体制で医療処置が受けられるわけではないため，移行にあたっては医療処置やケアをできるだけ簡便な方法に整理・変更する（表5-2）。

介護保険申請と担当ケアマネジャーの決定

看取りを視野に入れた療養に移行する患者に対して，退院後の医療と介護の調整で要となるのは，ケアマネジャーとの情報共有である。患者が介護保険の対象となる場合は，介護保険の申請を勧める（表5-3）。入院前にすでに介護保険を利用している場合は，どの事業所のケアマネジャーが担当しているのかを確認して早急に連絡をとる。ADLなど患者の状況が変化しているときには，要介護度の区分変更が必要な場合もある。

在宅療養・看取りへの移行支援

在宅療養への移行時には，継続が必要な医療を担う訪問診療や訪問看護などの在宅医療

表5-2　継続が必要となる主な医療処置・ケア
●褥瘡管理
●インスリン自己注射
●中心静脈栄養法・点滴
●経管栄養法
●気管カニューレ管理
●喀痰吸引
●人工呼吸管理
●在宅酸素療法管理
●自己腹膜灌流
●膀胱留置カテーテル管理
●腎瘻／尿管皮膚瘻管理
●自己導尿
●人工肛門・人工膀胱管理
●がん性疼痛管理

表5-3　第2号被保険者（40〜64歳）が介護保険の適応対象となる特定疾病
●がん末期（医師が一般的に認められている医学的知見に基づき回復の見込みのない状態に至ったと判断したものに限る）
●筋萎縮性側索硬化症
●後縦靱帯骨化症
●骨折を伴う骨粗鬆症
●多系統萎縮症
●初老期における認知症（アルツハイマー病，脳血管性認知症など）
●脊髄小脳変性症
●早老症（ウェルナー症候群など）
●糖尿病性神経障害，糖尿病性腎症および糖尿病性網膜症
●脳血管疾患（脳出血，脳梗塞など）
●進行性核上性麻痺，大脳皮質基底核変性症およびパーキンソン病
●閉塞性動脈硬化症
●関節リウマチ
●慢性閉塞性肺疾患（肺気腫，慢性気管支炎など）
●両側の膝関節または股関節に著しい変形を伴う変形性関節症

と，在宅での生活を支える訪問介護や訪問入浴などの介護サービス，介護ベッドなどの物品の準備やそのための調整が必要となる。退院前には，これらの在宅療養にかかわる各関係職種と患者・家族，病院医師，看護師，ソーシャルワーカーなどが一堂に会し，治療経過や現在の病状と今後の病状変化や予後予測の共有，療養上の課題，具体的なサービスの決定などのために退院前合同カンファレンスを開催する。

　在宅療養への移行時に患者や家族が最も不安を感じるのは，「患者の状態が変化したときに患者と家族だけではどうしたらよいのかわからない」「連絡先や相談先がわからない」ということである。退院支援にかかわる病院看護師は，そうした場合の連絡先や連絡方法を退院の時点で，患者と家族，そして在宅ケアを担当するケアマネジャーに対して明確にしておく。患者・家族の希望に沿った在宅看取りを実現するためには，退院時には，24時間の連絡体制や対応体制がとれる訪問看護を設定しておく。また，患者の病状によって再入院が必要になった場合の入院先を確保し，家族が患者の介護に疲労した際のレスパイト入院の準備をしておくことも，在宅療養移行時の患者と家族の不安の軽減につながる。

施設での療養・看取りへの移行支援

　介護施設では介護スタッフがケアの中心を担っており，医療者の人数は病院よりも少なく，医師が常駐していない施設や，看護師が夜間不在となる施設も多い。療養の移行にあたっては，必要な医療処置やケアが継続可能か，これまでの看取りの実績や経験，スタッフの看取り教育の状況などを把握して，適切な施設に入所できるように調整する。

　また，看取りに必要な環境として，家族が寄り添えるように個室が確保できるかという点も，看取りを前提とした患者の入所受け入れを左右する重要な要素である（表5-4）。

在宅・施設の看取りケアにおける円滑な連携のための看護師の役割と取り組み

看護師の役割

　多くの病院で，退院支援に関しては，ソーシャルワーカーなど多職種がかかわって役割

表5-4　移行する入所施設を選択するにあたっての主な確認事項

- これまでの看取りの実績
- 入所者や家族の看取りに関する意思決定支援（説明と意思確認）を行っているか
- 施設の看取り介護指針を定めているか
- 施設長など，管理者の方針
- 医師や看護師，介護職員の配置状況
- 継続が必要な医療処置やケアは実施可能か
- 看取りに関する職員研修を実施しているか
- 個室など，家族が入所者に寄り添える看取りにふさわしい環境が確保できるか
- 看取りの過程でゆらぐ家族の心情に寄り添い，希望をこまめに確認するケアが可能か
- 経済的負担
- 家族の居住地域との距離

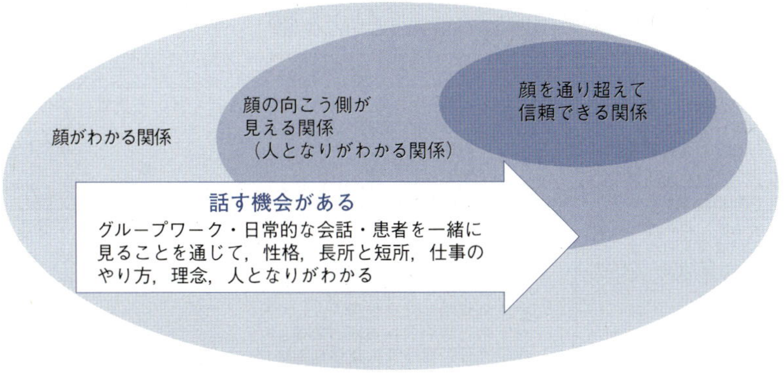

5 施設・在宅看取りケアにつなげるにあたって注意すべき連携の視点

図5-1 「顔の見える関係」と連携

顔がわかる関係 / 顔の向こう側が見える関係（人となりがわかる関係）/ 顔を通り超えて信頼できる関係

話す機会がある
グループワーク・日常的な会話・患者を一緒に見ることを通じて，性格，長所と短所，仕事のやり方，理念，人となりがわかる

森田達也，野末よし子，井村千鶴（2012）．地域緩和ケアにおける「顔の見える関係」とは何か？ Palliative Care Research, 7 (1)：323-333．より引用

分担しており，実際に社会資源を調整し，院外からの連絡窓口を担うのはソーシャルワーカーや退院支援看護師である。これに対し，病棟や外来の看護師は，患者や家族に日常的にかかわり，様々な思いを聴き，療養場所に関する意思決定支援を行う役割を担っている。病棟や外来の看護師は，ソーシャルワーカーの役割を理解し，その地域の在宅療養支援や入所施設などの社会資源についての状況を熟知し，退院後の生活をイメージしたうえで協働していく役割を担っている。

円滑な連携のための取り組み

1) 地域の関係職種が集まる機会に積極的に参加する

森田らは，「顔の見える関係」を，「顔がわかる関係」「顔の向こう側が見える関係（人となりがわかる関係）」「顔を通り超えて信頼できる関係」の3段階に分けている（**図5-1**）[1]。すなわち，退院前合同カンファレンスなどで地域の関係職種が病院を訪れるとき以外にも，地域で開催される各種の講演会や学習会，事例検討会など，地域連携にかかわる人が集う場に積極的に参加し，顔を合わせる機会を増やすことは，互いの「顔の見える連携」を構築するのに役立つといえる。そこからさらに関係を深め，それぞれの強み，限界や課題，要望などを具体的に知ることで，よりスムーズな退院調整につなげる。その一歩として，たとえば，それぞれの情報ニーズに合ったものとなるように，継続サマリーなどの連携ツールの項目や内容の定期的な見直しなどにも協働して取り組むとよい。

2) 看護師による院外での協働を進める

患者や家族の意向に沿った移行支援を目指していても，実際に支援を進めていくと困難な問題に遭遇することもある。特に社会資源の少ない地域では，自宅での看取りを希望しても必要な在宅医療の資源が不足していたり，患者に必要な医療処置やケアが可能な受け入れ施設がなかったりといったことがある。このような状況を少しでも改善していくために，患者や家族のケアに必要な専門的な知識や経験のある看護師や，入院中に担当していた看護師が，訪問看護師や入所施設の看護師と一緒に自宅や入所施設を訪問して患者のアセスメントを共有し，ケアを立案・実施する「同行訪問（同一日訪問）」などの取り組み

表5-5 看護師による同行訪問などの診療報酬上の評価

診療報酬	対象患者	看護師
在宅患者訪問看護・指導料3 (1,285点,月1回) (医療保険による訪問看護に限る)	●悪性腫瘍の鎮痛療法もしくは化学療法を行っている患者 ●真皮を超える褥瘡の状態にある患者	悪性腫瘍患者に対する緩和ケアまたは褥瘡ケアの専門研修を受けた看護師
退院後訪問指導料 (1日580点,退院後1か月以内で5回まで) 訪問看護同行加算(20点,1回のみ)	●在宅悪性腫瘍等患者指導管理もしくは在宅気管切開患者指導管理を受けている状態にある者 ●以下のいずれかを受けている状態にある者 　　在宅自己腹膜灌流指導管理 　　在宅血液透析指導管理 　　在宅酸素療法指導管理 　　在宅中心静脈栄養法指導管理 　　在宅成分栄養経管栄養法指導管理 　　在宅自己導尿指導管理 　　在宅人工呼吸指導管理 　　在宅持続陽圧呼吸療法指導管理 　　在宅自己疼痛管理指導管理 　　在宅肺高血圧症患者指導管理 ●人工肛門または人工膀胱を設置している状態にある者 ●真皮を超える褥瘡の状態にある者 ●在宅患者訪問点滴注射管理指導料を算定している者 ●認知症高齢者の日常生活自立度判定基準Ⅲ以上	入院していた医療機関の保健師,助産師,看護師

が始まり,診療報酬上でも評価されるようになってきている(表5-5)。

　筆者の施設でも,かねてより専門看護師や認定看護師,病棟の看護師らが,訪問看護師に同行訪問し,状況のアセスメントや症状マネジメント,気持ちのゆらぐ患者と家族への意思決定支援などを一緒に実践し,施設や在宅での看取りにつなげている。こうしたケースを重ね,患者と家族の意向に沿った療養や看取りの実現を支える大切な資源として互いに学び合い,育て合っていくことが,地域の社会資源のネットワークをつくり,連携をより円滑にしていくための有効な手段となっている。

●文　献

1)森田達也,野末よし子,井村千鶴(2012).地域緩和ケアにおける「顔の見える関係」とは何か? Palliative Care Research, 7(1):323-333.
2)宇都宮宏子(2011).看護ワンテーマBOOK 退院支援実践ナビ.医学書院.
3)山岸暁美(2014).在宅に移行する際に必要な視点① 一般病棟の看護師が行う退院支援.ナーシング・トゥデイ,29(3):21-25.

第Ⅳ章

看取りに向けた退院支援

第Ⅳ章 看取りに向けた退院支援

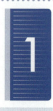

1 がん

疾患・治療・転帰の特徴

　がんは，治療の進歩により治癒が期待できる場合と，進行がんと診断され延命のための治療を余儀なくされる場合がある。がんは遺伝子解析によって治療の個別化が進み，進行がんと診断されても，生存期間は大きく延長している。一方で，がんは高齢者に多く，合併症や臓器機能の低下などの問題から積極的治療の適応が困難なことも多い。

　初期治療で完治が期待できる場合，治療の目的は，病気の完治と罹患以前の生活への復帰である。この場合は，患者・家族および医療者は，治療によって失われた形態機能を補い，日常生活に適応していくことを共通の目標としているため，患者・家族，医療者で大きな齟齬を生じない。

　しかし，積極的治療が適応でない場合や，最期の療養の場所を選択することになる場合の退院支援では，患者・家族と医療者の目標の共有が困難となることがしばしば見受けられる。病状の進行を想定して，どのような症状の出現可能性が高いのか，症状の悪化に合わせた生活環境の調整を行う時期や方法をどうするかなど，具体的な対策を退院支援に組み込む。

　看取りを想定する退院時期のサインとして，症状の不安定さや悪液質の徴候がみられたり，認知機能の低下や意欲低下などの身体機能以外の変化が認められたりするなどの場合は，看取りを想定して体調の悪化や生活の変化を見据えた退院支援を行う。その際に必要な情報の項目に沿って情報収集およびアセスメントを行い，将来起こりうる症状や急変などを予測し，あらかじめ患者や家族に説明することで想定外の状況をできるだけ回避し，その対処についても明確にする。また，がんは予後が週単位と見込まれる時期に様々な症状が出現し，急激に身体機能が低下する。それ以前は通常の生活が可能であることから，患者・家族はこの急激な変化に戸惑い，身体症状の急速な悪化が予測できず対応が遅れがちになる。表1-1に看取りを想定した退院支援のポイントを示す。

　また，がんは予後が週単位の時期に複数の症状が悪化するので，あらかじめ在宅酸素療法などの適応や，オピオイドなど内服困難となった場合の投薬経路の変更をどのように行うかなどを見通して，それらについて主治医と方針を一致させ，患者や家族に説明していくことが看取りケアとなる。また，看取りを想定した退院を進める際には，訪問看護の利用は不可欠である。筆者は療養相談や急変時の対応などのために，退院前から退院当日の訪問看護の利用の開始を想定し，また介護保険が利用できるように退院前に介護認定を申請するなどのかかわりを病院からの看取りケアの一環として行っている。

表1-1 看取りを想定した退院支援のポイント

看取りを想定する退院時期のサイン	必要な情報	アセスメントの視点	対応・対策
・食欲不振や痛みの増強など、入院目的が症状緩和で、今後の積極的治療が適応とならない ・症状が緩和できても、症状にむらがあり、悪液質を示す血液データの徴候がみられる ・認知機能の低下や意欲の低下など、身体症状以外の症状が出現する ・食事摂取量の低下や入浴などに家族のサポートが必要など、日常生活に影響が出始めている	現在の症状と将来予測される症状	血液データやX線検査などの情報をもとに主治医と予後規定因子となる症状や変化の時期などを予測する	在宅酸素療法の導入や介護用ベッドなどのレンタルを在宅支援を担う訪問看護師、ケアマネジャー、患者、家族と話し合う
	起こりうる急変の洗い出し	患者・家族が対応に困る症状（吐血、下血など）を想定する	急変に関する医療処置が可能か否か、患者・家族が希望するのかを確認し対応を検討する
	訪問看護師への相談のタイミング	在宅療養を困難にする症状の前兆や予防	早めに相談することが悪化や再入院を余儀なくされることを避ける手段であることを説明する
	家族の介護力	家族の現状をあまり変化させずに協力できる範囲を明確にする	ケアマネジャーには在宅介護の介入が今後増えることを想定した計画作成を依頼する
	最期の療養の場に関する希望	現時点の希望であって決定ではないことを前提に患者・家族の意向を把握する	患者や家族のQOLが向上する最期の療養の場に関する意思決定を支援する
	DNAR（do not attempt resuscitation：心肺蘇生法を実施しないこと）	病状の理解と併せて現時点での意向を確認する	救命処置のメリット・デメリット、救命処置が可能か否かの判断も併せて患者・家族と話し合う

終末期の期間を想定したケアと連携

　がんの場合の看取りに向けた退院支援では、訪問看護師との連携が重要になる時期は予後1か月の時期あたりからである。表1-2に予後の月、週、日単位の臨床判断に必要な予後予測のサインを示す。筆者は、予後予測スケールと合わせて臨床判断に活用している。

　予後が月単位の時期には、軽度の栄養障害や臓器障害が現れ、全身倦怠感や食欲不振も目立つようになる。がんの場合、予後1か月を切る頃には、複数の症状が徐々に進行し、日常生活の動作にも軽度の介助が必要となる。このため、ケアにあたる看護師は、予後1か月に近づいていることを判断し、その少し前に、退院を想定していつでも在宅での療養を開始できるように療養環境を整えていく。介護ベッドや手すりなどの補助用具を活用できれば在宅での療養期間を延長できる可能性が高まるため、病院の担当看護師は、この時期を逃さないようにケアマネジャーや訪問看護師と密に連携を図ることを心がける。また、担当看護師は、退院時期に予後予測を行い、退院後に病院でその患者に最も身近に接することになる外来看護師と訪問看護師が、情報を共有できるように、退院前のカンファレンスを利用して、互いが顔の見える機会をもつように働きかけ、病院側と在宅側の連携を促進していくことが求められる。具体例として、筆者は、地域全体の看護師をつなぐため、病院看護師として退院後の初回訪問に同行し、患者の自宅で訪問看護師やケアマネジャー、介護スタッフと今後のケアを再調整している。

　病院としては、訪問看護師から常に報告を受けられる体制を確立する。訪問看護師は24時間体制で患者からの相談を受けるため、訪問看護師が対応に困難を生じた場合にサ

表1-2 看取りを想定した終末期ケアと連携のポイント

予後予測のサイン	予後	ケア	連携/医師	連携/訪問看護師	連携/ケアマネジャー
・軽度の栄養障害 ・軽度の臓器障害 ・全身倦怠感や食欲不振の出現	月単位	・患者の自立を尊重し，適度な距離感を保つ	・外来診療時，症状出現の際に速やかに使用できるよう頓服薬の処方を依頼する	・体調確認程度の介入から開始し，緊急連絡先としての活用を依頼する	・家族との連携を図り，介護用具や住宅改修の調整を依頼する
・低アルブミンの亢進 ・腫瘍の活性化（炎症反応など） ・痛みや倦怠感などの症状の悪化 ・著しい食事摂取量低下	週単位	・最期の療養の場に関する意思決定支援 ・今後起こる患者の変化について家族へ説明する ・症状緩和を丁寧に行う	・通院が困難な時期を見据えて，在宅医との連携や，薬剤などの投与経路の変更を検討する	・訪問回数を増やして手段的な介護の実践を依頼する ・訪問時や診察時の情報を提供する	・家族の休息が維持できるよう介護スタッフの調整を依頼する
・嚥下困難 ・日常生活動作の著しい自立度低下 ・せん妄	日単位	・今後起こる患者の変化について家族に説明する ・ケアに対する家族の希望を確認する	・死が近いことを報告し，看取りの体制を調整する	・毎日の訪問で患者の状況変化を把握する ・家族の心理的サポートを行う ・せん妄悪化時は夜間の鎮静を開始する	・家族の介護負担に関する情報を収集する

ポートできる体制を確立しておくことが，在宅療養を継続させるコツである。

予後が週単位で2週間以内に最期を迎える時期が迫った状況になると，食事摂取量が低下し低アルブミンが亢進し浮腫なども増悪する。発熱や血圧の不安定さなども時折出現し，食事摂取量も一段と減少する。その際に患者・家族の意向を再確認し，在宅看取りを視野に入れて在宅療養を継続するのか，入院を希望するのかの意思決定を支援する。また，手段的な介護負担も増える時期なので，排泄や清潔などの介助を誰がどのように行うかなどの調整も必要となる（表1-2の予後が週単位の訪問看護師との連携）。このとき，家族の介護負担を増やすのではなく，できる限り公的なサービスを利用できるように配慮する。経済的な問題もあるが，手段的な介護は家族でなくてもよいことを家族が理解して，療養の場に関する患者の希望がかなうように調整する。

予後が日単位になると，内服が困難となり，せん妄などの症状も悪化する。この頃には訪問看護師は毎日訪問し，オピオイドの投薬経路変更などで患者の身体的苦痛が増悪しないよう症状マネジメントを十分に行う。夜間，患者の睡眠を確保することが家族の安心や安楽につながるので，夜間の間欠的な鎮静開始も考慮に入れる。増悪した浮腫もこの時期には減少に転じ，ほぼベッド上での生活となる。表1-2に看取りを想定した終末期ケアと連携のポイントを示す。

事例展開「最期の療養の場を在宅と希望した患者の病院と在宅での多職種連携の実践」

事例の概要

患者は70代の男性で転移性小細胞肺がん。妻と2人暮らしだが長女家族が隣に居住

している。Ⅳ期で診断され化学療法を受けていたが，効果なく体力低下で入院する。入院後，主治医から緩和ケアを勧められ，がん看護専門看護師に介入依頼があった。

患者・家族とがん看護専門看護師との面接場面

　がん看護専門看護師（oncology certified nurse specialist：OCNS）は，患者の状態について，予後を月単位，現状を維持できるのは1か月程度と判断し，早急な退院支援に向けて緩和ケア医，外来看護師と患者の情報共有を行った。緩和ケア医は今後，緩和ケア科が主治医になることを患者に説明した。

　患者：今は痛いところもないし，苦しくもない。先のことは想像できないけれど家でできるだけ長く過ごしたい。今度は入院しても良くならないからね。

　妻：連れて帰りたい。でも自宅で介護できるか不安です。

　OCNS：退院前に訪問看護師と会っていただけます。訪問看護師は，困ったときには24時間体制で対応してくれます。私も訪問看護師からいつでも相談を受けられる体制をとっています。

　OCNSから緩和ケアと今後の療養生活の説明を受けて，患者・家族は退院の意思が明確になった。今後に向けて不安はつきないが，いつでも相談できる体制があることを理解して数日後に退院した。この時点では介護認定を受けていなかったが，退院を急いだので，退院後の初回訪問時に，連携先のケアマネジャーに同席を依頼した。

退院後，訪問看護師，ケアマネジャーとの初回同行訪問の場面

　退院日に自宅でサービス担当者会議を開催した。患者・家族を交えて，今後起こりうる症状の変化や急変などをOCNSが説明し，転ばぬ先の杖として介護ベッドなどの準備や在宅酸素療法の導入などを行うことを確認した。ケアマネジャーは介護認定について説明し，訪問看護師は訪問のスケジュールを調整した。

　患者からは「まだ介護ベッドはいらない」との声が聞かれたため，この時点で無理に介護ベッドの導入は勧めず，立ち上がりなどの動作が困難になり始めたら介護ベッドが便利であることを説明し，訪問看護の報告を受けながら導入時期を見きわめた。

予後が週単位となり，患者の自立度が低下した場面

　訪問看護師から，退院後1か月程度で食事摂取量が減少し体力低下の徴候がみえると報告があった。そこでOCNSが同行訪問し，介護ベッドの導入など自宅で生活動作の負担を軽減する工夫を説明した。また，小細胞肺がんが今後一気に悪化することを予測して，在宅酸素療法の導入や，呼吸困難時に対応するためオピオイドを持続皮下注に変更する可能性があることを説明した。医師には予後が週単位であることを報告し，在宅酸素療法やオピオイドの投薬経路変更などについて，包括指示を依頼した。ケアマネジャーには，妻の負担が増えないように，妻と相談してヘルパーなども導入してもらえるよう依頼した。

　患者：そうだな，動いた後は息苦しいし，ベッドがあれば入院しなくてもいいかな。まだ家にいたいんだ。

　妻：入院しても治療があるわけではないし，一人にするのは可哀想。ここにいれば孫の

声も聞けるから，家にいてほしい。
　患者は自分の病状を体調の変化と認識し始めていたので，当初拒否していた介護ベッドなどの導入もスムーズだった。この時点では，在宅看取りまでの意思決定はできず，在宅療養を継続することだけを確認した。しかし，この時点で緩和ケア病棟に入院しないのであれば，入院による生活の質（QOL）向上などのメリットはほぼないとOCNSは判断していた。訪問看護師には，在宅療養継続困難となる症状が悪化しないことが看護のポイントであることを説明し，症状出現時には速やかに連絡するよう依頼した。

予後が日単位となり，家族サポートのため訪問看護師からの同行依頼の場面

　数日後，訪問看護師から体動後の呼吸困難感の悪化や酸素化が不良であると報告があり，在宅酸素療法とオピオイドの持続皮下注を開始した。緩和ケア医には，今後の対応を往診医に変更するよう依頼した。
　患者：動けなくなったけど家にいてもいいだろうか。入院したくないんだ。
　妻：もちろんですよ。お父さんの家でしょう。
　娘：私も手伝うからお父さん，心配いらないよ。
　最期の療養の場を決定できたのは死亡の4日前で，この時点では家族に支えられながらトイレ歩行が可能だった。家族がレスキュー薬をうまく使用することで，呼吸困難感が増悪することはなかった。OCNSは，これからの患者の身体的変化を説明し，呼吸停止時の対応についても訪問看護師と確認した。
　患者は4日後に家族に見守られ穏やかに呼吸停止となった。家族からは，訪問看護師に助けられたこと，患者の希望をかなえられてよかったこと，説明が適切だったので安心して介護ができたことなどが話された。

事例のポイント

　OCNSは，初回の面接で患者の病状やデータから予後予測を行い，現状を維持できる期間を1か月程度と予測し，退院を早急に進める必要があると判断した。患者・家族は，在宅療養での期間が短いほど急変時の混乱が強くなる傾向があるので，体調が回復していれば1日でも早く退院を進めることが重要となる。介護認定申請が行われていなかったが，比較的，ADLが自立していたので，退院後に介護認定を申請してもよいと判断した。また，患者・家族から在宅療養の希望があることを引き出し明確化した。その希望を支援するために多職種で介入することを強調して，在宅療養への移行をスムーズにした。
　退院当日，患者が介護ベッドを拒否したが，OCNSは無理に勧めることはせず，患者の意思を尊重した。患者が自宅に退院してよかったと感じるのは，自分と家族の生活空間や生活習慣を自分の思うとおりにできることである。介護ベッドは，がんの看取りケアに必要な補助具ではあるが，患者が希望しない場合，無理に導入せず，必要となったときにすぐ使えるよう準備しておく。OCNSは患者の意思を尊重しつつ，介護ベッドの必要性や導入時期の目安を説明して，いずれは導入することになると印象づけている。
　予後が週単位となった時期に，最期の療養の場について意思決定できていると，看取りまでの患者の身体に起こる変化やその対応なども十分な時間をかけて行うことができるの

で，その後の在宅療養支援が順調に経過することが多い。本事例では，患者自身が最期まで在宅療養を継続するという意思を明確に表現できなかった。その一方で，妻は入院によるメリットを感じていないようだった。そこでOCNSは症状緩和が十分であれば，入院のメリットはないと判断し，在宅看取りを想定して医師との調整，オピオイドの投薬経路の変更・酸素療法導入などを準備し始めた。

　本事例では，十分な症状緩和への対応と，残された時間の判断を適切に行うことで予測性をもった早めの対応が可能となった。また，OCNSは，患者と家族の意向や希望をそのつど確認しながら，何がQOL向上になるかを判断し，訪問看護師と方針を確認し，患者・家族，在宅療養を支えるスタッフ，病院スタッフの目標を一致させることができた。

第Ⅳ章　看取りに向けた退院支援

2 心不全

 疾患・治療・転帰の特徴

　心疾患は日本の死因の第2位を占め，そのうち約37％が心不全による[1]。心不全の総患者数の推移は，図2-1[2]に示すように3年前の前回調査から約5万人の増加となり，患者層は高齢者に集中している[2]。

　心不全における時間経過と治療の関係を図2-2[3]に示す。心不全患者は，増悪による入退院を繰り返し，そのたびに身体活動能力が低下するものの，入院治療により退院時にはある程度回復する。最後は比較的急速な経過をたどり終末期を迎えるが，治療経過中に急変による突然死がある一方，末期の状態においても治療の効果が顕著に現れ，一時的な回復や症状緩和などが可能な場合もあるなど，予後予測が非常に困難である。治療は病期のステージに応じて行われるが，このような経過から在宅療養への完全な移行が難しく，入退院を繰り返す療養スタイルをとることが多い。また，高齢者に多い疾患ゆえに，加齢による日常生活活動（ADL）や認知機能の低下，独居や老々介護などの背景を考え合わせる必要があり，退院支援が不可欠な対象である。

　以下，高齢者の心不全末期のケアにあたる病院看護師の視点から，看取りを視野に入れた在宅療養移行での看護について記載する。

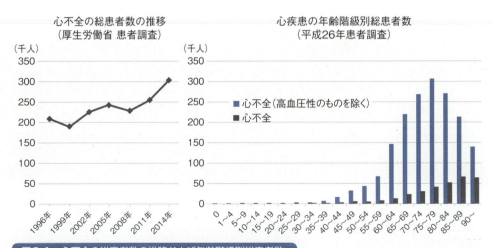

図2-1　心不全の総患者数の推移および年齢階級別総患者数
厚生労働省　患者調査　総患者数（傷病別推計）をもとに作成

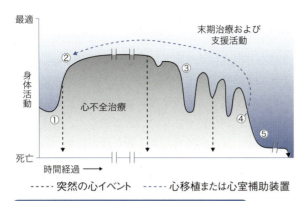

①心不全の初期症状が出現。心不全治療を開始する時期
②初期薬物治療とそれに続く機械的補助循環や心移植により，期間は様々であるが小康状態が継続する時期
③様々な程度に身体機能が低下する時期。緊急処置に反応しうるが，断続的に心不全は増悪
④ステージDの心不全。難治性の症状を伴い，身体機能が制限される時期
⑤終末期

図2-2　心不全における時間経過と治療の関係

Goodlin SJ（2009）．Palliative care in congestive heart failure. Journal of the American College of Cardiology, 54(5)：386-396．より改変

終末期の期間を想定したケアと連携

意思決定支援

　ステージDの心不全とは，症状のコントロールが困難かつ身体機能が制限される時期であり[4]，終末期を間近とした時期と定義される。手術などの侵襲的治療や保存的治療法の選択や療養場所など，今後の方向性において意思決定支援が必要となる。

　状態が悪化し，生命危機の不安をもちながら救急搬送されたケースでも，治療によって症状が軽快し，根治したかのようにみえることも少なくない。臨床の現場では，実際の心機能よりも自覚症状が軽く，病状進行の自覚が乏しいという状況が散見される。予後予測の困難さも加わり，意思決定の時期が特定しにくいため，本人・家族の意向が確認できないまま急変し，突然死を迎えることもある。まずは，患者にかかわる医療チームが正確に現段階の病状と予後について共通の認識をもち，現状と今後の治療方法や療養場所の選択肢を提示する。

　また，終末期を見据えた急変時の対応についての意向も確認しておく。重症心不全患者では致死性不整脈の合併が多く認められるため，植込み型除細動器（implantable cardioverter defibrillator：ICD）や心臓再同期療法（cardiac resynchronization therapy：CRT），またそれに除細動機能が加わったCRT-D（CRT-device）が使用される場合がある。終末期で死が近いと予測される場合，こうしたデバイスの作動の回避は，患者本人またはそれを看取る家族にとっても望ましいが，日本では終末期患者におけるデバイス治療の基準はまだ明確になっておらず，個々の医師の裁量に任されているのが実情である[4]。

　退院後の療養場所として，施設への入所や他病院への再入院を希望した場合，施設によっては使用薬剤や医療機器，外来通院が必要な場合は通院先などが制限されることもあり，継続を希望する治療と受け入れ先の施設での条件が適合しているか，事前に確認しておく。

生活の質（QOL）保持に向けた支援

心不全末期では，呼吸困難や倦怠感などの症状が出現し，わずかな体動でも心臓に負荷をかけることになり，日常生活の多くで介助を要する場面が増える。症状緩和については主治医と十分に協議し，これまでの本人の生活スタイルを尊重したケアを行う。

筆者の経験上，治療による安静臥床期間に体を動かさない状態が続くと，日常生活の不活発から生じる身体的・精神的諸症状などの2次的障害である廃用性変化や，認知機能の低下などをきたし，自宅退院が困難になることも少なくない。入院生活で患者に起こる変化を最もよく観察しているのは，24時間ケアを担う病棟看護師である。観察した情報を最大限に活用し，院内の医療チームと今後の目標や方向性を協議する。その際は，疾患管理だけに着目せず，患者の生きがいや大切にしていることを多職種と共有する。

病棟看護師が行う退院支援（図2-3）

予後予測と患者自身の病状進行の自覚が難しい心不全患者の看護においては，状態の変化による入院の機会は，これまでの生活スタイルや家族の介護体制などを振り返り，今後の生活をどう組み立てるのか，再検討するのに最適なタイミングである。

情報収集は，すべての看護ケアの場面で行うことができる。患者・家族との十分な対話，患者自身の移動動作，清潔ケアやリハビリテーションの状況などから，患者自身がもつ力を見きわめ，今，看護師が提供している一つひとつのケアは，退院後に継続する必要があるのか，あるとしたら第三者が介入する必要があるのか，暮らしのなかに医療をどう取り込み，誰にケアをつなぐのかなどを意識して，情報収集およびアセスメントを行う。

社会資源の利用が必要な場合は，できるだけ早期に退院支援部門に介入を依頼し，地域につなぐことを考慮する。病棟看護師は，患者に最も適したケアの方法を確立している。退院後に患者のケアを担う家族や地域の医療・介護職関係者にケア方法を引き継ぐことは，

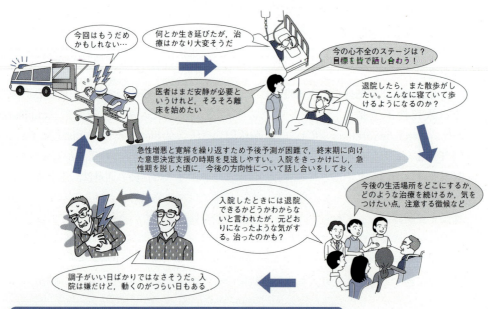

図2-3　急性期病院における心不全患者の入院経過と看護のイメージ

病棟看護師ならではの療養移行支援である。

退院指導では，パンフレットを活用し，必要な指導を漏れなく行うという場面が散見されるが，画一的で患者の個別性を無視した指導になっていないか，また患者が知りたいことではなく，医療者が伝えたいことを一方的に話していないか，もう一度考えてみたい。実際の暮らしの場をいかに想定し，患者が実行可能なことを一緒に考えられるかが，退院指導のポイントである。

病院看護師が退院後の療養先に出向き，実際の療養環境での生活動作においてどの程度，心臓に負担がかかるのかを予測して環境を整備することも有効である。なお，これらは医療保険上「退院前訪問指導料」「退院後訪問指導料」として算定できる[5]。

再入院の予防に向けた外来での看護ケア（図2-4）

外来での治療期間が入院治療より長く，毎日の暮らしが治療経過に大きく影響するため，外来での看護師のかかわりは再入院の予防に大きな役割を担っているといえる。特に，前回受診時からの変化には，毎日の日常生活における疾患との付き合い方が顕著に現れる。心不全の原因となる基礎疾患（高血圧，虚血性心疾患，心臓弁膜症など）の増悪や，不整脈の出現，肺炎などの感染症が契機となることもあるが，塩分・水分制限の不履行など食事管理の不備，自覚症状が乏しいことにより過度なADLや運動を行い心臓の負担が増したり，薬の服薬や酸素投与を自己中断するなど，生活のあり方がそのまま変化として現れる。こうした変化がどういう生活のあり方に基づくものなのかをアセスメントし，次の外来までの課題を患者と共に考えることは再入院の予防につながる。しかしながら，心不全は心機能が徐々に低下する進行性の病態であり，急性増悪は患者側の要因だけではないため，病態のアセスメントも並行して行う。

患者が介護保険サービスを利用している場合は，担当ケアマネジャーやサービス提供担当者などが生活実態を詳細に把握しているため，外来で変化があった場合は，日常生活に関する情報の提供を求める。逆に，内服薬や食事管理など医師からの指示に変更があった場合は，病院側から地域側へ引き継ぐ。特に，介護福祉士は食事や入浴など日常的に援助

病状の変化
- 採血，各種画像などの外来での検査データ
  →急激に悪化している理由を考察
- 動作に伴う症状
  ・息切れがして休み休み歩いている
  ・むくんでいて歩きにくそう　など
- 患者自身，在宅支援チーム員からの記録データ
  ・血圧や体重
  ・排尿回数　など

生活上の変化
- 身なりの変化
  ・清潔行動などのセルフケア
  ・介助者の様子
  ・季節に合った衣類を着用しているか　など
- 受診時の変化
  ・家族の付き添いの変化
  ・予約外受診が増えた　など

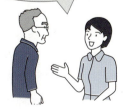

- 病状の変化から予測できる生活の変化は何か
- 次の受診日までにできることを患者と一緒に考える
- 患者側の要因だけでなく，疾患の進行はないか，このまま放っておいたらどうなるか

図2-4　外来で気づきたい患者の変化

を行うため，外来受診時に地域側から日頃のケアにおける相談などを持ち寄ってもらうなど，相互の情報交換を密に行う。

看取りに向けた病棟・外来看護師と退院支援看護師の連携

1) 入院時の退院支援スクリーニングとカンファレンス

終末期の患者の入院時における病棟看護師の最大の役割は，現在の病状を正しく評価し，今回の入院の目的を把握することである。どのくらいの期間でどのような治療を行い，退院時のゴールを主治医がどこに見据えているのかを正しく把握する。

これまでの経過での家族の支援体制，家族との関係，患者自身のADL，認知機能などを総合的にアセスメントし，退院支援部門の介入の必要性を査定する。この査定が正しく行われることで退院支援対象者を漏らすことなく抽出できる。退院支援スクリーニングシートを作成している病院であれば，全スタッフが同じ基準で正しく記入していく。

東邦大学医療センター佐倉病院（以下，当院）では，患者が入院後，24時間以内に病棟看護師がスクリーニングシートを作成し，規定の点数以上となった患者を退院支援部門の介入対象とする。その後，入院から1週間以内に行われるカンファレンスにて，改めて退院支援介入の必要な理由，介入の方向性のポイントなどを話し合う。退院支援部門はこの場で補塡したい情報を整理し病棟に伝達するとともに，今後の退院支援介入における役割分担を行う。退院支援カンファレンスは定期的に行い，そのつど前回のカンファレンスから今回までの期間の変化，解決したこと，新たな問題など，継時的な変化がわかるよう記録を残す。退院支援部門が支援経過を一方的に話すのではなく，病棟看護師がもつ情報を引き出すように話し合う。前述したように，日々の入院生活のケアのなかで得た情報は，退院支援部門にとって貴重な情報である。病棟看護師はその重要性に気づいていないことも多いため，意図的に病棟看護師に問いかけることで発言を引き出し，退院支援には病棟看護師もかかわっているという意識を高める機会とする。

2) 各々の強みを生かす院外関係者とのカンファレンス

病棟看護師から時間をかけて情報を収集しても，すでに退院支援部門がもっている以上の情報は得られないなど，情報収集の困難さを聞くことがある。終末期の自宅療養でのケアにおいて有益な情報の例としては，どのような生活動作で心臓に負荷がかかり援助を要するのか，呼吸困難感などを訴えた際にどのような体位をとると緩和されるのか，内服薬をどう管理すれば確実に服用できるのか，症状が悪化するときの徴候などが挙げられるが，これらはいずれも病棟看護師が日々の患者ケアのなかから得たものであり，こうした情報をもとに退院指導を行えるのが病棟看護師の強みである。

一方，退院支援看護師の強みは，日々の連携で培った地域資源の情報をもっていることである。患者が暮らす地域にある施設や医療・介護施設から，患者に最も合った支援体制が確保できる人的・物的資源を調整することは，退院支援部門の重要な責務である。退院支援看護師は，院外関係者への引き継ぎのカンファレンス場面において，可能な限り病棟看護師と同席し，次のケアの担い手へ直接引き継ぐ機会をもつことで，自分たちもケアのなかから十分な情報を得ているという肯定的な意識を高めてほしい。

各々の看護師が同じ情報を収集する必要はなく，それぞれがその特性を生かした情報を

収集し，その情報を共有してこそチームにおける退院支援が可能になる。

3）退院後の外来通院に向けた連携

外来での看護については前述したが，終末期における注意点について補足しておく。

まずは，今後，状況が変化した場合の連絡先を明確にしておく。急変時の連絡先が入院していた当該病院か転院先の病院か，訪問看護か，また当該病院であれば外来なのか退院支援部門なのかなど，電話した先がすぐに対応できるようにしておく。院内の受け入れ体制については，退院前に診療科，救急部門，外来部門などと十分に協議する。

また，通院が困難な場合の来院方法について，救急車や介護タクシーなどを選定する。訪問診療に引き継いでいない場合に自宅で心肺停止に至ったときの対処についても，院内外関係者および家族と協議しておく。当院では，病棟と外来でユニット制を採用しており，病棟看護師が外来でも継続して患者ケアに当たっているため，退院後の継続看護には比較的移行しやすいといえる。

事例展開 「末期心不全の病状把握によって QOL を重視したケアが行えた事例」

事例の概要

患者は 80 代の女性，うっ血性心不全で，昨年 2 回，今年は 4 回の入退院を繰り返した。要介護 2 で，デイサービスを週 2 回利用し，介護ベッドの利用と，トイレ・浴室・廊下に手すりを設置している。

今年 9 月の入院では寛解と増悪を繰り返し，治療が難航した。50 日間の長期入院中，数回の退院決定を延期後，自宅へ退院したが，5 日後に呼吸困難にて再入院となった。看護師は再入院予防のための退院指導に力を入れた。

末期心不全であり，増悪の要因は不明で，日常生活の管理だけが予後を左右する因子とはいえず，急変の可能性が高い状態である。

患者は「自宅に戻っても誰も何もしてくれないけれど，デイサービスに行きたいから，早く家に帰りたい。入院は必要最低限にしたい」と話した。デイサービスでできた友達との会話や，マニキュアや髪染めなどのイベントが好きで「デイサービスが生きがい」と話している。

患者は，息子とその嫁との 3 人暮らしである。嫁は 50 代，週に 5 日パート勤務をしながら患者の身の回りのことをすべて行っているが，患者に拒否されることもある。食事や内服管理についても「信用されていない，放っておいてと言われた」と言い，関係に悩んでいる様子がみられた。今回の退院指導の場では「これ以上家で過ごすのは無理」と発言した。嫁はパートの昼休みに家に戻り患者の服薬を確認していたが，飲み忘れなどを指摘して患者が機嫌を損ねることが続き，苛立っていた。夫が不在の夜間に患者の体調が悪くなり，再入院を繰り返し，自分の管理不足を気にしている。また，患者が夜間に体調不良を起こしやすいことへの不安から不眠となっており，介護に限界を感じている。

退院後の療養場所について患者と嫁の意向がかみ合わず，退院支援部門に介入を依頼し

た。双方の意向を調整し，訪問看護を導入後は再入院が減少し，本人の生きがいであるデイサービスへの通所を継続した。

院内連携

　医師，看護師，退院支援看護師，理学療法士にて現在の病状アセスメントを実施した。心不全の末期であり，すでに日常生活の管理だけではあまり効果がなく，再入院は避けられない状況にあるという認識を共有した。そのうえで，今後の生活をどこでどのように過ごすのか，各職種が役割分担しながら情報を収集し，患者と家族の本音を聴取した。

　現状について医療者が共通認識をもち，本人・家族に正しく伝えたことで，看護師は今までの生活管理の指導では意味がないことに気づくことができた。そこで，退院指導は，異常の早期発見（増悪徴候の気づき方），内服薬の管理（確実な服薬），酸素吸入の指導に絞った。

　嫁は説明を受け，増悪の要因が自分の管理方法のせいではないことを理解した。また，指導項目の絞り込みにより「これならできる」と自信を取り戻し，退院場所を自宅と決定することができた。

院外連携

　院外連携として，ケアマネジャーを交えてのカンファレンスを実施した。

　目標を，今までの「再入院の防止」から，「異常を早期発見し，再入院を繰り返したとしても長く自宅で生活する」へと修正した。また，患者の「入院は最低限にしたい」との意向から，内服薬と酸素吸入による保存的治療とした。

　内服薬の管理については，確実なセルフケア獲得のため，こぼさず飲める容器の工夫，内服チェックシートの記載など，患者自らが提案し，デイサービスのスタッフにも伝達した。

　また，これまで患者は酸素吸入を自己中断し，嫁の指摘に対して「苦しくないときはしなくていい」と耳を貸さなかったため，ケアマネジャーからの提案で，疾患管理については訪問看護を導入した。

　理学療法士は，心負荷防止の観点から福祉用具の導入，住宅改修，デイサービスでの活動や休息について，ケアマネジャーへ提案した。介護保険ケアプランも修正し，年末に自宅退院となった。

　患者は，以前から楽しみにしていたデイサービスでのクリスマス会やもちつきに参加することができた。退院後は，訪問看護師と外来看護師間が必要時には連携し，訪問看護からの連絡に応じ，医師からの内服薬の指示変更や，予約外受診のタイミングについて電話でやりとりするなどして，再入院することなく自宅での生活が3か月目となった。

事例のポイント（表2-1）

1）病状についての認識の共有とゴールの設定

　本事例では，医療者，患者，家族の間で，病状についての認識が共有されておらず，目指すべきゴールも曖昧であった。

患者本人は，入退院を繰り返しながらも，退院時には症状が軽快するという状態を繰り返すことや，自覚症状も軽いため，病状が進行しているという危機感がなかった。家族による管理を受け入れず，内服薬の継続や酸素吸入を「良くなったから退院したわけで，もう必要ない」と自己中断するなど，嫁の世話になりたくないという気持ちが強くみられた。

　嫁は，入院のたびに受ける退院指導の管理事項の多さにうんざりし，再入院のたびに自分の管理が悪いのではないかと責任を感じていた。また，夜間，夫の不在時に患者が体調を崩すことに不安を感じ不眠となった。嫁はできる限りのことをしていたが，それを患者や夫に評価されず，介護に限界を感じていた。今回，現状を正しく理解したことで，再入院は末期心不全の病状から仕方がないことと思うことができ，自宅でもう一度患者をみようという気持ちがもてた。

　看護師は，患者が再入院を繰り返すたびに，自分たちのケアや退院指導が無意味に思え，無力感を感じていた。患者の「家族は何もしてくれない」という言葉から，再入院を予防するためには施設での食事・内服管理によって病状を進行させないことがベストな選択と考え，本人の意向を十分確認することなく，家族に施設入所を勧めることもあった。看護の基本となる「患者が何を大切に考え，どう生きたいのか」という意思を確認することが二の次になっていたのである。

2) 多職種による退院支援チームの結成

　患者にかかわる医療者，患者本人，家族が全員で現在の病状を正しく理解したことでゴールが明らかになり，疾患の増悪予防だけでなく，QOLを重視した生活を目指した支援が始まった。退院支援においては，院内の連携にとどまらず，ケアマネジャーや訪問看護師なども重要な役割を果たしている。

　これまでの患者と嫁の関係を知るケアマネジャーは，双方に中立的な立場をとり，患者が嫁からの指摘を嫌がる状況をみて，医療管理については訪問看護師の導入を提案した。その結果，患者と嫁の衝突を防ぐことができた。

　訪問看護は，次回外来までの1か月の病状の変化や生活の変化を確認し，再入院の減少に大きく寄与している。

　病院に従事する看護師は，病棟・外来間での引き継ぎを行うだけでなく，患者の生活の場をよく知る地域をベースとして活躍する訪問看護師へも看護ケアをつなぐという意識をもってかかわっている。

表2-1　退院支援のポイント

- 現在の病状を正しく認識し，患者・家族，医療者間，在宅支援チーム員で共有する。そのうえで，今後の治療への希望や，どこでどのように過ごしたいのかなどについて，患者・家族の意向を確認する
- 患者・家族の意向と現在の病状から，目指すべきゴールを設定する
- 退院支援にあたっては，患者を取り巻く多職種で退院支援チームを結成する。その際は，院内だけでなく院外からも在宅支援チーム員を召集する。各職種で役割を分担し，カンファレンスで意見交換を繰り返し，ゴールに向けて支援する
- 必要に応じ，退院後の生活を担う在宅支援チーム員と連携する

第Ⅳ章 看取りに向けた退院支援

● 文　献

1）厚生労働省（2017）．平成28年（2016）人口動態統計（確定数）の概況．
　＜ http://www.mhlw.go.jp/toukei/saikin/hw/jinkou/kakutei16/index.html ＞ [2017. November 27]
2）厚生労働省．心不全の総患者数の推移及び年齢階級別総患者数．参考資料1．
　＜ http://www.mhlw.go.jp/file/05-Shingikai-10901000-Kenkoukyoku-Soumuka/251.pdf#search=%27%E6%82%A3%E8%80%85%E8%AA%BF%E6%9F%BB+%E5%BF%83%E4%B8%8D%E5%85%A8%27 ＞ [2017. November 27]
3）Goodlin SJ（2009）．Palliative care in congestive heart failure．Journal of the American College of Cardiology，54（5）：386-396．
4）日本循環器学会，日本移植学会，日本救急医学会，他（2010）．循環器病の診断と治療に関するガイドライン（2008-2009年度合同研究班報告）．循環器疾患における末期医療に関する提言．
　＜ http://www.j-circ.or.jp/guideline/pdf/JCS2010_nonogi_h.pdf ＞ [2017. November 27]
5）診療点数早見表．2016年4月版，医学通信社，p.251-252．

3 COPD

疾患・治療・転帰の特徴

疾患の特徴

　慢性閉塞性肺疾患（chronic obstructive pulmonary disease：COPD）は，完全に可逆的ではない気流閉塞を特徴とする気道および肺の炎症性疾患である。COPDを引き起こす危険因子には，大気汚染や受動喫煙などの外因性因子と遺伝子異変や気道過敏症などの内因性因子がある[1]。最大の危険因子とされる煙草の喫煙率が70％を超え続けた1987年以前の20歳代人口[2]が75歳を迎える2042年まで，喫煙率上昇の影響を受けたCOPDによる患者数は増加するものと推測される。また，大気汚染物質の吸入や有機燃料の吸入，職業性の粉塵や化学物質の曝露など，COPDを引き起こす社会経済的要因については，清潔な作業環境と生活環境の改善，および早期治療が効果を発揮するまでに時間がかかるため，COPDの患者数は数年間，減少する可能性は低い[3]。

　COPDは，肺の疾患にとどまらず，全身性炎症，栄養障害，骨格筋機能障害，心血管疾患，抑うつ，糖尿病などの併存症を引き起こし，全身に影響を及ぼす[1]。これらの症状に感染症などの合併症が加われば容易に「死」に至る可能性があり，日頃から終末期を意識した取り組みをする必要性があると考えられている[4]。COPD患者の病状の悪化は，増悪なのか終末期なのかを判断することが難しく，患者や家族，医療者の予期しない死を迎えることも多い。このため，呼吸困難の緩和や気管挿管，人工呼吸器の装着，非侵襲的陽圧換気（noninvasive positive pressure ventilation：NPPV）の装着などの治療方法の選択に関する意思決定支援を繰り返し行う必要があると考えられている[5]。進行したCOPDでは，呼吸困難，疲労感，口腔内の障害，咳嗽，疼痛，抑うつ，不安などの様々な症状をきたし，これらの症状によって患者の生活の質（QOL）は低下する[6][7]。重度の呼吸困難を有する患者は「死」を覚悟し，日常生活を安楽に過ごすことや，できるだけ家で過ごすことを望んでおり[4]，こうした患者のQOLを高める支援がポイントとなる。

　COPDの終末期ケアや緩和ケアにおいては，終末期の診断方法が確立していないこと，患者の終末期にどのような苦痛があり，それをどのように緩和するかという方法論が確立していないことから，困難をきわめる課題となっている。

治療の特徴

　COPD患者の治療では，薬物療法，在宅酸素療法（home oxygen therapy：HOT），NPPV，包括的呼吸リハビリテーションが行われる。同時に，感染予防，清潔，移動，食事，

安楽な生活動作の工夫に関する日常生活支援，孤独感や不安感の緩和のための精神的支援を含めたQOLの向上を目指したケアを提供する。包括的呼吸リハビリテーションでは，医師や看護師，栄養士，理学療法士などの多職種が連携して，呼吸理学療法や運動療法，栄養療法，患者や家族への教育的支援を行う。また，終末期にある患者の呼吸困難は，死への不安や孤独を伴い，身体的・精神的苦痛が大きいことから，モルヒネや抗不安薬の積極的な導入など，緩和医療の必要性も検討され始めている[8]。

これまでのCOPDの緩和ケアは終末期にのみ実施されていたが，2015年に発表されたCOPDの新しい緩和ケアモデルでは，疾患の軌道の早期に緩和ケアを組み込む必要性があると報告している（図3-1，2，3）[7][9]。これは，終末期に至る数年前に緩和ケアを導入して症状の緩和を図り，症状マネジメントをしながら事前にケアプランを作成するものである。このような積極的な緩和ケアの実施には，在宅医など在宅支援チームとの連携が

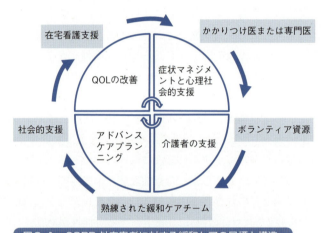

図3-1　COPD外来患者に対する緩和ケアの目標と構造

Vermylen JH, Szmuilowicz E, Kalhan R (2015). Palliative care in COPD: An unmet area for quality improvement. International Journal of Chronic Obstructive Pulmonary Disease, 10：1543-1551. より引用

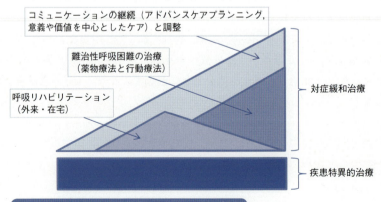

図3-2　COPDにおける新しい緩和ケアモデル

Vermylen JH, Szmuilowicz E, Kalhan R (2015). Palliative care in COPD: An unmet area for quality improvement. International Journal of Chronic Obstructive Pulmonary Disease, 10：1543-1551. より引用

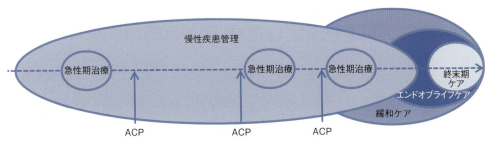

ACP：アドバンスケアプランニング

図3-3　新たに提案されたCOPDにおけるアドバンスケアモデル

Patel K, Janssen DJ, Curtis JR (2012). Advance care planning in COPD. Respirology, 17(1) : 72-78. より引用

必要であるが，日本の在宅支援チームによる在宅緩和ケアは，がん疾患に特化している現状があり，COPDにおいても在宅緩和ケアの提供に向けて，在宅支援チーム体制を構築することが課題となっている。

転帰の特徴

COPD患者の転帰には，増悪の予防と増悪時の早期治療，包括的呼吸リハビリテーションの継続的な実施が関係する。増悪とは，息切れの増加や咳嗽や喀痰の増加，膿性痰の出現，胸部不快感などの症状が日々の生理的な変動を超えて増悪する状態であり，治療の変更や追加を必要とする。増悪を繰り返す患者の生命予後は悪く，増悪による入院回数は患者の生命予後と関連する。患者は，増悪による入院を繰り返すごとに，退院後の日常生活活動（ADL）とQOLが低下していく。このため，肺炎球菌ワクチンやインフルエンザワクチンの予防接種による重症化の予防，呼吸理学療法や運動療法による機能回復と維持が推奨される。

慢性的な臓器系の障害で死亡する人の機能と状態の軌道について，Lynnは「心不全・閉塞性肺疾患・肝硬変は，数か月から数年にわたって患者の病状が悪化する。時々劇的に増悪するエピソードは患者の死を引き起こすこともあるが，通常は回復する。患者や家族は時々劇的に増悪するエピソードを乗り切ることを期待しているにもかかわらず，最終的に増悪の重症化と患者の衰えによって死を迎える」[10]と説明している（第Ⅲ章の図2-2，p.68を参照）。COPDにおいて，増悪から死に至るケースでは，急速な経過をたどる一方で，入院を要する増悪を起こさずに経過し，安定した経過から死に至るケースでは，緩やかに段階的に死に至る経過をたどる。COPDでは，患者の病気の進行に伴う呼吸困難の増強により，次第に外来への通院が困難になることから，訪問看護や訪問診療の導入を検討する。在宅医につながっている患者は，在宅療養の継続の可能性が高まる一方で，在宅医につながっていない患者は，病院の外来を受診するか，救急車で病院へ運ばれて入院となることが多い。このため，患者や家族の望むかたちでの療養の実現には在宅医療サービスの利用が必須である。

第Ⅳ章 看取りに向けた退院支援

終末期の期間を想定したケアと連携（図3-4）

　COPD患者の終末期ケアは，増悪を繰り返して終末期に至る局面と，終末期を迎えて死に至る局面の，それぞれに応じて適切な支援が行われることが望ましい。

　増悪を繰り返して終末期に至る局面では，自立して日常生活を送っていた患者が呼吸困難の増強によって在宅酸素療法を開始する。病院でHOTを導入した患者に対して，病棟看護師は日常生活に関する退院支援を実施し，酸素供給業者と連携して安全な療養環境を整え，在宅療養生活の継続を支援する。HOTの導入と同時に身体障害者手帳の交付，および介護認定の見直しの必要性をケアマネジャーと共に検討し，患者や家族と相談する。1年間に複数回の増悪を繰り返す患者に対しては，訪問看護や訪問診療などの在宅医療サービスの導入を検討する。

　終末期を迎えて死に至る局面では，HOTを導入して在宅療養生活を継続してきた患者

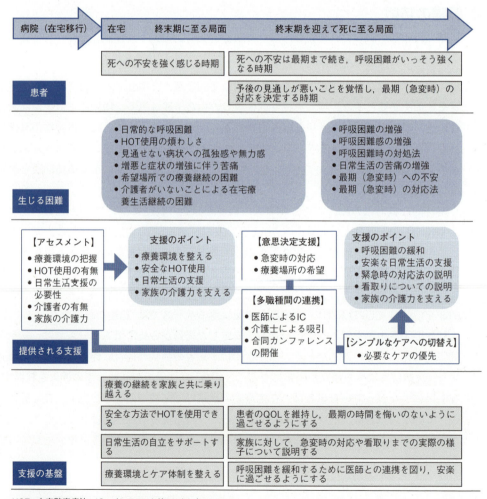

HOT：在宅酸素療法，IC：インフォームドコンセント

図3-4　COPD患者の終末期における支援

が，呼吸困難のいっそうの増強によるADLの低下や食事摂取量の減少によって褥瘡などの皮膚トラブルを生じやすくなる。離床は困難となりつつあるが，排泄や清潔保持に関して，患者はできる限り自身で行いたいとのニーズを持ち続けている。この局面においては，患者の苦痛を緩和してQOLを最期まで維持することが重要であり，在宅医療サービスを導入し，患者や家族の望むかたちでの療養の実現を支援する。

　終末期にある患者は，日常的な呼吸困難，日常生活動作の身体的負担，増悪時の症状の増強，希望する療養場所での療養継続の困難，孤独感や無力感などのスピリチュアルな苦痛[11]を抱えており，多職種と連携した全人的ケアの提供が求められる。

事例展開 「終末期COPD患者の在宅での緩和ケアおよびケア体制の構築」

事例の概要

　患者は70代の男性で，65歳頃にCOPDと診断され自宅療養している。自覚症状として咳嗽と労作時の呼吸困難がある。ADLは自立していたが，入退院を繰り返すごとに運動機能の低下がみられた。

　主介護者は妻で，息子夫婦との二世帯住宅に居住している。妻は息子夫婦と共に飲食店を営んでおり，患者は日中独居である。

予後予測

1）患者の状態

　2月上旬，感冒症状がみられたため，かかりつけ病院の外来を受診した。COPDの急性増悪の診断を受けて入院となり，酸素療法と薬物療法の入院治療を受けた。入院2週間後，病状は回復し，病棟看護師によるセルフケアについての指導を受けた後，自宅へ退院した。

2）患者・家族へのケア

　院内の多職種カンファレンスでケア方針を検討した。カンファレンスでは，患者の病状の安定した時期，および増悪後に意思決定を支援し，患者と家族の望むかたちでの療養の実現に向けて日頃から患者の終末期を意識した取り組みを行う必要があることが話し合われた。病棟看護師は，患者と家族に対して，COPDは予防と治療によって病気の進行や重症化を抑えることができることを説明し，日頃からの感染予防や栄養療法，増悪時の症状と対処法について話し合った。また，COPDは増悪を起こした場合，患者や家族が予期しないままに死を迎える可能性がある病気であることを説明し，患者や家族と共に今後の治療に対する希望や最期を過ごす療養場所について考える機会をもった。

院内連携

1）患者の状態

　8月中旬，労作時の呼吸困難と発熱がみられたため，かかりつけ病院の外来を受診した。COPDの急性増悪と診断され，即日入院となった。入院治療により病状が安定してきた頃，

主治医からHOTの導入の必要性について患者と家族に話があった。HOTを導入して自宅へ退院することとなった。

2）患者・家族へのケア

　HOTの導入患者は，ADLが自立していても手段的ADL（instrumental activities of daily living：IADL）への支援を要する者が多い。病棟看護師は，患者の療養生活に直結する食生活と栄養，移動方法，生活環境，日常生活の工夫，清潔保持について退院支援を行った。特に，食生活と栄養，日常生活の工夫に関する支援では，病棟看護師，理学療法士，管理栄養士の多職種と連携して，患者のニーズに応じた支援内容を検討した。移動方法については，酸素濃縮器の置き場所や酸素チューブの長さ，外出時の携帯用酸素機器について，酸素供給業者と連携して，患者や家族と共に話し合いながら決定した。HOTの導入に関する退院支援では，説明や確認が多くなることから，見てわかる視覚媒体の使用や支援の回数，支援1回当たりの時間配分を検討しながら実施した。

　患者の病状は進行しており，入退院を繰り返していることから，入院期間中に要介護認定を申請し，訪問看護を導入した。さらに，病棟看護師による退院前訪問を検討し，退院支援看護師や医療ソーシャルワーカーと連携して，患者や家族が必要とする社会資源を手配した。

院外連携

1）患者の状態

　12月下旬，呼吸困難感の増強によって救急搬送され，入院となった。入院前，患者から訪問看護師へ頻回に呼吸困難感を知らせる緊急電話があった。少量のオピオイドを処方されていたが，患者は効果がみられないと言って服用を止めていた。

2）患者・家族へのケア

　COPDの呼吸困難は死に直結する恐怖であり，その恐怖には孤独感や不安感を伴う。患者が独居である場合は社会的に孤立しやすく，孤独感が強い。患者は日中独居で過ごしており，孤独感や不安感が呼吸困難感を増大させていた。このため，患者を担当するケアマネジャーは，訪問看護師と在宅医との連絡体制が強化されている訪問看護事業所，あるいは在宅支援診療所との連携を図った。また，患者にとって，日頃の身体的な症状や療養生活について話のできる相手がいないことは，病気や病状に対する不安を強め，疑問を助長することとなり，治療や医療者への不信感や生きる意味の喪失につながる可能性がある。このため，患者の身近な存在である病棟看護師や退院支援看護師などの病院看護師は，知りうるデータや情報から患者の呼吸状態をアセスメントし，呼吸困難および呼吸困難感の緩和に向けて医療ソーシャルワーカーやケアマネジャーと共に訪問看護師や在宅医と連携しながら，患者の代弁者としての役割を果たすことが求められる。病院看護師は，確認した患者の意向をそのつど，在宅支援チームと共有し，患者の退院後の呼吸困難の緩和と心の安定を支える療養環境を整えた。

事例のポイント

　HOT導入患者は，介護認定を受けていないケースも多い[12]。本事例では，病院におけ

る退院支援において，患者のHOTの導入時期に合わせて介護認定を受け，訪問看護を導入した。これにより訪問看護師は，患者の病状や療養生活の状況，家族の介護状況を把握することができた。把握したこれらの情報から必要なケアを検討し，病状の変化がみられた早期の段階で在宅医へつなぐことができた。また，病棟看護師が退院前訪問を行ったことで，患者の退院後の療養環境を把握し，地域の多職種と交流を図る機会をもった。これにより，患者の退院後の生活に必要なケアを院内の多職種と検討し，退院後の状況把握，退院支援の評価をすることが可能になった。

患者の精神的支援を担う訪問看護師の負担は，患者の療養経過が長くなるにつれて増加するものと予想される。急性期治療の前後のタイミングで院内と院外の多職種がチームで患者の孤独感や不安感を共有する機会を意識的にもつことや，訪問看護師と在宅医との連絡体制が強化されている訪問看護事業所と連携し，訪問看護師が在宅医の診療場面に同席して患者の希望や医師による情報提供を代弁することにより，患者の精神的支援を行い，患者や家族の望むかたちでの終末期における在宅療養の実現を支えることができる。COPD患者の終末期における在宅緩和ケアの提供や，ケア体制の構築が課題とされているなかで，こうした取り組みによって，患者本人の意思と最善の利益を最優先した支援を実践することが可能となる。

●文 献

1) 日本呼吸器学会COPDガイドライン第4版作成委員会（編）(2013). COPD（慢性閉塞性肺疾患）診断と治療のためのガイドライン．第4版，メディカルレビュー社，p.3-5, 9-12.
2) 健康・体力づくり事業財団．成人喫煙率（JT全国喫煙者率調査）．
  <http://www.health-net.or.jp/tobacco/product/pd090000.html> [2017. June 3]
3) Scullion JE, Holmes S (2011). Palliative care in patients with chronic obstructive pulmonary disease. Nursing Older People, 23 (4): 32-39.
4) 有田健一，秋田 慎，三戸晶子，他 (2005). 慢性呼吸不全に対する終末期を意識した臨床的支援の開始時期に関する検討．日本呼吸ケア・リハビリテーション学会誌，14 (2): 316-320.
5) 西川満則，中島一光，三浦久幸 (2011). 症状別の緩和ケアの実際．平原佐斗司（編著），在宅医療の技とこころ チャレンジ！非がん疾患の緩和ケア，南山堂，p.145-154.
6) Janssen DJ, Spruit MA, Uszko-Lencer NH, et al (2011). Symptoms, comorbidities, and health care in advanced chronic obstructive pulmonary disease or chronic heart failure. Journal of Palliative Medicine, 14 (6): 735-743.
7) Vermylen JH, Szmuilowicz E, Kalhan R (2015). Palliative care in COPD: An unmet area for quality improvement. International Journal of Chronic Obstructive Pulmonary Disease, 10: 1543-1551.
8) 藤川晃成 (2008). 終末期医療においての呼吸ケアはどう有るのが良いのか．日本呼吸ケア・リハビリテーション学会誌，18 (2): 83-86.
9) Patel K, Janssen DJ, Curtis JR (2012). Advance care planning in COPD. Respirology, 17 (1): 72-78.
10) Lynn J (2001). Perspectives on care at the close of life. Serving patients who may die soon and their families: the role of hospice and other services. JAMA, 285 (7): 925-932.
11) 有田健一，梶原俊毅，三戸晶子，他 (2008). 高度慢性呼吸不全患者における終末期の悩みとその感情表現に関する検討—スピリチュアルペインとの関連を中心に．日本胸部臨床，67 (8): 684-690.
12) 梅津千香子，福井小紀子 (2017). 在宅酸素療法導入患者に対する病棟看護師の退院指導—日常生活指導の実施とその関連要因．日本地域看護学会誌，20 (1): 31-40.

4 神経難病

疾患・治療・転帰の特徴

神経難病の動向

　筋萎縮性側索硬化症（amyotrophic lateral sclerosis：ALS）をはじめとする神経難病は，原因が不明で根治的な治療法がなく，進行性に歩行障害や，手が上げにくい，手が震えるなどの症状が出現し，また，しゃべりにくい，飲み込みにくい，呼吸がしにくいなど，身体機能やコミュニケーション能力が障害される。こうした症状や障害のため，セルフケアが難しくなり，移動やコミュニケーション，入浴，食事，排泄の介助などの介護負担が大きく，進行すると胃瘻の管理や人工呼吸管理が必要になるなど，医療依存度や看護負担も大きい。

　2014（平成26）年度の主な神経難病の患者数（特定医療費受給者証所持数）は，パーキンソン病が136,559人と最も多く，次いで脊髄小脳変性症（spinocerebellar degeneration：SCD）27,582人，重症筋無力症22,108人，多発性硬化症19,389人，多系統萎縮症12,741人，ALS 9,550人の順であった。特定疾患医療費受給者証所持者件数の推移を図4-1に示す。

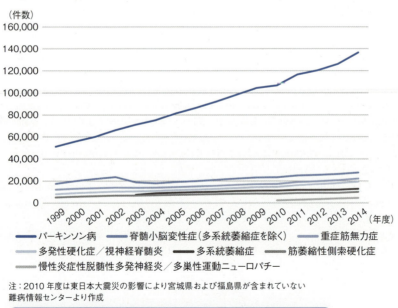

注：2010年度は東日本大震災の影響により宮城県および福島県が含まれていない
難病情報センターより作成

図4-1　特定疾患医療費受給者証所持者件数の推移（神経・筋疾患）

主な疾患の症状の経過と必要な医療・社会資源

1) 筋萎縮性側索硬化症（ALS）
(1) 症　状
　ALSは主に中年以降に発症し，運動神経細胞の変性・消失により，脳からの命令が伝わらなくなり，手足，のど，舌の筋肉や呼吸に必要な筋肉がやせて力がなくなっていく疾患である。病状が進行すると患者は寝たきりとなり，呼吸も十分にできなくなる。その一方で，体の感覚，視力や聴力，内臓機能は保たれていることが一般的である。

　多くの場合，症状は，手指の使いにくさや肘から先の筋力低下で始まる普通型，声の出しにくさなどの構音障害や，飲み込みにくさなどの嚥下障害などの球症状が主体となる球型，下肢から発症し，下肢の腱反射の低下・消失が早期からみられる下肢型の3型に分けられる。病状の進行は比較的速く，人工呼吸器を用いなければ通常は2～5年で死亡する（なかには人工呼吸器を使わないでも十数年の非常にゆっくりとした経過をたどる例もある）。最近では認知症を合併する患者が増えている。

(2) 医療・看護面へのケア
　薬物療法として，ALSの進行を遅らせる作用のあるリルゾール（リルゾール®錠50mg「AA」，リルテック®錠）が用いられる。筋・関節の拘縮や痛みに対しては，リハビリテーションを行う。呼吸困難に対しては，鼻マスクによる非侵襲的な呼吸の補助と気管切開による侵襲的な呼吸補助がある。気管切開が必要な時期になると定期的に痰の吸引が必要となる。飲み込みにくさが進行した場合は，直接胃に栄養を入れるために腹部に小さな口をつくる手術をして胃瘻をつくることや，鼻からチューブを入れて行う経鼻経管栄養，点滴から高カロリー輸液などで必要な栄養を投与する経静脈栄養を考慮する。

(3) 生活面（介護・福祉）へのケア
　コミュニケーション手段については，うなずきやまばたきが可能であれば文字盤が使用できる。目の動きは保たれるため，目や体が一部でも動かすことができれば，意思伝達装置（伝の心®，レッツ・チャット®など）を使用し，パソコン，ウェブ端末や入力スイッチの選択によりコミュニケーションがとれる。

　また，40歳未満の患者の場合，身体障害者手帳の取得により市区町村から電動ベッド・車椅子の購入，短期入所（ショートステイ）やホームヘルプサービスを受けることができる。40歳以上の患者の場合は，同様に市区町村から介護保険制度で受けることができる。ALS患者にとって，このような障害の程度に合わせた社会資源の活用は必須である（表4-1）。

2) 脊髄小脳変性症（SCD）
(1) 症　状
　脊髄小脳変性症は，起立や歩行時のふらつき，手の震え，ろれつが回らないなどの運動失調症，あるいは足のつっぱりや歩きにくさなどの痙性対麻痺を主症状とする。これらの症状はゆっくりと進行する。運動失調症以外にも，病状が進行すると一部では呼吸障害や起立性低血圧などの血圧調節の障害，尿が出にくくなるなどの排尿障害，便秘，多量の汗がみられる発汗障害などの自律神経機能の障害やしびれなどの末梢神経障害を伴うことが

表4-1 筋萎縮性側索硬化症（ALS），脊髄小脳変性症患者に必要な社会資源

症状の軽い時期
- 市区町村：障害福祉課・介護保険課等の担当窓口
  身体障害者手帳の申請，要介護認定の申請，難病患者等居宅生活支援事業の申請，介護支援専門員の選定，家屋評価と住宅改修
- 都道府県：保健所が窓口
  指定難病医療費助成の申請

ADL低下の時期
- 医療保険
  訪問診療，訪問看護，訪問リハビリテーション
- 介護保険：40歳以上
  訪問介護（ホームヘルパー），重度訪問介護，訪問入浴サービス，短期入所（ショートステイ）の導入，電動ベッド・エアマットなどのレンタル
- 身体障害者手帳あり：40歳未満
  ホームヘルプサービス，重度訪問介護，オーダーメイド車椅子申請
  短期入所（ショートステイ）

医療処置（気管切開・人工呼吸器装着・胃瘻造設）を受けた後の時期
- 市区町村
  人工呼吸器使用に伴う医療機器（吸引器・ネブライザー・パルスオキシメーターなど），意思伝達装置，吸引の行えるホームヘルパーの確保
- 医療機関
  人工呼吸器や経管栄養などに関する衛生材料の確保

ある。また，舌の動きがコントロールできないことから酔っ払ったようなしゃべり方になり言語が不明瞭になる。

(2) 医療・看護面へのケア

薬物療法として，運動失調症状全般に甲状腺刺激ホルモン放出ホルモン（TRH）や，TRH誘導体（セレジスト®，タルチレリン®）が使われる。その他，足のつっぱり感やめまいなどに対して，症状に応じて薬で治療する。また，集中的なリハビリテーションの有効性が示唆されているので，バランス，歩行など，患者の日常生活活動（ADL）に沿ったリハビリテーションメニューを組む。自律神経症状による尿が出にくくなる神経因性膀胱がみられる場合は，自己導尿の指導または膀胱留置カテーテル管理を行う。

(3) 生活（介護・福祉）面へのケア

立位や歩行時にバランスをとることが難しく転倒の危険がある。転倒予防のために，段差の解消や手すりの設置などの住宅改修を行い，安全で快適な在宅生活を送れるように環境を整備する。

飲み込みにくさなどの嚥下障害がある場合は，誤嚥性肺炎の危険があるため，細かく刻む，とろみをつけるなど，患者が飲み込みやすい食事の形態を検討する。また，誤嚥性肺炎予防のために口腔ケアを実施する。

医療費・介護費の助成，医療・介護サービスについては**表4-1**を参照。

終末期の期間を想定したケアと連携

発症から終末期に至る過程

神経難病は，①告知から間もなくの混乱している時期，②症状の軽い時期，③ADLが低下する時期，④医療処置（胃瘻造設，気管切開，人工呼吸器装着など）を受けた後の時

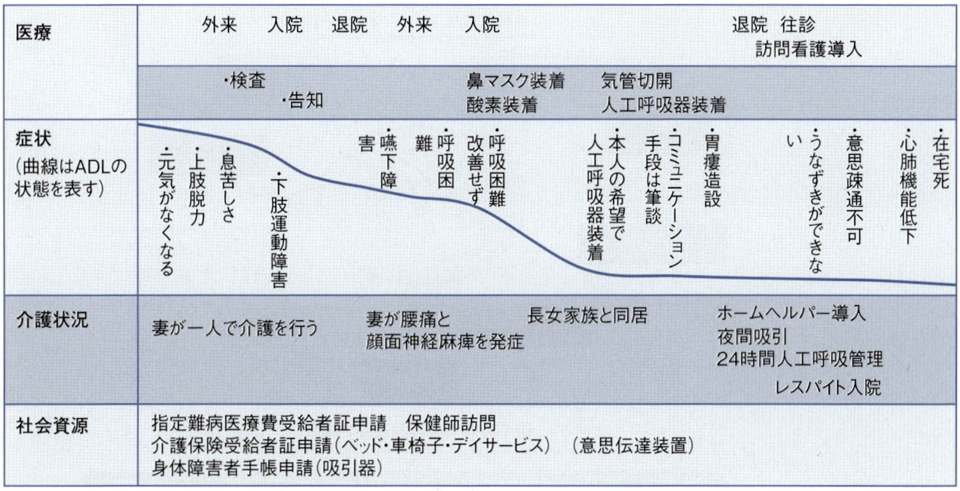

医療	外来　入院　退院　外来　入院			退院　往診 訪問看護導入
	・検査 　　・告知	鼻マスク装着 酸素装着	気管切開 人工呼吸器装着	
症状 （曲線はADLの状態を表す）	・元気がなくなる　・上肢脱力　・息苦しさ　・下肢運動障害　・嚥下障害　・呼吸困難　・呼吸困難改善せず　・本人の希望で人工呼吸器装着　・コミュニケーション手段は筆談　・胃瘻造設　・うなずきができない　・意思疎通不可　・心肺機能低下　・在宅死			
介護状況	妻が一人で介護を行う	妻が腰痛と 顔面神経麻痺を発症	長女家族と同居	ホームヘルパー導入 夜間吸引 24時間人工呼吸管理 レスパイト入院
社会資源	指定難病医療費受給者証申請　保健師訪問 介護保険受給者証申請（ベッド・車椅子・デイサービス）　（意思伝達装置） 身体障害者手帳申請（吸引器）			

ALS患者：65歳，男性，妻と2人暮らし

図4-2　筋萎縮性側索硬化症（ALS）発症から入退院を繰り返し，在宅看取りに至る過程の例

期，⑤終末期の順に経過する。神経難病の発症から看取りまでの期間をみると，疾患により差がある。たとえば，ALSでは人工呼吸器を使わない場合の平均生存期間が約3年であるが，進行が遅く10年以上の経過をとる患者もいる。人工呼吸器を用いた場合の平均生存期間は約4年である。脊髄小脳変性症（多系統萎縮症を除く）は，症状の進行は緩慢であり，発症から看取りまでの期間は5年，10年，20年と長い。多系統萎縮症の場合は約9年である。パーキンソン病は，薬物療法の進歩により発症後10～20年経過しても自立した生活が可能であり，患者の寿命も平均寿命に近づいている。

　歩行可能で身の回りのことができる症状の軽い時期には，社会資源の情報提供や生活環境の調整などの支援をする。トイレの利用が困難になるなどのADLが低下する時期には，ADLの状況と介護負担を把握し，介護方法を検討する。呼吸がしにくくなり気管切開を受ける，飲み込みにくさにより食事が摂れなくなり胃瘻を造設するなどの医療処置後から，人工呼吸器を装着し経管栄養を行う。コミュニケーションがとれない状態になる終末期にかけては，呼吸苦や痛み，唾液や鼻水などが流れ込んでも喀出することできないなど，身体的苦痛や不安，不眠などの精神的苦痛が生じる。呼吸苦や痛みへの対応としては強オピオイド（モルヒネ）を使用し，痛みをコントロールする。また，血中二酸化炭素が過度に上昇して意識障害をきたし（CO_2ナルコーシス），苦痛を感じないままに死亡することがあるため，医師や看護師が中心となり介護支援専門員やホームヘルパーと連携し，役割分担や情報共有が重要となる。

　図4-2にALS発症から入退院を繰り返し，在宅看取りに至る過程の例を示す。

終末期のケアと専門職者間連携（図4-3）

　神経難病は，疾患により差があるが，約3年～20年以上かけて徐々に進行するため，患者は病状の進行に伴って療養場所の選択や，機能低下に伴う医療器具の使用の選択，看取りの場所の選択をしなければならない。患者や家族は，意思決定に戸惑いや不安がみら

第Ⅳ章　看取りに向けた退院支援

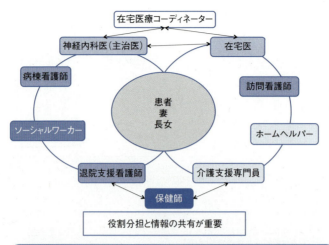

図4-3　筋萎縮性側索硬化症（ALS）患者の在宅療養支援のための医療・介護職者による連携の例

れることがあるため，医療・介護職者は，そのたびに支援していくことが求められる。特に，難病患者を支援する都道府県（特別区）などの保健所保健師との情報共有は重要である。保健師は，患者に該当する医療費助成の窓口や地域の保健医療介護サービスの情報を把握している。患者がコミュニケーションのとれる段階から保健師がかかわり，ケース会議や事例検討会の開催などをとおして患者や家族を含めた保健医療介護のネットワークづくりをしていくことが，患者・家族の希望やニーズに沿った在宅療養生活の継続と看取りを実現させることにつながる。

　事例展開「訪問看護師が窓口となり院内・院外をつないだALS患者の在宅での看取り」

事例の概要

患者は70歳の女性でALS。姉（要支援1）と2人暮らしである。気管切開，人工呼吸器装着，胃瘻を造設し，寝たきり状態である。まばたき，文字盤でコミュニケーションをとっている。

医療介護サービスは，在宅医，訪問看護（2か所の訪問看護ステーション利用），訪問リハビリテーション，介護支援専門員，ホームヘルパー（長時間のため自費の部分あり）を利用している。

発症から10年在宅療養を継続している。今年初めに肺炎で発熱し，在宅医により抗菌薬治療が開始される。その後訪問看護師が訪問したが状態が改善せず，大学病院に緊急搬送され神経内科に入院となる。医師の診察により，余命が厳しいことを説明されて姉は一人で意思決定を迫られる状況になりどうしたらよいかわからず，訪問看護ステーションの訪問看護師に相談した。訪問看護師は姉から相談を受け，姉と共に退院支援看護師，神経内科医（主治医）と今後の療養環境と看取りの場所について話し合った。

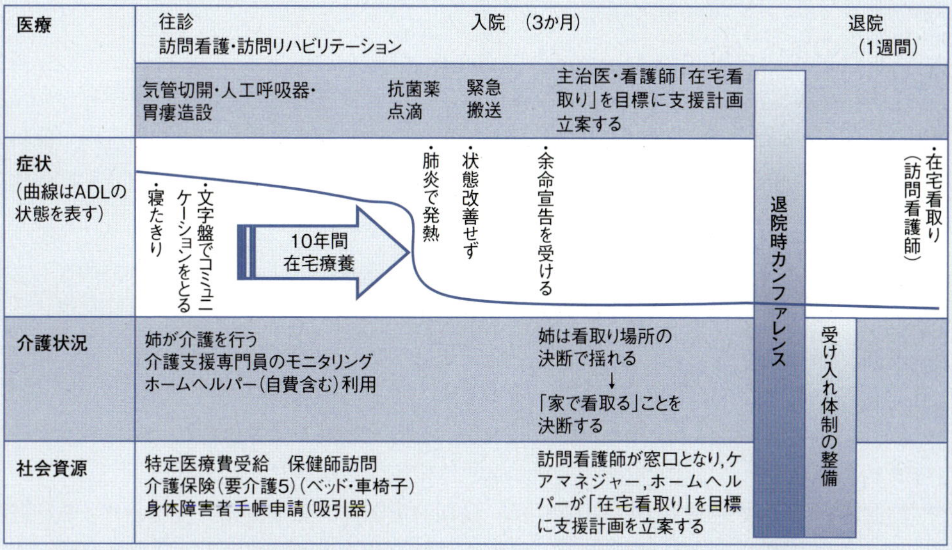

医療	往診 訪問看護・訪問リハビリテーション				入院　（3か月）			退院 （1週間）
	気管切開・人工呼吸器・胃瘻造設		抗菌薬点滴	緊急搬送	主治医・看護師「在宅看取り」を目標に支援計画立案する			
症状 （曲線はADLの状態を表す）	・寝たきり ・文字盤でコミュニケーションをとる	10年間在宅療養	・肺炎で発熱	・状態改善せず	・余命宣告を受ける	退院時カンファレンス		・在宅看取り（訪問看護師）
介護状況	姉が介護を行う 介護支援専門員のモニタリング ホームヘルパー（自費含む）利用				姉は看取り場所の決断で揺れる ↓ 「家で看取る」ことを決断する			受け入れ体制の整備
社会資源	特定医療費受給　保健師訪問 介護保険（要介護5）（ベッド・車椅子） 身体障害者手帳申請（吸引器）				訪問看護師が窓口となり，ケアマネジャー，ホームヘルパーが「在宅看取り」を目標に支援計画を立案する			

ALS患者：70歳，女性，姉（要支援1）と2人暮らし。

図4-4　筋萎縮性側索硬化症（ALS）患者の在宅療養中の急変から在宅看取りに至る経過の例

　姉は，まだ病院で治療できるのに家で自然に看取る気持ちにはなれないことと，妹が在宅看取りを望んでいることの間で揺れていた。話し合いを重ねた結果，姉は「病院では死なせたくない」と決心し，それが院内・在宅関係者の目標になり「家でできることは一生懸命やる」という気持ちになった。

　在宅看取りに向けて，訪問看護師が窓口となり情報共有を行った。主治医は退院の見きわめを行い，退院前カンファレンスを実施し受け入れ体制を整えた。患者は，2～3か月入院した後に退院し1週間後に自宅で亡くなった（緊急当番の訪問看護が対応し，顔色不良，心停止を確認）。

　図4-4にALS患者の在宅療養中の急変から在宅看取りに至る経過の一例を示す。

病院と在宅医療・介護サービスの窓口となった訪問看護師の支援内容

1）入院前支援

　訪問看護師は，病院の主治医に相談し入院の準備を整えた。

2）院内・院外連携

　訪問看護師が窓口となり，在宅医に入院中の状況を伝えて保健師と介護支援専門員にファックスで情報を提供した。また，病棟の受け持ち看護師とも情報を共有し，直接病棟の受け持ち看護師と介護支援専門員が連絡を取り合うこともあった。院内では関係職種が集まり，病棟カンファレンスを実施した。退院後の処置が増えたため，利用していた2か所の訪問看護ステーションにおいてケアの見直しを行った。また，訪問看護師は介護支援専門員と話し合い，ホームヘルパーの夜間訪問時間と回数を再調整し，訪問看護師とホームヘルパーを同時に入れ浣腸や清拭を行った。

第Ⅳ章　看取りに向けた退院支援

事例のポイント

本事例は，キーパーソンである高齢の姉が，患者である妹の看取りの場所を一人で決断しなくてはいけない状況にあり，姉の心の揺れに訪問看護師を中心とした院内・院外の医療・介護職者が寄り添い，姉の意思決定を支援し，姉が決定した在宅看取りを実現するために，医療・介護職が一体となって取り組んだ結果，在宅看取りを実現することができた事例である。

本事例では，訪問看護師が介護者である姉から看取りについて相談を受けた後，スピード感のあるネットワークづくりをすることができた。余命が限られている状況において，スピード感のあるケアは重要である。さらに，医療・介護職だけで連携するのではなく，患者と姉を中心に据えて情報共有を行っている。これらのことにより，姉は一人ではないという安心感をもち，看取りの場所の意思決定につながったと考える。

院内の医師や看護師と院外の在宅医，訪問看護師，介護支援専門員などの多職種連携による医療介護サービスに関しては，訪問看護師が院内外の情報共有を意識的に行ったことで，介護支援専門員が病棟看護師に連絡するなどの垣根を超えた連携ができ，それぞれの専門職が在宅看取りの実現という目標に向かってケアをすることができたと考える。

1）看取りのために退院し在宅看取りが実現できた要因

（1）患者や家族の意思決定を医療・介護職チームで支援する

患者や家族が意思決定できる場合は，その意向に沿いながら支援していく。本事例では，介護者の姉に対し，最も身近である訪問看護師が中心となり，主治医，退院支援看護師と共に，姉の不安や迷いをじっくりと聞くことで，姉自身が患者の意向を尊重した在宅看取りを決断することができた。

（2）ケアの目標をチームで共有する

患者と姉の意思決定を軸にした明確なケアの目標を，訪問看護師が窓口になりチームで共有できたことが安定した在宅看取りが実現できた要因である。

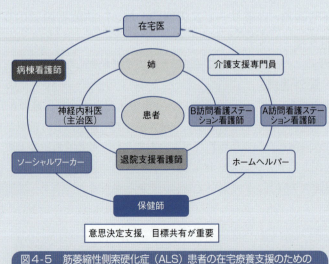

図4-5　筋萎縮性側索硬化症（ALS）患者の在宅療養支援のための医療・介護職による連携の例

(3) チームの情報共有を行う

病院内と在宅医療・介護サービスの情報は，訪問看護師が窓口となり共有されていた。情報共有のキーパーソンは，職種にかかわらず，そのケースで適任だと思う専門職がその役割を担い，きめ細かい情報共有がされることが重要である。

2) 支援の課題

患者や家族の意思をどの時点で確認するのか，前もって聞いたほうがよいのか，患者や家族の不安を考えたときに聞くタイミングが難しいことなどが挙げられる。そのため，常に患者や家族の意思を確認しながら支援していく。

図4-5にALS患者の在宅療養支援のための医療・介護職による連携の例を示す。

●文　献

1) 葛原茂樹（1997）．パーキンソン病．加倉井周一，清水夏繪（編），神経・筋疾患のマネージメント―難病患者のリハビリテーション，医学書院，p.97-106．
2) 三輪恭子（2009）．神経難病患者への退院支援・退院調整―1．宇都宮宏子（編），病棟から始める退院支援・退院調整の実践事例，日本看護協会出版会，p.146-161．
3) 難病情報センター．筋萎縮性側索硬化症（ALS）（指定難病2）．
　< http://www.nanbyou.or.jp/entry/214 > [2017. November 13]
4) 難病情報センター．脊髄小脳変性症（多系統萎縮症を除く）（指定難病18）．
　< http://www.nanbyou.or.jp/entry/4880 > [2017. November 13]
5) 難波玲子（2016）．ALSとパーキンソン病からわかったこと・できるケア．河原仁志，中山優季（編），快を支える難病ケアスターティングガイド，医学書院，p.98-110．
6) 尾花正義（1997）．筋萎縮性側索硬化症．加倉井周一，清水夏繪（編），神経・筋疾患のマネージメント―難病患者のリハビリテーション，医学書院，p.146-158．
7) 関本聖子，遠藤久美子，他（2011）．在宅療養環境に関する相談への対応．吉良潤一（編），難病医療専門員による難病患者のための難病相談ガイドブック，改訂2版，九州大学出版会，p.29-46．
8) 高橋洋一（2007）．筋萎縮性側索硬化症．星恵子，下條貞友（編），在宅看護・介護のための難病ガイド，改訂第2版，日本医学出版，p.54-59．
9) 宇都宮宏子（2014）．神経難病患者の退院支援　筋萎縮性側索硬化症（ALS）．全国訪問看護事業協会（監），篠田道子（編），ナースのための退院調整―院内チームと地域連携のシステムづくり，第2版，日本看護協会出版会，p.142-153．
10) 宇都宮宏子（2014）．神経難病患者の退院支援　脊髄小脳変性症．全国訪問看護事業協会（監），篠田道子（編），ナースのための退院調整―院内チームと地域連携のシステムづくり，第2版，日本看護協会出版会，p.154-161．

5 老衰（認知症）

疾患・治療・転帰の特徴

　わが国における65歳以上の認知症者は，2012年で約7人に1人と推計されている。また，正常と認知症との中間の状態の軽度認知障害を合わせると，65歳以上の約4人に1人が認知症またはその予備群といわれている[1]。

　筆者の経験上，退院・療養支援が必要となる認知症高齢者には**表5-1**に挙げたような特徴がある。

疾患の特徴

1）認知症の特徴

　認知症とは，一度正常に達した知的機能が後天的な器質性障害によって持続性に日常生活や社会生活に支障をきたすようになった状態である[2]。認知症の主な病型を**表5-2**[3]に示す。病型別割合は，アルツハイマー型認知症が最も多く，次に多いのが血管性認知症で，支援対象患者においても，アルツハイマー型認知症と血管性認知症が多い。疾患により，様々な症状が出現する。

　認知症と診断されると，「これまでの生活や療養を継続することは無理」「施設への入居を早急に検討したほうがよい」という意見をよく耳にする。こうした意見は，認知症患者

表5-1　退院・療養支援が必要となる認知症高齢者の特徴

- 認知症高齢者が他疾患を発症した場合
- 長期間，慢性疾患を患っており，認知機能の低下により自己管理や体調維持ができなくなった場合
- 入院中の経過において認知症が急速に増悪した場合
- 支援を必要とする患者のキーパーソンとなる家族が認知症である場合

表5-2　認知症の病型の特徴

	アルツハイマー型認知症	血管性認知症	レビー小体型認知症	前頭側頭型認知症
臨床症状の特徴	・エピソード記憶障害 ・見当識障害 ・多幸性	・突発性の症状変動 ・集中力の低下 ・意欲低下 ・抑うつ	・幻視 ・パーキンソニズム ・症状の日内変動 ・睡眠障害	・脱抑制 ・常同行動 ・実行機能障害 ・喚語困難
経過	・緩徐に進行 ・身体合併症により悪化しやすい	・段階的に悪化 ・悪化が生じない時期もある	・他の変性性認知症より早く進行 ・転倒，骨折などにより悪化しやすい	・緩徐に進行

日本老年看護学会（監），亀井智子（編）（2017）．認知症高齢者のチーム医療と看護―グッドプラクティスのために．中央法規出版，p.68．より作成

の認知機能障害の特徴をとらえた臨床的判断に基づき，適切な対応をしたうえでの発言ではないことが多い。また，施設入居や転院において，介護認定区分や医療区分などの条件や経済的側面，社会的側面，本人・家族の意向の合意など，様々な条件が一致しなければ療養先の移行支援は成立しないということがあまり知られていない。

認知機能障害については，その機序や臨床症状を正確に把握し，患者の個別性を生かしたケアや，その後遂行可能と思われる生活維持を支援したうえで，施設入居や転院などについて検討する。

また，終末期への移行や老衰など，看取りを見据えた療養方法や意向について確認し，意思決定を支援する。認知機能の低下や障害により，日常生活や社会生活に支障をきたしている状況において，患者本人にどこまで自らの終末期を判断することが可能かという点で，意思決定支援が難渋することが予測される。

超高齢社会へと向かうわが国において，認知症患者数および死亡数増加という社会的課題が明確となっているいま，認知症高齢者の看取りケアをどのように支援していくのかは大きな課題といえる。

2）合併疾患

認知症の進行に伴い，肺炎や骨折，脳血管疾患，心不全などによる入院割合も増加の傾向にあるが，合併する疾患は悪性腫瘍，胆石や胆嚢炎などの急性消化器疾患，慢性疾患の増悪など様々である。

東邦大学医療センター佐倉病院（以下，当院）においては，遂行機能障害によって生活維持や慢性疾患の自己管理，他者の支援介入が困難となり体調不良に陥る事例や，体調不良を短期間で何度も繰り返す事例が多くみられる。また，当院では，認知症の合併疾患として糖尿病患者の退院支援，療養支援の介入件数が多い傾向にある。

加齢に伴い耐糖能が低下する機序については，インスリン分泌低下，体組成の変化（筋肉量の低下，内臓脂肪の増加），身体活動量の低下などがある。それに加え，糖尿病患者は糖尿病がない人と比べて，アルツハイマー型認知症が約1.5倍前後，血管性認知症が約2.5倍前後多く，認知症に至らない認知機能低下が起こりやすい[4]といわれている。また，様々な疾患に対する治療薬として使用されるステロイドによって，ステロイド糖尿病を合併する患者も少なくない。

3）認知症高齢者の特徴と体調不良の要因

高齢者の特徴として，複数の疾病や障害を併せもち，薬剤の影響を受けやすく，脱水や電解質異常，低栄養などを起こしやすい，などがある。認知症だけでなく様々な身体疾患を併発することも多く，症状が典型的でないため異常を発見しづらい傾向にある。自宅で動けなくなり救急搬送される場合や，外来受診の際の検査で高度異常を認め即日入院となる場合も多い。

認知症高齢者が体調不良となる要因を表5-3に示す。表5-3の⑤⑥については，独居世帯の増加や，高齢者増加に伴う認知症患者数の増加の現れであるともいえる。患者がどのような社会的背景をもち生活していたか，またどのような事情で体調不良に陥ったのかをアセスメントすることで，支援の糸口が明らかになることも多い。

> **表5-3　認知症高齢者が体調不良となる要因**
>
> ①自らの体調変化を正しくとらえることができず，異変に気づくことができない
> ②異変を周囲の人に適切に伝えることができない
> ③本人の反応や訴えが乏しく，大幅な変化がみられないため，周囲の人が異変に気づくことができない，または発見が遅れる
> ④脱抑制行動から周囲の人を寄せつけず，異変の発見が遅れる
> ⑤独居により周囲の人との交流が乏しく，異変の発見が遅れる
> ⑥キーパーソンとなる家族が認知症であり，十分な対策や対応が行えない

> **表5-4　認知症高齢者・家族に対する入院時の病棟・外来看護師のオリエンテーション内容**
>
> ①治療方針は，患者の状況の変化（身体症状，認知機能，行動・心理症状）に応じて再検討する
> ②患者の現在の認知症の進行度，入院による影響，入院や治療に対する拒否，抵抗などにより回復経過が異なる可能性がある
> ③入院中に起こりうる合併症（せん妄，行動・心理症状，転倒，廃用症候群など）
> ④治療経過において，定期的に療養や退院後の生活再開を計画したり，また進行度や重症度によっては看取りに向けた話し合いの場を設ける
> ⑤家族に定期的な面会を依頼し，面会や連絡が可能な時間を確認する
> ⑥治療や患者の意向について，決定権をもつ人（キーパーソン）を明確にする

治療の特徴

1）治療方針の決定と看護師の役割

　容体に応じて適時・適切な治療が受けられるよう方針を決定するために，まずは患者・家族などの状況を十分にアセスメントし，最善の対応を患者・家族，医師と共に検討する。その際には，医療機関への入院や過度な加療による患者への影響を考慮する。認知症高齢者は，入院や加療の必要性，自らの状態を把握することが困難であるため，不穏や治療拒否，抵抗など大きな心理的な混乱を招くことも多く，患者や家族が期待するような回復過程をたどることができない場合もある。これらについては，今日では様々な論文やガイドラインによって多くの注意点や課題が投げかけられている。

　緊急入院や予定の入院を決定する場では，病状や治療についての説明だけでなく，入院や加療が認知症やその可能性のある高齢者に与える影響を説明し，入院早期から退院後の生活を見越した支援介入となることを患者や家族に認識してもらう。また，疾患の特徴や病期，認知障害の進行程度によっては，終末期への移行経過を見据え，どのような最期を迎えたいのか，迎えさせたいのか，その時期や経過をどのように支えていくことが可能であるのかなど，療養の方法を患者や家族と共に考えていくよう看護介入する（表5-4）。

2）糖尿病治療の方向性と調整（図5-1）

　入退院を繰り返す場合，また重篤な容体に陥る可能性が高いと判断される場合に，体調管理および療養環境構築を目的とした入院や再調整のための入院が必要となるケースも少なくない。慢性疾患である糖尿病においては，入院時や外来通院中に医師や外来・病棟看護師から相談や介入依頼を受ける件数は圧倒的に多い現状にある。糖尿病の治療経過において，重症低血糖・高血糖で緊急搬送され治療を行う件数も多くなっている。その要因として，長年習慣的に行っていた内服や自己注射が正しく行われなくなったことや，摂食不良・過多が考えられる。このような場合，重篤な状況で複数回入院を繰り返すこともある。

　重症化した要因検索の方法として，認知機能の検査や多疾患の合併検索を行う。同時に

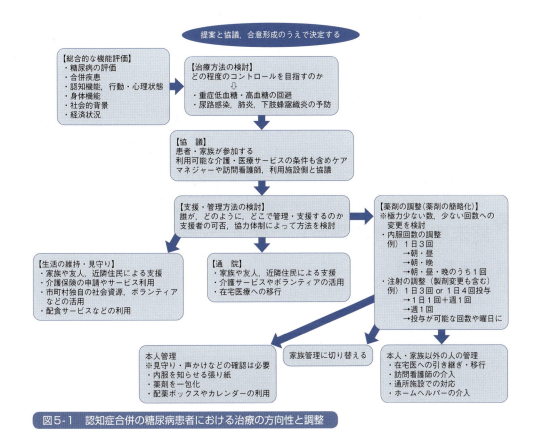

図5-1 認知症合併の糖尿病患者における治療の方向性と調整

看護師は，家族から患者の最近の様子や生活変化などを聴取する。介護サービスなどを利用している場合や担当のケアマネジャーがいる場合は，患者や家族の承諾を得て，かかわりの様子や変化について情報収集する。こうした情報収集は，患者の生活の質（QOL）の向上や，危機的状態に陥ることを予防する治療の方向性を検討するのに役立つ。

転帰の特徴

外来看護では通院中の患者の身なりや発言，表情などの小さな変化に気づくこと，入院看護では同じ看護師が受け持つことで毎日の表情の変化，ケアやコミュニケーション上の反応の違いに気づくことが重要である。そうした気づきが退院後の療養生活を支援する糸口となる。また，可能であれば，これまでの本人をよく知る人（同居家族やケアマネジャー，近隣住民，友人など）から積極的に情報を得る。昨今は独居者も多く，親族やキーパーソンとなる人の確認や確保が困難なケースも多い。家族が遠方に住んでいる場合，患者の認知機能の低下や行動変容などの変化，病状の進行程度について，医療者がコンタクトをとることで認識する家族も少なくない。患者の変化の過程において，医療者は親族やキーパーソンとなる人に関して情報収集し，早期に連絡をとっておく。

認知症高齢者の入院期間は，できるだけ短期間にとどめることが，様々な合併症の予防につながる。しかし，表5-3に挙げた体調不良となる要因を考慮せず退院を急ぐと，再入院となる可能性が高く，生活環境がますます悪化し，患者を支える家族や支援者の困難

が増加する結果となる。その場合は，再入院時の看護対応や退院調整はより難航することが予測される。

当院の退院支援部門では，退院の前後に患者の自宅を訪問し，実際の生活の場や自宅に戻った患者の様子や行動を，家族やケアマネジャー，訪問看護師と共に確認する支援を行っている。入院中の患者の様子や行動とは違った一面を知る機会となり，実際の生活の場だからこそ得られる情報や見出せる支援も多くある。退院支援部門にかかわらず，看護師が実際の生活の場や患者の様子，行動を目にする機会を得ることが，今後の高齢者の支援においては重要であると考える。

終末期の期間を想定したケアと連携

終末期の判断

認知症高齢者の場合でも，悪性腫瘍や臓器障害の程度，身体症状により，認知症を合併していない高齢患者と同様に終末期を想定することが可能である。

長期間ゆっくりと衰弱していくという経過をたどることが多い認知症や老衰の予後予測は非常に難しい。ゆっくりと衰弱していく経過中に，死を意識せざるをえない出来事や食事摂取困難などの節目があり，医学的な見通しを立て，終末期のケアを患者・家族，そのほかの支援者と共に検討することになる。

終末期に至ったと判断する根拠として，検査結果から得られる内容のほかに，認知機能障害により介助の可否にかかわらず，経口摂取や活動が減退すること，治療や介助への抵抗や拒否を示し，状態の悪化や変容を認める場合などがある。積極的な治療や救命，専門性の高い医療が求められる急性期病院では，こうした患者の終末期ケアをどのように展開していくのかという点において判断が非常に難しい。

看護師の役割

看護師は，患者の入院時や回復過程において，家族や周囲の人の支援が得られるか，介護サービスなどによる社会的支援体制が構築可能か，または見直しや再構築の可能性の可否を検討する。親族やキーパーソンとなる人の確認や確保が困難な場合は，患者の認知機能の程度に応じ，病状の進行期および終末期に移行した場合，看取りを見据えた対応や療養先・方法など，患者自身の意向を確認しておくことも重要である。

看護師は，終末期へ移行するときが訪れることを常に念頭において介入する。患者の意向について患者家族と事前に話し合い，終末期ケアのあり方を考え，イメージできるようなコミュニケーションスキルを習得することが，今後はますます求められる。

また，入院の機会を有効に活用し，認知機能障害を臨床的に評価する。画像検査や心理検査を行い，入院早期から適切な対処方法や生活の方法を見出すための情報を収集する。さらに，支援者を確保し，理解・協力を促し，患者が安全に安定した生活が送れるよう体制を整えておき，患者の意向に沿った終末期が迎えられるよう調整する。

入院前と同様の生活再開が困難で，新たな生活・療養先に移転する場合は，認知症の進

行度や全身状態を評価し，患者の認知機能の程度に応じ，看取りを見据えた対応や療養先・方法などを検討する。その際，患者自身の意向を確認しておくことで，次の療養先の受け入れ窓口が広がり，また支援者の協力や同意も得られやすい。

このような支援体制を構築していくことは，患者の意向に沿った終末期ケアを展開することにつながる。

 事例展開「家族による介護と在宅医，訪問看護師の介入により自宅での看取りが可能となった事例」

事例の概要

患者は89歳の女性で甲状腺がん。誤嚥性肺炎と体動困難を主訴に受診し入院となる。甲状腺がんに対し積極的治療は望まず，経過観察となっていた。

入院前から徐々に日常生活活動（ADL）の低下を認めていたが，トイレ歩行や排泄，摂食行動などは自立していた。強度の難聴と認知機能の低下が目立ち始めていた。介護保険は要介護3を取得しており，週2回のデイサービスを利用している。

65歳の長女（キーパーソン）と同居している。長女の夫は10年前に白血病で死別しており，長女が夫の介護をしていた。近くに次女も住んでおり，介護の協力は得られている。

入院後

誤嚥性肺炎に対する治療後，甲状腺がんについて検査を行い，咽頭から食道への腫瘍の浸潤と，肺への転移が認められた。腫瘍浸潤による反回神経麻痺も顕著で，嚥下機能は著しく低下していた。造影検査の結果，経口摂取による誤嚥が常に認められ，経口摂取の継続は困難と評価された。

入院後しばらくは短距離の手引き歩行が可能であったが，徐々に筋力，体力が低下し，車椅子移動となる。

痰など分泌物が多く，自己喀出が困難となり，口鼻腔吸引が必要となる。

腫瘍や慢性的な誤嚥による発熱が続き，臥床や睡眠時間の延長がみられるようになった。以前からの難聴と理解力の低下のため，問いかけに対して内容にかかわらず常にうなずくようになった。

● 予後予測

がんの進行と嚥下や呼吸への障害が生じ始めており，予後は1〜2か月程度と判断された。肺炎の増悪，腫瘍や分泌物による気道閉塞などによる急変の可能性もある。発熱による消耗で全身の衰弱が進行している。

● 患者の意向

経口摂取困難に対しては，持続点滴と経管栄養を提案し，経管栄養を選択した。点滴は極力行わず，点滴ができなくなった時点で終了したいとの意向で，家族も同意した。

終末期の対応については，自宅での療養継続と病院での療養を提案したところ，「ここまで生きた。がんの治療も希望しない。娘の了解が得られるのであれば自宅に帰りたい」「延

命治療は希望しない。つらいことは極力避け,自然な形でゆきたい」と話した。家族は,「本人が自宅療養を希望するならば支援していきたい。在宅での看取りも対応したい」と同意した。

院内連携

- 嚥下機能の評価,医療処置の選択

  言語聴覚士,内科医,退院支援部門看護師にて協議した。
- 医療処置選択の協議,予後予測に関する説明,患者の意向・療養方針の相談

  患者,家族,内科医,言語聴覚士,病棟看護師,退院支援部門看護師にて行った。
- 吸引,経管栄養（注入）

  病棟看護師,退院支援部門看護師が家族に指導した。また,使用する物品を選択,準備した。

院外連携

以下,退院支援部門看護師が中心となって手配し,連携を調整した。

- 在宅医療移行への導入,支援：在宅診療,訪問看護,ケアマネジャー
- 在宅療養環境の調整（介護ベッド,車椅子,吸引器）：ケアマネジャー
- 退院前カンファレンスの開催,療養体制の検討：患者,家族,ケアマネジャー,訪問看護師,医師,病棟看護師,退院支援部門看護師
- 退院時の退院前訪問実施（療養環境の最終確認と引き継ぎ）：患者,家族,ケアマネジャー,訪問看護師,退院支援部門看護師

在宅看取り

家族による介護と在宅医,訪問看護師の介入により,3週間の在宅療養の後,自宅での看取りとなった。

事例のポイント

老衰（認知症）高齢者は,症状の程度も経過の長さについても個人差があり様々である。看取りに向けて患者の状況を受け入れ,介護にあたる家族の存在は大きい。医療処置や介護など,家族は自己決定が困難となった患者に代って様々な決定・判断を行うことになる。事例のように自らの治療や終末期に関する希望や意向が認知障害進行までに明確となっている場合は,家族の精神的な負担は軽減される傾向にある。そのことも踏まえ,退院支援にあたる看護師は病棟・外来・専門部門にかかわらず,本人同様に家族の支援を早期から行う必要がある。高齢社会にある今日,介護者となる家族も高齢であることを十分に考慮しなければならない。また,独居世帯の増加なども踏まえ,外来通院中,入院を機会に人生の最終段階における医療の決定に関して,医師や看護師,患者を取り巻く多職種が協働し,患者の意思決定支援を重視し取り組む必要がある。また,院外連携にも早期から着手し,地域支援者も交え環境を整えていく。これにより,患者や家族の意向に沿ったスムーズな在宅移行および看取りの支援が可能となる。

> 病院職員は在宅での看取りまでを見届けることができないが，引き継いだ先の在宅診療，訪問看護，ケアマネジャーとの退院前後の情報のやり取りや連携は不可欠である．日頃からの連携がスムーズかつ有意義な療養移行，在宅看取りへつなぐことが可能となる．

●文　献

1）厚生労働省（2017）．認知症施策推進総合戦略（新オレンジプラン）―認知症高齢者等にやさしい地域づくりに向けて（概要）．平成29（2017）年7月改訂版．
　＜http://www.mhlw.go.jp/file/06-Seisakujouhou-12300000-Roukenkyoku/17kaitei_orangeplan_gaiyou.pdf＞ [2017. December 5]
2）日本神経学会（監），「認知症疾患治療ガイドライン」作成合同委員会（編）（2010）．認知症疾患治療ガイドライン2010．医学書院．
3）日本老年看護学会（監），亀井智子（編）（2017）．認知症高齢者のチーム医療と看護―グッドプラクティスのために．中央法規出版，p.68.
4）日本老年医学会，日本糖尿病学会（編著）（2017）．高齢者糖尿病診療ガイドライン．南江堂，p.8.
5）日本看護協会（編）（2016）．認知症ケアガイドブック．照林社．
6）上田諭（編）（2015）．認知症によりそう―「治す」から「あるがまま」へ．日本評論社．

第V章

在宅での看取りケア

1 がんの看取りケア

2017年度の訪問看護療養費実態調査によると[1]，訪問看護基本療養費の算定総数50,955件のうち，主傷病では新生物が8,749件（17.2％）であり，傷病分類別では神経系疾患に次いで多い。死亡前1か月間の訪問看護回数は約19回であり，そのうち死亡7日前から死亡日までの訪問看護回数は平均6.5回となっており[2]，死亡日に近いほど訪問回数は多くなっていく。

また，がん患者と非がん患者の訪問看護期間を比較すると，がん患者の訪問看護開始から死亡までの期間は，非がん患者の1/3程度となっている[3]。がん患者では身体症状は死亡数週間前に出現することが多いため[3]，終末期がん患者の訪問看護では医療処置や介護の負担が大きいことがわかる。

以上のことから，終末期がん患者は非がん患者と比べて在宅療養期間が短いうえに医療処置などが必要であり，医療者は短期間で患者・家族との関係性を築きながら必要な医療を提供するために，多職種との協働体制を確立しなければならない。

退院後の症状コントロール，意思決定支援，家族支援

症状コントロール

1）疼痛
（1）痛みの評価

終末期がん患者の主症状として，まず疼痛が挙げられる。国際疼痛学会は，痛みを「実質的または潜在的な組織の損傷に伴う，あるいは，そのような損傷を表す言葉で表現される不快な感覚あるいは感情的な経験」と定義している。つまり，痛みは主観的な感覚であり，医療者の客観的な評価だけでなく患者の主観的な評価をもとに症状コントロールを考えなければならない。そのためには，Faces Pain Scale（FPS，図1-1）やNumerical

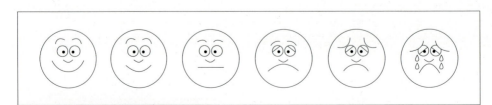

図1-1　Faces Pain Scale（FPS）

数字	痛みの評価
0	痛みなし
1～3	軽い痛み
4～6	中等度の痛み
7～10	強い痛み

図1-2 Numerical Rating Scale（NRS）

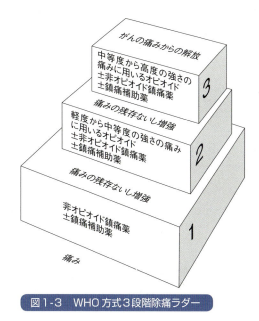

図1-3 WHO方式3段階除痛ラダー

Rating Scale（NRS，図1-2）を用いて痛みを評価する必要がある[4]。

(2) 痛みの種類

がんの痛みは1か所とは限らず，転移や寝たきりによる褥瘡の痛みなど複数箇所に原因の異なる痛みがあることが多い。

がんそのものの痛みには，発生機序から，がん周囲への軟部組織への広がりによるもの，内臓への広がりによるもの，神経への圧迫や損傷によるものがある。がん以外でも痛みが出現することがあり，がんの治療による痛みや，がんとの直接的な関係が少ない痛み（褥瘡や関節痛など体力低下や全身衰弱に伴うもの，帯状疱疹など感染症によるもの）なども終末期ではみられる[5]。

(3) WHO方式がん疼痛治療法と鎮痛薬の選択

鎮痛薬の使用法について，WHO方式がん疼痛治療法では，3段階除痛ラダー（図1-3）が示されている[6]。この2段階目の弱オピオイドが必要になった際に，患者と家族は医療用麻薬に対するイメージ（薬物依存，薬の耐性，病気の進行への心配など）から内服を拒否することがある。医療用麻薬を開始する前に，医療用麻薬の必要性や安全性を医師にわかりやすく説明してもらい，その後，医師の説明を理解できたか患者と家族に確認する。何度でも繰り返し説明し，医療用麻薬の服用を自己中断しないよう指導する。

また，「医療用麻薬が開始されたら非オピオイドの服用は止める」と誤解する患者や家族がいるため，非オピオイドも継続して服用するように説明する。

鎮痛補助薬（副腎皮質ステロイド，抗うつ薬，抗てんかん薬，抗不整脈薬など）が処方された場合，その薬理効果を十分に説明しないと，痛み止めではないと誤解して服用しない患者や家族もいる。医療用麻薬だけでなく，非オピオイドや鎮痛補助薬の説明を医師・薬剤師に依頼し，理解できたかどうかを確認する。

（4）精神的・社会的な痛み，スピリチュアルペインへの配慮

がん患者が訴える痛みには，がんによる身体的な痛みだけでなく精神的な痛み，社会的な痛み，スピリチュアルペインなどがあり，総体としてとらえなければならない。特に在宅療養しているがん患者にとっては，社会的な痛み（家族に負担をかけていること，家族内での本来の役割が担えないことなど）への理解が重要であり，患者の自尊心への配慮が痛みの軽減につながることに留意しなければならない。

（5）痛みに対する治療目標

患者の主観である痛みを評価すると同時に，痛みに対する治療目標を患者・家族と共に考えていく。

治療目標には，たとえば第1目標「夜間に痛みで睡眠が妨げられない」，第2目標「安静にしていれば痛みを感じない」，第3目標「体を動かしても痛みを感じない」の3つの段階がある。

終末期であることを認識している患者のなかには，痛みを感じることで生きていることを実感できると話す患者もいるため，必ずしも痛みをすべて取り除くことが最終目標ではない場合もある。また，痛みを完全に取り除くことを目標とすることでオーバードーズとなり，意識がもうろうとすることもある。この場合も，患者と家族は会話する時間を大切にしたいと考え，ある程度の除痛を望むことがある。いずれにしても，患者と家族からどのような生活を送りたいのかについて話を聞き，本人たちの希望に沿った疼痛目標を設定する。

患者と家族が望む生活を送れるよう痛みをコントロールすることで，患者は自分の役割を果たすことができるようになる。介助なしでトレイに行くことや食事がとれるなどの日常生活活動（ADL）が自立していれば，自尊心を保つことができるだけでなく，家族も介護負担を感じることなく生活することができる。

（6）投薬方法の検討

WHO方式がん疼痛治療法では，①内服，②経皮的，③静脈内の順に投薬方法を検討することが示されている。口内炎による痛みや嚥下障害により経口内服ができなくなってきた場合，貼付薬や持続皮下注射が選択される。

貼付薬は，定期的な貼り替えを忘れたり，貼付部分に皮膚トラブルが生じる場合がある。患者や主介護者が高齢などで定期的な貼り替えが難しい場合は，訪問看護師や副介護者が連携し，貼り忘れがないように介助する。また，貼付部位の皮膚トラブルが悪化する前に，医療用麻薬の投与方法の変更を主治医に検討してもらうよう相談する。

医療用麻薬を持続的に皮下注射することもある（patient-controlled analgesia：PCA）。この方法では，内服に苦労したり貼付薬による皮膚トラブルなどに悩まされることがなくなるが，定期的に薬剤を補充する必要があるため，介護者が取り扱い方法を覚えなければならない。また，トイレに行く際にPCAを持っていく必要があるなど，ADLに支障をきたすことがある。PCAはディスポーザブルタイプやシリンジポンプタイプがあるが，いずれも一定の経済的負担があることをあらかじめ説明する（図1-4）。

PCAや輸液ポンプを用いる場合は，その器具をどこから調達するかという問題もある。訪問診療する医師が所属する診療所や病院で貸し出す場合や，メーカーから貸与される場

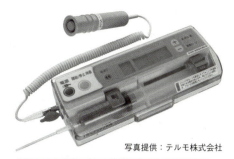
写真提供：テルモ株式会社

図1-4　PCA機能付きシリンジポンプ

合があり，調達先についても，あらかじめ確認しておく。

（7）訪問看護の利用

終末期がん患者の在宅療養を支えるために，訪問看護を利用することも検討する。訪問看護を利用することにより，終末期がん患者の在宅死亡割合が上昇することが明らかにされている[7]。しかし，終末期ケアの療養者が年間5件以下であった訪問看護事業所が62.4％あり[8]，終末期に対応できる訪問看護事業所を増やさなければならないという課題がある。

2) 便秘，悪心

痛みのほかに，便秘もよくみられる症状である。便秘は，医療用麻薬の副作用として出現することが多いが，このほかにも身体活動の低下やおむつでの排泄でスムーズな排便ができないことも理由として考えられる。

（1）便秘への対策

- 痛みの増悪に注意しながら，なるべくトイレで排泄できるように支援し，排便がなくても定期的にトイレに座る習慣を続ける。
- 水分摂取量が少ない場合は，患者や家族に水分摂取を促し，ホームヘルパーを利用している場合は飲水量を介護記録用紙に記録しておくことを依頼し，水分バランスを把握する。
- フィジカルアセスメントにより排便がないことを確認したうえで，主治医に報告して適宜，下剤の処方を依頼する。
- がんの部位を確認したうえで腹部マッサージを実施する。また，ベッド上で他動運動を実施することで腸蠕動運動を促す。
- 訪問看護師による坐薬や浣腸液による排泄介助は効果的であるが，患者の羞恥心に配慮して手早く実施する。実施後は換気をして室内ににおいが残らないように配慮する。

（2）悪心への対策

医療用麻薬を使用している場合，悪心が出現する場合もある。嘔吐など症状が強い場合は制吐薬の処方を医師に検討してもらう場合もあるが，食欲低下時の対応と同様に，悪心の増悪がないように環境を整え，脱水にならないように水分摂取を促す。お茶や水のほかに，患者が嫌がらなければスポーツドリンクの摂取が効果的である。

3) 倦怠感，スピリチュアルペイン

終末期がん患者は，倦怠感を訴えることもある。「どうしたらよいかわからない」「身の

置きどころがない」という言葉が聞かれ，安楽でいられない様子は，そばで見ている家族の無力感にもつながる。ほかの症状の増悪に注意しながら，離床を介助して気分転換を促したり，処方されている睡眠薬を用いて夜間に十分睡眠がとれるように支援する。それでも倦怠感が強い場合は，鎮静などを主治医に依頼する。

倦怠感は，心配事や死に対する恐怖に伴って増悪する。心配事がどのようなことで，それを解決するためにどのようにすればよいのかについて，患者や家族と話し合い，穏やかに過ごせるよう支援する。また，スピリチュアルペインにも留意し，臨床心理士や宗教家と連携し，スピリチュアルケアや宗教的ケアを実施することで穏やかに過ごすことができるように支援していく。

意思決定支援

1）療養場所の意思決定支援

(1) 患者の希望

患者が自宅で過ごしたいと思う理由として，「自宅では自分で決められることが多い」ということが挙げられる。食事や入浴，入眠時間と起床時間などを自分で決めることができる在宅療養は，他人に遠慮することなく自分のペースで生活することができる。面会時間などもないため，家族といつでも話せることが自宅での生活を望む理由でもある。たとえ独居だとしても，住み慣れた空間にいることやペットと過ごせることが，穏やかな生活を送ることにつながる。小さなことでも自己決定できることが多いと，自立した生活を実感できる。

(2) 家族の希望

家族にとっては，患者が医師や看護師がいる病院に入院しているほうが安心できるが，一方で，残された時間が少ないのであれば短期間でも本人が望む生活を送らせてあげたいと願っている。時間が限られているとわかっているからこそ，最期の日まで一緒に生活する覚悟がもてるようになり，また医療費や介護の負担があったとしても許容できると話す家族もいる。

看護師は，家族に今後予想される病状の変化を説明し，その際にどのような行動をとればよいのかを伝え，また訪問診療や訪問看護による24時間支援体制を整えることで，患者と家族は強い不安を感じることなく自宅での療養生活を続けることができる。緊急時の連絡先の電話番号を電話に登録しておいたり，電話機の近くの壁に貼っておくなど，いつでも電話できるように準備しておくことは安心感につながる。また，実際に電話があった場合にはなるべく早く訪問し，いつでも来てもらえるという安心感をもってもらう。

2）関係者の意見調整

意思決定をするうえで，患者と家族の意見が異なる場合がある。治療に関することや病状が変化した場合に救急車を呼ぶのかなど，患者と家族の意見をあらかじめ一致させておく。

病状によっては，患者が自分の希望を明確に示すことができず，家族が代わりに意思決定しなければならない場合もある。患者と家族の意向が異なる場合は，患者と家族が話し合う場を設け，その場に医療者が同席して話し合いがスムーズに行えるように支援する。

医療者には，患者の意向を家族に伝えたり家族の意向を患者に伝えるなど，代弁者の役割も求められる。いずれにしても，患者の意識が明瞭で話をすることができるうちに，患者と家族の双方の意向が一致するよう調整する。また，仮に患者と家族の意向が一致していたとしても，その意向は変化する可能性がある。比較的症状が落ち着いていたときに意思決定した内容を，症状が悪化した際に家族が動揺して覆す場合もある。小さな病状の変化であっても，そのつど患者と家族に意向を確認し，意向が変わった場合には柔軟に対応できるように準備しておく。

家族支援

1）家族の介護負担

訪問看護師を対象とした調査で，在宅療養が継続できず入院となる原因として「家族の身体的・精神的負担が大きい」「主介護者以外の介護者がなく一人で介護している」など，家族の介護負担が関連していることが明らかになっている[9]。また，「家族が在宅療養を望んでいない」「家族が自宅で看取ることに強い不安を感じている」など，家族の気持ちが在宅療養の継続に影響することも明らかになっている[10]。

2）公的サービスの利用

がん患者は亡くなる直前までADLが自立していることが多いため[11]，在宅療養を始めたときには公的サービスを利用する機会が少ない。しかし，いつか必ずADLは低下する。がんの終末期は，慢性疾患や老衰によるADLの低下とは異なる経過をたどるため（第Ⅲ章の図2-2，p.68を参照），終末期がん患者特有のADLの推移について，患者・家族が理解できるように説明する。

同時に，退院前から介護保険の申請をするように家族に助言し，ADLが低下したらすぐに介護ベッドや訪問看護・訪問介護が利用できる体制を整える。介護を担う家族が今後のADL低下について想像でき，介護用品やフォーマルなマンパワーを利用することで，介護負担感の軽減につながる。

3）不安の軽減

家族の不安を軽減するために，いつでも遠慮なく電話してよいことを繰り返し伝えることや，どのようなときにどのような対応をすればよいか説明することなども重要である。これにより，家族が穏やかに過ごすことができ，がん患者も安楽に生活できる。

退院後における在宅支援チームの連携

終末期がん患者の在宅療養を支える公的サービスとして，外来で診療している主治医や在宅医，訪問看護師，薬剤師，ケアマネジャー，ホームヘルパーなどが挙げられる。

疼痛や悪心などの症状がある場合，主治医や在宅医，訪問看護師，薬剤師などの医療者は，与薬に関する情報交換や医療処置のために連携することが多い。しかし，介護職と医療者は，ケアノートなどで情報を共有することはあっても，具体的なケアの方法や今後の方針について話し合うことが比較的少ない。これは，忙しくて話し合いをする時間がとり

第Ⅴ章 在宅での看取りケア

にくいことや，お互いに遠慮していることが考えられる．

患者と家族が安心して在宅療養を続けるためには，医療者と介護職が一貫性のあるケアを提供しなければならない．そのためには，意識的に連携を強める必要がある．

訪問診療や訪問看護などの公的サービスの利用を開始する際にも注意が必要である．公的サービスを受けながら在宅療養を続けるよりも，外来に通えることが患者や家族の自尊心を保つことになることもあるため，ADLの状況だけでなく，心理面にも十分配慮して支援する．

事例展開 「終末期がん患者の意向を尊重し，在宅療養にて症状のコントロール，看取りが行えた事例」

事例の概要

患者は61歳の男性で，胃がん術後，肝臓への転移があった．がん性疼痛と黄疸による皮膚の瘙痒感により不眠を訴え，イライラしていた．入院中から中心静脈栄養を実施していた．病名および余命が告知され，積極的な治療の効果は期待できないことが伝えられていた．患者は「入院していたくない．家で過ごしたい」と話していた．

妻は49歳で，子どもはいない．マンション暮らしであり，妻も仕事を長年しているため近所付き合いはほとんどない．介護のために仕事を休職した．

退院前

退院日の目標を1週間後とし，24時間対応の訪問看護事業所に依頼し，退院前カンファレンスに参加してもらった．患者，妻，主治医，訪問看護師，病棟師長との話し合いのなかで，患者はなるべく自宅で過ごしたいこと，妻は患者の意向を尊重したいことを確認した．また，退院当日と最初の1週間は毎日訪問看護師が訪問すること，訪問看護師に24時間いつでも電話連絡してよいことを患者と妻に伝えたところ安心したと述べていた．患者と妻は親やきょうだいとの関係が疎遠であり，親族による支援は望めないとのことであった．そのため，中心静脈栄養や内服薬の管理，瘙痒感を軽減するためにかゆみ止め軟膏を背中に塗るなど，医療処置や介護のすべてを妻が行えるように指導した．

妻，主治医，訪問看護師での話し合いの場で，妻は「痛みなどの症状をとってもらえれば，自宅でみる覚悟はできました．そんなに長くはないという先生のお話だったので，仕事を休んでも経済的には大丈夫だと思います．ただ，点滴（中心静脈栄養）ができるか心配です」と話した．がん性疼痛に対しては，オピオイドの内服により夜間は痛みを訴えることはなかったが，瘙痒感による睡眠不足からイライラして妻に当たるため，妻は緊張状態にあった．そこで訪問看護師は妻に名刺を渡して，入院中であっても心配事があればいつでも電話してよいことを伝えた．そして，病棟看護師に相談した内容は，妻の了承を得たうえで訪問看護師にも伝え，情報共有を行った．外来通院が難しくなった場合は，必要に応じて往診する約束をその場で主治医にしてもらうことで，妻が安心できるよう努めた．

ADLは自立していたが，今後のことを考え，妻に最寄りの地域包括支援センターを紹

介し，介護保険の手続きについて相談するように助言した。介護保険を申請したことで介護ベッドを借りることができ，退院前に介護ベッドを自宅に設置することができた。

退院直後

中心静脈栄養の管理方法は入院中に指導を受けていたが，退院時にまだ自信がないと妻が話していたため，退院日から3日間は午前と午後の2回，訪問看護師が訪問し指導した。患者は「1日中点滴がつながっているとトイレに行くときに邪魔だ」と話し，日中は点滴をはずしてほしいと訴えた。しかし点滴の休止と再開をスムーズに行う技術を妻がまだ会得していなかったため，妻が慣れるまでの約1週間は24時間持続点滴にしてほしいことを説明し，了解を得た。

在宅支援チームの構築

退院日から1週間は毎日訪問看護師が訪問することで，妻は起床時に点滴を止め夕方に再開することができるようになった。しかし，この頃患者のADLが低下しトイレにも行けなくなってきたため，膀胱留置カテーテルとポータブルトイレをベッドサイドで使用するようになった。外出が難しいことを患者も自覚していたため，外来通院ではなく訪問診療にしてもらえるように主治医に依頼した。これにより，週3回の訪問看護と週1回の訪問診療，さらに地域の調剤薬局に依頼して点滴を週2回自宅まで届けてもらうことになった。

今後は，オピオイドの服用が難しくなっていくことが予想されたため，経口投与からPCAによる持続皮下注射に変更となった。器材は主治医が所属する病院から貸与され，薬液の交換は訪問看護師が担うこととした。

退院から1週間が過ぎた頃，患者の症状は安定し，妻も医療処置に慣れてきた様子だったが，ADL低下に伴う介護負担が問題となった。患者と妻に体格差があるため，特にポータブルトイレへの移乗や更衣が大変だと妻から相談があった。そこでケアマネジャーは，訪問介護の利用を目的としてサービス担当者会議を患者宅で行うことを提案した。サービス担当者会議には，妻，ケアマネジャー，訪問看護師，訪問看護事業所所長，福祉用具事業所担当者が出席した。患者は話し合いには参加せず，妻に一任するとのことであった。

会議では，妻から具体的にどのような場面が負担なのか話を聞き，介護動作を実施してもらった。訪問看護師と訪問看護事業所所長が，介護のポイントをその場で解説し，毎日夕方の更衣と排泄介助をするために訪問介護を利用することになった。その際，介護記録を記入するノートを用意し，心配事や質問事項をこのノートに書き残すように妻に説明した。また，訪問看護師やホームヘルパーも実施したケアの内容や申し送り事項をこのノートに記載しておくようにして，関係者全員がこのノートをとおして情報共有できるルールを設けた。

看取り

在宅療養に移行して1か月ほどが経ち，患者はほとんどの時間をベッド上で臥床して過ごすようになった。瘙痒感によるイライラは軽減してきたものの，定期的に軟膏を塗布す

る必要があった。また，妻は患者を一人にするのは心配と話し，ほとんど外出をしなくなった。そこで妻は，食糧品や生活用品の買い物などを手伝ってほしいと，疎遠であった実母に連絡した。その際，主治医と訪問看護師から病状と今後の見通しについて説明する機会を設けたことで，家事に関する協力が得られることになった。

訪問診療の際は訪問看護師も同席し，このまま在宅療養を継続するのか再入院を希望するのか確認したところ，患者は在宅療養の継続を望み，妻もその意向を尊重したいとのことであった。そして2週間後，そのまま自宅での看取りとなった。

事例のポイント

本事例では，患者は自分の病状を理解したうえで自宅で過ごしたいと話し，妻も患者の意向を尊重したいと意見が明確だったことが，スムーズな在宅療養移行につながった。余命について医師から説明があったとしても，患者と家族が意思決定するには時間が必要である。医療者は，積極的な治療が行われているときから在宅療養を含めた緩和ケアを検討し，時間が限られている終末期がん患者と家族の意思決定支援をしなければならない。

在宅療養においては開始直後の支援が重要であるため，退院支援時から病棟看護師と在宅医，訪問看護師，ケアマネジャーが連携し，退院初日から在宅サービスが受けられるように調整する。

●文 献

1) e-Stat 政府統計の総合窓口．訪問看護療養費実態調査．2017年度．
  < https://www.e-stat.go.jp/stat-search/files?page=1&layout=datalist&tstat=000001052926&cycle=0&tclass1=000001112358&second2=1 > [2018. February 18]
2) 厚生労働省（2017）．社保審―介護給付費分科会．訪問看護（参考資料）．
  < http://www.mhlw.go.jp/file/05-Shingikai-12601000-Seisakutoukatsukan-Sanjikanshitsu_Shakaihoshoutantou/0000170290.pdf > [2018. February 18]
3) 厚生労働省（2011）．中医協 総-1．訪問看護について．
  < http://www.mhlw.go.jp/stf/shingi/2r9852000001uo3f-att/2r9852000001uo71.pdf > [2018. February 18]
4) Whaley LF, Wong DL（1987）．Nursing Care of Infants and Children, 3rd ed, St. Louls：Mosby．
5) 濱野恭一（監）（2004）．Q＆A知っておきたいモルヒネと緩和ケア質問箱101．メディカルレビュー社．
6) 世界保健機関（編），武田文和（訳）（1993）．がんの痛みからの解放とパリアティブ・ケア―がん患者の生命へのよき支援のために．金原出版．
7) 全国訪問看護事業協会（2008）．平成19年度老人保健事業推進費等補助金（老人保健健康増進等事業分）．高齢者のターミナルケア・看取りの充実に関する調査研究事業．報告書．
  < https://www.zenhokan.or.jp/pdf/surveillance/H19-3.pdf > [2018. January 13]
8) 福井小紀子（2012）．在宅看取りを支える全国訪問看護事業所の実態とその選定指標の提案―在宅看取りを支える要因分析の結果をエビデンスとして．社会保険旬報，2448：16-23.
9) 大園康文，石井容子，宮下光令（2015）．訪問看護師が認識する終末期がん患者の在宅療養継続の障害．日本がん看護学会誌，29（1）：44-53.
10) 終末期医療に関する調査等検討会（編）（2005）．今後の終末期医療の在り方．中央法規出版．
11) Lynn J, Adamson DM（2005）．Living Well at the End of Life：Adapting Health Care to Serious Chronic Illness in Old Age. The research described in this report was conducted within RAND Health.
  < https://www.rand.org/content/dam/rand/pubs/white_papers/2005/WP137.pdf > [2018. January 13]

2 心不全の看取りケア

退院後の医学的管理，意思決定支援，家族支援

　退院後の心不全の医学的管理では，まずは心不全の重症度を参考に心機能を評価する。心不全の重症度は，近年では，NYHA（New York Heart Association）分類に加えて，AHA/ACC（American Heart Association/American College of Cardiology）の心不全に関するガイドラインで示されているステージ分類で評価することも必要といわれている。手段的日常生活活動（instrumental activities of daily living：IADL）を中心とした活動量の把握をNYHA分類で，心機能の把握をAHA/ACCのステージ分類で評価することにより，在宅療養生活の状況と病態を総合的にアセスメントし，在宅療養者の希望する生活を送るための看護内容を設定する（図2-1）。

　また，医学的管理をするうえでは，心不全に関連する症状の経時的な観察が必要である。特に訪問看護では，在宅療養者本人や家族が観察できるように，体重，血圧，むくみ，咳

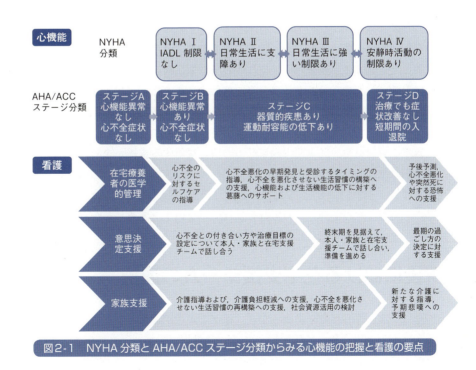

図2-1　NYHA分類とAHA/ACCステージ分類からみる心機能の把握と看護の要点

表2-1 訪問看護における患者・家族へのケア

	急性増悪を見据えたケア	安定期のケア
セルフモニタリングのための指導	●緊急時の対応 ・緊急時の状況について説明する（急にゼーゼーしはじめたなど） ・訪問看護ステーションに連絡する状況を説明する（歩いたときの息切れがいつもよりひどい，尿が少なくなったなど） ●安静 ・ファーラー位をとることができるように説明する	●心不全，急性増悪，治療への理解を促す ・複数回説明する ●心不全症状の観察 ・体重，血圧などのセルフモニタリングを勧める ・体重など同じ条件で測定できているか，数字が見えているか確認する ●服薬アドヒアランス ・確実に服薬できているか確認する ・薬物治療を理解しているか確認する ・薬剤師やホームヘルパーと情報を共有する ●食事 ・主治医に塩分制限・水分制限を確認する ・減塩方法について患者・家族に相談する ・飲酒時の注意を喚起する ●入浴 ・入浴方法について確認する（湯温，脱衣場の室温，入浴時間など） ●排泄 ・便秘の有無，食物繊維の摂取量を確認する ・努責の有無を確認する ・腹部マッサージを行う ●運動 ・IADLや活動量の低下の有無を確認する ・自宅の生活動線と労作時の呼吸困難や冷暖房の不具合による急激な温度差がないか確認する ・生活の行動範囲に段差や坂道がないか確認する ●感染予防 ・手洗い，うがいを励行する ・ワクチン接種を奨励する
家族支援	●緊急時の対応 ●代理意思決定の支援 ●生活習慣の変更，どの程度までの食事や運動の制限が患者・家族のQOLを低下させるか相談する	●家族関係の把握 ・家族の健康状態や介護能力を評価する ●経済状態の把握 ●社会資源の活用 ・患者・家族によるセルフケアが困難な場合は社会資源の活用を検討する

や痰の有無，呼吸が楽にできるか，睡眠不足の有無，食事量について，ノートなどに毎日記録することを勧める（表2-1）。これらの記録を，医師や看護師が訪問時に確認し，心不全のアセスメントや受診のタイミングを判断することに役立てる。なお，セルフモニタリングのために，血圧計や体重計，できれば塩分計を準備しておくとよい。

家族支援や意思決定支援では，徐々に低下する心機能に見合った，心不全を悪化させない生活習慣の再構築や，終末期の過ごし方の決定に対する支援が求められる。心不全患者は，呼吸困難や胸痛などの症状悪化や，突然死への恐怖から抑うつ状態になりやすい。心不全患者の24〜42％に抑うつを認めるという報告[1]もあるため，意思決定支援においては，その決定した意思が抑うつの影響を受けていないか確認しながら進める。

退院後における在宅支援チームの連携

心不全は，虚血性心疾患や高血圧など，様々な疾患が原因となる病態で，慢性心不全の再入院率は40％という報告[2]がある。心不全は急性増悪を繰り返して病状が進行するため，在宅療養中に心不全が増悪し，その治療のために入院，寛解して退院するというサイクルを繰り返すことが特徴である（図2-2）。在宅支援チームは，急性増悪の予防や，入院か

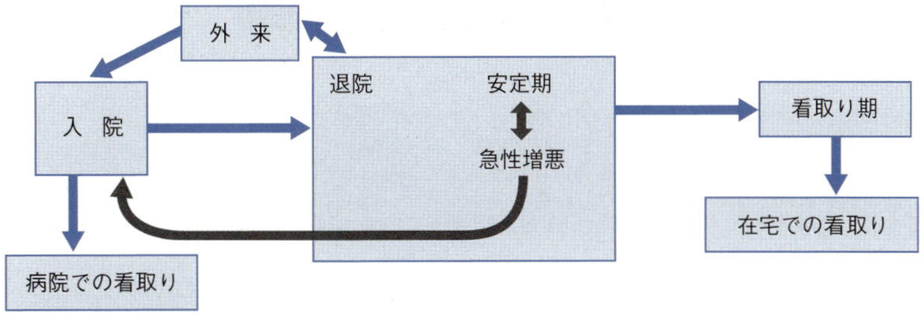

図2-2 心不全患者の療養場所の移行の特徴

表2-2 日本における心不全の急性増悪の原因

原因	%
●コンプライアンスの欠如	43
・食事	31
・薬物治療	11
・過活動	10
●感染	19
●不整脈	10
●身体・心理的ストレス	5
●心筋虚血	5
●コントロール不良の高血圧	4
●その他	7

Tsuchihashi M, Tsutsui H, Kodama K, et al (2000). Clinical characteristics and prognosis of hospitalized patients with congestive heart failure—a study in Fukuoka, Japan. Japanese Circulation Journal, 64(12): 953-959. より引用

表2-3 在宅療養中の心不全患者・家族を支える主な職種と役割

職種	主な役割
医師	●今の病状および治療と今後の経過について説明する ●意思決定を支援する ●介護保険制度などにおける主治医意見書を記載する
看護師	●今の病状および治療を把握し，今後の生活状況を予測する ●心不全の受容を支援する ●各専門職との調整を図る ●退院後の生活を見据えた指導を行う（病棟看護師，退院支援看護師） ●退院後の生活に合わせた療養生活および介護を指導する（外来看護師，訪問看護師）
理学療法士	●病態，心身の機能，運動耐容能を評価する ●退院後の生活様式に合わせた階段昇降や屋外歩行を指導する
管理栄養士	●栄養状態，食習慣を評価する ●個々に合った調理を提案し，配食サービスの情報を提供する
薬剤師	●服薬アドヒアランスの向上，服薬の遵守を指導する ●個々に合った服薬忘れに気づくよう工夫する（服薬カレンダーや薬剤の一包化など） ●病院と薬局の連携を強化する
ケアマネジャー，MSW	●病状を把握し，今後の生活状況を予測する ●意思決定を支援する ●社会資源の活用方法を提案し，サービスを調整する
臨床工学技士	●ペースメーカーなどの高度医療機器の作動状況を確認・管理する

ら在宅へのスムーズな移行，退院後の心機能に応じた生活の再構築を行うことで在宅療養の継続を支援していく。加えて，在宅での看取りも見据えた多面的なケアを行う。

再入院のきっかけとなる急性増悪の原因を**表2-2**[2]に示す。これによると，心不全の急性増悪を予防するには，確実な内服や減塩などのセルフケアが，心筋虚血などの医学的要因より重要な役割を果たしていることが示唆される。たとえば，心不全の急性増悪の原因で最も多い食事のセルフケア能力を高めるためには，塩分や水分の摂りすぎと循環血液量の増加との関係を説明する必要がある。さらに，心不全患者の好みや調理する人，調理方法，スーパーまでの距離や買い物習慣などの日常生活を把握したうえで，塩分や水分を減らす方法を患者・家族と共に考える。場合によっては，看護師と管理栄養士とが連携して指導することも効果的である。このように，セルフケア能力を高めるには，多職種の協働による患者指導が不可欠である。**表2-3**に，心不全患者にかかわる在宅支援チームの職種と主な役割を示す。

第Ⅴ章 在宅での看取りケア

表2-4 ヨーロッパ心不全セルフケア行動尺度(日本版)Ver.2

この尺度は心不全の人のセルフケアに関するものです。各項目についてご自身に最も当てはまると思う番号に○をつけて回答してください。各項目の答えは,両端が「全くそのとおりである(1)」から「全く当てはまらない(5)」の5段階の選択肢からなっていることに注意してください。項目によりはっきりと答えにくい場合でも,ご自身に最も近いと思う番号に○をつけてください。

	全くそのとおりである				全く当てはまらない
1. 毎日体重を測っている	1	2	3	4	5
2. 息切れがしたときには,少し休む	1	2	3	4	5
3. 息切れがひどくなったときには,病院または医師や看護師に連絡する	1	2	3	4	5
4. 足がいつもよりむくんだときには,病院または医師や看護師に連絡する	1	2	3	4	5
5. 1週間で体重が約2kg増えたときには,病院または医師や看護師に連絡する	1	2	3	4	5
6. 水分量を制限している(1日当たり1.0~1.5Lを超えないように)	1	2	3	4	5
7. 日中のどこかで,休むようにしている	1	2	3	4	5
8. 倦怠感が増したときには,病院または医師や看護師に連絡する	1	2	3	4	5
9. 塩分の少ない食事を摂っている	1	2	3	4	5
10. 指示どおりに薬を飲んでいる	1	2	3	4	5
11. 毎年,インフルエンザの予防接種を受けている	1	2	3	4	5
12. 定期的に体を動かしている	1	2	3	4	5

Kato N, Ito N, Kinugawa K, et al (2008). Validity and reliability of the Japanese version of the European Heart Failure Self-Care Behavior Scale. European Journal of Cardiovascular Nursing, 7(4):284-289. より引用

外来患者における毎日の体重測定や塩分制限の遵守率は,約50%という報告[3]がある。そのため,多職種が協働して心不全患者のセルフケア能力の向上を目指した相談や指導を行うことで,心不全の治療成績を上げようとする試みは,「循環器病の診断と治療に関するガイドライン」でも推奨されている。セルフケア能力を評価(**表2-4**)[4]し,患者と共にどんなセルフケア能力をどの程度伸ばすのかという目標を,多職種で決めることが在宅支援の第一歩につながる。

 事例展開 「入退院を繰り返す心不全患者に多職種が協働して支援を行った事例」

事例の概要

患者は88歳の男性(**図2-3,4**[5])で陳旧性心筋梗塞,慢性心不全,認知症と診断されている。要介護2で,ホームヘルパーが週に2回,訪問看護は連日利用している。

心不全の発症まで

60歳のときに高血圧症を指摘されたが放置していた。75歳でそば屋の店主をやめてからは,近所の散歩や,妻との毎日の晩酌を楽しみに過ごしていた。83歳のとき,いつもの散歩で息切れがあったため近所のクリニックを受診したところ,心筋梗塞の疑いで病院を紹介され,陳旧性心筋梗塞の診断を受け,薬物治療で経過が安定した。退院後,月1回

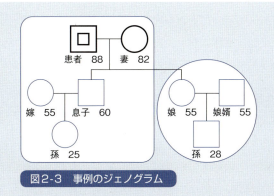

図2-3 事例のジェノグラム

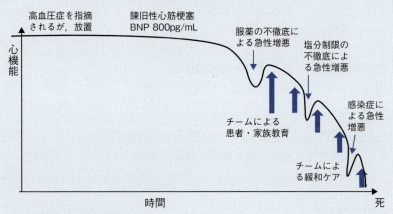

BNP：脳性ナトリウム利尿ペプチド

図2-4 患者の臨床経過

Lynn J (2001). Perspectives on care at the close of life. Serving patients who may die soon and their families: the role of hospice and other services. JAMA, 285 (7)：925-932. より作成

通院することになったが，服薬や受診を忘れることがあった。

心不全悪化による入院・退院時

　86歳のとき，全身倦怠感と食欲低下があり，家族に付き添われて病院を受診した。心不全の悪化の傾向があるため，入院して内服薬で治療した。

　退院時，受診や服薬を忘れることがあるため，主治医は健康管理を目的に訪問看護の導入を提案した。

　退院日に訪問看護師が訪問すると，患者と家族が昼食の天ぷらそばを食べていた。患者は，軽い体動でもゼーゼーという呼吸音が聞かれ，酸素飽和度も85％と低かった。看護師が状態を尋ねると「そう言われればしんどいかな」という程度で，妻らも「いつもこんな感じだから」と症状の自覚が乏しい様子であった。患者は「入院は絶対嫌だ」と言っているため，入院しないためには服薬や食事などのセルフケアが重要であることを説明した。

　訪問後，看護師は主治医に病状を報告し，ケアマネジャーに医療面を考慮したケアプランへの変更を相談した。

その後，ホームヘルパーに食事や服薬の声かけを依頼し，患者・家族には，心不全や急性増悪の理解を促し，具体的なセルフケアを指導した。同居している息子の嫁には，定期受診日に栄養指導を受けるように伝え，急変に備えつつ在宅療養体制を整えた。

心不全の急性増悪による再入院・退院時

87歳のとき，塩分制限の不徹底による急性増悪で再び入院し，薬物治療で経過は安定したが，3週間の入院中に理解力や判断力の低下がみられるようになった。

退院直後，布団からの起き上がりに介助が必要となり，移動でのふらつきや，食事の際にむせこむなどのIADLの低下が認められた。嫁や長男と相談して，布団をベッドに変更し，ポータブルトイレを設置するなど，生活様式を調整した。

患者は「眠れないことがある。夜が怖い」と訴え，妻や長男がそばで寝ていればぐっすり眠れるため，家族の身体的・精神的負担が増えていった。

在宅での終末期を支えるチームの構築

88歳のとき，誤嚥性肺炎で再度入院した。肺炎は良くなったが，心不全の進行もあり，治癒力には限界がみられた。

本人や家族が今後どう過ごしたいかを話し合う時期を迎えていることを主治医から説明してもらい，患者と家族が治療の選択や最期の希望を考えられるよう促した。また，在宅支援チーム内でも，今の病状や予後について共通理解をもち，今後の方針を確認した。

在宅での看取り

本人・家族の希望で自宅に退院して7日目，患者から「苦しい。助けてください」との訴えがあった。酸素飽和度は80％と低下し，心不全の増悪か肺炎の再燃が考えられた。

終末期を支えるチームは再度家族に病状を説明し，患者の生活の質（QOL）を高めるために必要なことを本人・家族と共に話し合った。

家族は，最期まで家にいさせたいという意向であったため，緩和ケアと家族の介護負担の軽減を目的に，連日の訪問看護で24時間体制とするよう調整した。数日後，患者は皆に「ありがとう」と言って息を引きとった。

事例のポイント

心不全は，急性増悪により入退院を繰り返し，徐々に心機能が低下するとともにADLが制限される。よって，心不全の一般的な経過と，急性増悪の原因について知識を深め支援する必要がある。以下，本事例の支援のポイントを挙げる。
- 服薬や塩分制限の不徹底による急性増悪は予防可能である。患者のアルコールなどの嗜好品や晩酌時のつまみも含め，食生活を確認する。付き合いでアルコールの量が増えていないかなど，時節による変化も確認する。また，服薬の不徹底については，必要性のみを伝えるのではなく，飲み忘れた理由を尋ね，どのようにしたら確実に内服できるのかを一緒に考える。
- 患者や家族は，呼吸状態などの症状の自覚が乏しいため，急性増悪の予防のためにも，

セルフモニタリングの能力を高める。セルフケアの内容は，**表2-4**の内容を参考にする。
- 患者のセルフモニタリング能力を高めるために，在宅から入院，自宅退院後まで一貫して，看護師，医師，薬剤師，栄養士，ケアマネジャー，ホームヘルパーなどの多職種が協働し，支援する。
- 心機能の低下によって，息切れや全身倦怠感だけでなく，トイレ移動時のふらつきや食事時のむせこみなどADLが制限されていく。患者が自分らしく自宅で生活するために，障害に応じて生活様式を変更していく。
- 医師・看護師が中心となり，AHA/ACCのステージD（難治性心不全）を見きわめ，患者・家族に予後について説明する。意思決定支援では，患者にかかわる他職種も加わり，緩和ケアを行う。

●文　献

1) Guck TP, Elsasser GN, Kavan MG, et al (2003). Depression and congestive heart failure. Congestive Heart Failure, 9 (3)：163-169.
2) Tsuchihashi M, Tsutsui H, Kodama K, et al (2000). Clinical characteristics and prognosis of hospitalized patients with congestive heart failure―a study in Fukuoka, Japan. Japanese Circulation Journal, 64 (12)：953-959.
3) Kato N, Kinugawa K, Ito N, et al (2009). Adherence to self-care behavior and factors related to this behavior among patients with heart failure in Japan. Heart Lung, 38 (5)：398-409.
4) Kato N, Ito N, Kinugawa K, et al (2008). Validity and reliability of the Japanese version of the European Heart Failure Self-Care Behavior Scale. European Journal of Cardiovascular Nursing, 7 (4)：284-289.
5) Lynn J (2001). Perspectives on care at the close of life. Serving patients who may die soon and their families: the role of hospice and other services. JAMA, 285 (7)：925-932.
6) McAlister FA, Stewart S, Ferrua S, et al (2004). Multidisciplinary strategies for the management of heart failure patients at high risk for admission：a systematic review of randomized trials. Journal of the American College of Cardiology, 44 (4)：810-819.

第Ⅴ章 在宅での看取りケア

3 COPDの看取りケア

　慢性閉塞性肺疾患(chronic obstructive pulmonary disease：COPD)は，長期間にわたってタバコなどの有害物質を含む空気を吸い込むことによって生じる気道や肺胞などの慢性的な炎症である。COPDは緩やかに進行するため，病気の早期から適切な治療を行い，呼吸リハビリテーションの導入や生活の見直しによって呼吸機能の低下を抑え，生活の質(QOL)を高めるよう支援する。

　しかし，急性増悪による入退院を繰り返すCOPDの終末期は，どの時期からを終末期と定義するのか判断が難しく，終末期の医療についての意思決定支援や人生の最終段階の医療の決定には課題が多い。

退院後の症状コントロール，意思決定支援，家族支援

退院後の症状コントロール

　COPDの入院理由としては，呼吸器感染症による急性増悪や，在宅酸素療法(home oxygen therapy：HOT)導入の指導があるが，入院が長期化する場合もある。入院中は治療や労作性の呼吸困難に対して，早期から呼吸リハビリテーションが導入され，適切な管理で入院前の生活行動が可能になることが多い。しかし，在宅療養移行後に呼吸困難のために動かない生活になり，活動や食事などのQOLが低下し，結果的に症状緩和が図れない場合，短期間での入退院の繰り返しとなる場合もある。病気が重篤化しないためには，生活環境の改善，生活習慣の見直し，薬剤管理など，セルフケア能力の獲得が重要となる。

意思決定支援，家族支援

　COPDは，完治はできないが，適切な管理により長い期間日常生活が保たれることを本人と家族が理解し，症状コントロールに主体的に取り組めるように支援する。同時に，本人が自分の病気の経過を理解し，最終段階の医療についての希望を考えておく必要がある。

1) 退院後の生活に対する認識

　病気が進行してHOT導入となっても生活機能は維持できるが，仕事や日々の暮らしにどのような希望をもっているのか尋ね，その実現に向けて支援内容を一緒に考えることがセルフケアへの意欲を高めることにつながる。

　また，独居や老々介護世帯が増加するなかで，内臓疾患は介護認定に反映されないこともあり，生活の大半はセルフケアによるところが大きい。自ら生活を再構築していく意思

をもち自己肯定感を高め，終末期の段階を見据えた意思決定が求められる。

2）生活を共にする家族の認識

家族の存在は，長年の生活習慣の見直しなど，協力者としての役割が大きい。特にCOPDは男性に多く，家事を支えている配偶者の協力は不可欠である。

家族が何を思い，何が気がかりとなっているのか，家族として協力できることを訊ねながら支援計画を検討する。また，COPDが重篤化し，高度な呼吸困難や生活機能の著しい低下をきたすまでに，本人と終末期の医療について話し合うことを意識させる。

3）セルフケア能力の向上

入院中には早期から呼吸リハビリテーションが導入されているが，入院生活では想像以上に下肢筋力の低下をきたしていることが多い。また，腹式呼吸の習得，食生活の改善，環境整備，服薬管理は，良好な体調を維持するうえで不可欠である。

セルフケア能力を高めることは，今後の病状の変化を見据えたアドバンスケアプランニング（ACP）につながり，医療の選択や生活上の問題を考える機会となる。

①換気：禁煙，受動喫煙を避ける，人混みや空気の悪いところを避ける，部屋の換気を行い，空気の流れをつくる。

②栄養：低栄養状態は，筋量減少や呼吸筋疲労につながり，呼吸困難感を増大させるために栄養状態の改善を図る。高たんぱく食を心がける。

③排泄：便秘は努責により呼吸困難を増大させるため，苦痛のない排便コントロールを指導する。

④呼吸法と運動（腹式呼吸，口すぼめ呼吸）：労作時の呼吸困難は活動低下を招く要因となり，さらに筋力低下につながる。腹式呼吸による苦しいときの呼吸の整え方を習得し，日常生活での動きを維持する。口すぼめ呼吸は，気道内圧を高め，気道の閉塞を改善するために呼気が容易になる。筋力が低下すると，全身への酸素の供給が減少し，さらなる運動制限へと悪循環となる可能性がある。呼吸困難を緩和し，日常生活活動（ADL）の維持を図る。

⑤服薬：COPDの薬物療法は，進行を抑制することが目的ではなく，呼吸困難の軽減や急性増悪を予防することでQOLの改善につなげる。気管支拡張薬，吸入ステロイド，抗コリン薬，テオフィリン製剤などが用いられ，適切な服薬管理により症状緩和を図る。

退院後における在宅支援チームの連携

急性増悪

COPD患者の予後には，長期にわたる療養生活の習慣が影響する。生活全体の見直しと重篤化を遅らせるために，医療と介護の連携は不可欠である。急性増悪の外的因子としては，感冒やインフルエンザ，肺炎の併発が多い。インフルエンザワクチンの接種だけでなく，生活環境を整え，感染予防に努め，医療との連携を図りながら早期に対処できる体制を整えておく。また，地域の在宅医に移行後も，痰が増える，咳が続く，動きづらい，浮腫を認めるなどの症状がみられたら，早期に病院での精査や治療が受けられるような体制

入退院の繰り返し

入退院の繰り返しはCOPDの重篤化につながり，また入院ごとに自力での生活機能が低下する傾向にある。日常生活では，看護やリハビリテーション，介護職との連携により禁煙を実行し，腹式呼吸や口すぼめ呼吸を習得することで呼吸困難に対処しながら室内での活動を維持できるように努める。自宅での暮らしを継続するために，異常の早期発見と早期対処により入院を回避できるよう専門職者間で連携していく。

COPDの管理には，患者の日常生活の送り方が深く関係している。医療・介護職者からなる在宅支援チームは，役割分担を明確にするだけでなく，治療を継続しながらも生活の不自由さを緩和できるよう，食生活や活動状況についてきめ細やかに情報交換できるよう連携していく。また，療養者が習得すべきセルフケアは，専門家の継続的な支援によって習慣化させていくことができると考えられる。QOLの維持・向上に向けた支援目標を共有しチームでかかわっていく。

事例展開 「意思決定において"延命治療はしない"という本人の思いを中心にQOLを考えた事例」

事例の概要

患者は80代の女性で，肺気腫，CO_2ナルコーシス，心不全。若い頃から長年夫と共に家業を営み，受動喫煙の環境であった。夫と死別後は購入したマンションでの一人暮らしであったが，舞踊などの趣味も多彩で活動的な生活をしてきた。経済的に不安はなく，結婚した娘たちの負担にならないように頑張っていた。HOT導入になり，自宅の電気ポットに安否確認ができる在宅見守りシステムを導入し，車で20分ほどの所に住む娘とはメールでやりとりしている。

退院前

自宅で意識消失発作を起こし救急搬送され，CO_2ナルコーシスと診断されたが，酸素療法を中止後は意識レベルが回復し，退院を機会に訪問看護導入の依頼があった。

治療としては，HOTの中止のみで強制換気の必要はないと診断され，ADLも維持できており，訪問看護を週1回導入し緊急対応できる体制をとって退院となった。

肺気腫と診断されHOT導入に至っている。著しい呼吸困難は訴えていないが，CO_2ナルコーシスを併発していることから，肺胞の弾性収縮力が低下し，換気障害をきたしている状態と考えられる。本人の強い希望もあって，HOT中止のみで在宅への退院となっているが，今後もCO_2ナルコーシスを起こす可能性は大きいと考えられた。

訪問看護開始時

ケアマネジャーから訪問看護導入の依頼があり，開始時に以下のことを確認した。

1) 病状の把握

CO_2 ナルコーシスを繰り返していることから，医療の方針を把握することが重要と考えた。主治医の治療方針として，高齢でもあり治療については何もしないことと，緊急時は病院へ救急搬送することを確認した。

2) 本人の病状認識と今後に対する意思確認

セルフケアによる病状管理と安定した生活のために，本人が自分の病気をどのように理解し，今後どうしたいのかを知ることが必要である。また，今後の意思決定支援にも関係するので，訪問看護導入にあたって確認した。

- 本人の病状認識：肺気腫でHOTをしているが，酸素が多すぎると意識がなくなる。でも，入院して良くなったのでこれまでのような生活ができる。
- 今後の医療への意思：早く家に帰りたい。延命治療は必要ない。

3) 家族の病状認識と今後への意思確認

- 家族の病状認識：CO_2 ナルコーシスを繰り返す不安があり，独居での生活継続は難しくなっている。在宅以外の療養の場の選択肢も検討しないといけない。
- 家族の今後の医療への意向：医師から治療方法がないと聞いているので，今はとりあえず退院する。訪問看護が導入されるので，緊急時の体制がとれてよかったと思う。本人は延命治療はしたくないと言っているが，救急搬送はしてほしい。家族としては電気ポットの使用で安否確認ができるようになっているので，常に気をつけたい。

4) 在宅支援チームの構成

本人も家族も延命治療は望まないが，救急搬送は希望している。病状認識と治療方針が曖昧で，具体的なイメージをもっていないという不安材料はあるが，すでに退院予定日も決定しており，週1回の訪問看護で病状観察と呼吸ケア，救急対応を担うこととして自宅での生活を開始した。

病院主治医，医療相談室看護師は，いつでも来院できるよう調整した。また，本人，家族，訪問看護師，ホームヘルパー，ケアマネジャーで以下の点を確認した。

- 緊急時の体制：緊急事態に遭遇する確率が，毎日接しているホームヘルパーの可能性が高いため，会話の変化，ボーっとしている，食べない，動けないなどの状況は救急搬送が必要と考え，①家族，②訪問看護師に連絡することとした。

退院から1週間で意識レベルが低下し再入院となった。呼吸器装着により回復したが，救急搬送に関する記憶がなく，早期の退院を望んでいる。

5) 今後に向けた話し合いの提案による意思決定支援

1週間で再入院となった現状に対して，「何もしない」という方針では患者のQOLは守れないと考えたことを，病院相談室看護師に相談したところ，送り出す側の病院として今後の治療方針に対して院内で再検討する協力が得られた。

医療相談室看護師を介して，本人，家族と病院関係者などで，今後の治療方針および終末期における医療の選択について話し合うことを提案した。

(1) 病院との調整

退院しても1週間で再入院となっており，CO_2 ナルコーシスに対する治療として，夜間は非侵襲的陽圧換気（noninvasive positive pressure ventilation：NPPV）の使用を検討す

るために，入院中にその管理について指導することになった。
(2) 本人の意思確認
　本人の望む「延命治療はしない」について再度確認すると，具体的なイメージはもっていないが「人工呼吸器をつけてまで生きたくない」と考えていた。NPPVについての説明を受け，マスクの着脱について病院で指導した。
(3) 家族の意思確認
　患者の容体については不安ではあるが，救急搬送によって回復するのがわかっていながら放置はできない。NPPVの取り扱いについては，訪問看護の回数を増やして経過をみていきたいとの声が聞かれた。そこで，夜間のみNPPVを導入し，在宅医療体制を整え病院との連携を図った。また，食生活を整えるために，サービス付き高齢者向け住宅（以下，施設）を病院から紹介され転居することになった。

退院直後〜安定期
　NPPVの装着が自分でできる状態になった1か月後に退院となったが，食事の管理や夜間の安否確認について，施設職員との調整が必要となった。
- 本人の意思：もうこれ以上の医療は望まない。ここで最期を迎えたい。
- 家族の意思：食事の心配がない。誰かの目があるので安心だが延命治療は望まない。

　退院直後は，体重減少もあり，室内のトイレに自分で行くことがやっとできる状態であった。訪問診療を週1回，訪問看護を週3回，訪問介護を毎日2回，夜間の安否確認を行った。
- ケアの目標：生活の目標を自ら見出し，意欲的に生活できる。
- 異常の早期発見：バイタルサイン，頭痛，意識レベル，食事摂取状況を確認する。呼吸困難の状態および排泄習慣を把握し，体重管理を行う。
- リハビリテーション：足浴後に腹式呼吸，呼吸補助筋ストレッチを行う。室内歩行。
- シャワー介助：状態をみながら週1回，本人と話し合って行う。
- 排便管理：緩下剤活用とマッサージなどを行い，2日に1回の排便を目標とする。
- 服薬管理：管理薬剤師と共に服薬状況を把握し，カレンダーにて自己管理する。
- 情報の共有：施設職員との連携を図る。

　体調が良くなり，少しずつ体重も回復し，外を歩いてみたいと言えるようになり活動範囲が拡大した。自分で住居に隣接している店舗に買い物に行くことを目標とし，近所のパン屋への買い物も達成できた。家族もたびたび訪問し，生活状況を確認した。

在宅支援チームの構成
　退院から4か月目になる頃から活動が室内移動に限定されるようになり，動脈血ガス値PaO_2の低下と$PaCO_2$上昇が認められるようになった。
　意識レベルは維持できたが食事が摂れないために，体重が減少した。NPPVが装着できず夜間に訪問することもあった。訪問看護師として訪問診療に同行し，本人および家族，在宅医，訪問看護師，施設介護職員，介護支援専門員，施設職員で現状と今後について話し合いの場を提案し，本人と家族の意思を中心に，関係者が目標を共有できるように調整した。

- **本人の意思**：現状の生活で納得している。今以上の医療は希望しない。入院は希望しないので，このままの生活を続けたい。
- **家族の意思**：夜間にNPPVがはずれていないか心配。
- **施設職員の役割**：夜間入眠から2時間程度でNPPVのマスクがはずれることが多く，巡回して訪問看護師に連絡する。

訪問看護師と在宅医から，施設職員が観察すべきことや連絡が必要な場面について説明し，24時間体制の連絡方法を確認した。

看取り

年末年始は子どもの家族も集まり穏やかに過ごした。しかし，$PaCO_2$が上昇し，傾眠傾向となり，日中もNPPVマスクを装着し終日臥床状態となった。

訪問看護師が，家族に予後や起こりうる変化について説明した。患者は全員が集まり「申し訳ない」と言いつつも嬉しそうに語っていた。娘には残り時間が短いことを説明し，夜間も娘が付き添い，家族に見守られ翌朝に永眠となった。

事例のポイント

本人の「延命治療はしない」という意思には，様々な思いが込められている。本事例では，意思決定の場において，本人の思いを中心にQOLを考えていき，在宅に送り出す病院看護師と連絡を密にとりながら，今後の選択肢を提案することで数か月の在宅療養を実現できたと考える。病院も含めた在宅支援チームのメンバーとして，患者のQOLを考える機会をもてたことは，医療依存度の高い在宅療養者を受け入れるにあたって重要なことである。

また，本人がNPPVという医療的ケアを受け入れたのは，子どもたちの負担にならず療養できるためであった。患者は，救急入院で挿管した経験が自分の望まない医療であることをはっきりと意思表示した。このように，病状の経過をみながら，繰り返し意思を確認したことで，本人・家族共に納得した時間を過ごすことにつながったと考える。

● 文献

1) 赤星俊樹, 吉澤孝之, 岩城基, 他（2009）．COPDにおける終末期ケアの問題点と対策．日本呼吸ケア・リハビリテーション学会誌, 19（3）：215-219.
2) 石川恵子（2013）．COPDを看護の視点で見る．KOMIケアセミナー, ナイチンゲールKOMIケア学会.
3) 山口佳寿博（2004）．COPDの薬物療法．日本呼吸学会誌, 42（8）：710-716.
4) 菱沼典子（2017）．看護形態機能学—生活行動からみるからだ．第4版, 日本看護協会出版会.

4 神経難病の看取りケア

退院後の症状コントロール，意思決定支援，家族支援

退院後の症状コントロール

神経難病は，摂食嚥下，呼吸，排泄，運動，コミュニケーションなどの機能が徐々に低下していく疾患である。進行性に出現する様々な障害や症状を緩和するためのケアのポイントを以下に述べる。

1）摂食嚥下障害へのケア

食べることは，体に必要な栄養や水分を摂取する以外に，「好きなものを食べる」という楽しみの行為でもある。神経難病が進行すると，摂食嚥下障害によって栄養不足となるため，本人の好みを尊重しながら，安全に食事ができるように支援する。

- 咀嚼できない，口腔にためて飲み込みに時間がかかる→全粥，きざみ食など形状を変えて少量ずつ食べる。少量でも高栄養な食品を選択し，疲労と食事時間の短縮を図る。
- 舌の動きが悪く，咽頭への送り込みができない→食品が口の中でまとまりやすくなるように，市販のとろみ剤や卵の黄身やとろろ，あんかけなど食材の粘性を活用した調理を工夫する。
- 飲み込むタイミングが難しい，気管内に入りやすく食後にむせる→ゼラチンや寒天を利用し，嚥下しやすい形状に調理したり，本人の嗜好に合った市販のゼリー食品を購入する。いつでも吸引ができるように吸引器を設置する。
- 唾液や食品が気管に入りやすく，頻回に吸引している→低圧持続吸引器を使用して夜間の吸引を減らし，誤嚥を予防する。
- 口からの食事摂取を望んでいる→「飲めること，食べること」の喜びを重視し，飲みたいとき，食べたいときの希望に合わせて少量で頻回に摂取する。
- 経口摂取だけでは不十分で，脱水や誤嚥性肺炎を起こしやすい→経鼻胃管，経皮内視鏡的胃瘻造設術（PEG），腸瘻，経皮経食道胃管挿入術（PTEG），中心静脈栄養（TPN）などによる栄養法を選択し，本人と家族の負担にならないように，注入時間や方法を考える。
- 終末期に「胃瘻は造りたくないが，何も口から入らないのはつらい」との希望がある→末梢や皮下からの補液を行う。ただし，補液では脱水の改善は困難で，徐々に意識レベルの低下や倦怠感などが進む。死期に近づく自然の経過であるため，本人の意思を尊重して支援する。

表4-1 神経難病による呼吸障害の種類と症状

疾患名	呼吸障害の種類，症状
筋萎縮性側索硬化症（ALS）	球麻痺による呼吸筋障害
重症筋無力症	嚥下・構音障害，呼吸障害
進行性筋ジストロフィー	呼吸筋麻痺による呼吸筋障害
パーキンソン病	筋固縮による拘束性の換気障害
多系統萎縮症	声帯筋の萎縮，球麻痺による呼吸筋障害
脊髄小脳変性症	球麻痺による呼吸筋障害，声帯麻痺

2）呼吸障害へのケア

神経難病が進行することで，換気障害や呼吸運動の障害が生じてくる（表4-1）。呼吸状態を観察し，安楽に呼吸ができるよう支援する。

- 労作性呼吸苦がある→呼吸困難が生じないように，休息をとりながらケアを行う。
- 肺や胸郭が広がるように，マッサージによるリラクゼーションを行う。
- 痰などの分泌物を排出しやすくするために，室内に加湿器を設置して湿度を保つ。
- 息苦しさがあり，酸素飽和度93％以下が続く→経鼻酸素カニューレによる酸素療法を行う。酸素量は0.5〜1 L/分から開始する。呼吸障害による換気不全があると，二酸化炭素分圧が上昇しCO_2ナルコーシスによる呼吸抑制が起きるため，酸素量に注意する。
- 呼吸障害が進行し，呼吸不全を生じている→非侵襲的陽圧換気（NPPV）や気管切開下陽圧換気（TPPV）を選択し，機器の扱いなどで本人と家族の負担が最小限になるように医療的ケアを考える。
- 「気管切開はしたくない」「人工呼吸器は装着したくない」と望んでいる→呼吸の改善が困難であることを伝える。終末期になると，肩呼吸や鼻翼呼吸となり，呼吸不全によるCO_2ナルコーシスから，徐々に意識が低下していく。死期に近づく自然の経過であるため，本人の意思を尊重して支援する。

3）排泄の援助

排泄行為には羞恥心を伴うため，「トイレで行いたい」という患者の思いを尊重する。排泄障害が起きた場合は，排泄行為などを観察し，本人の意向を確認しながら安全に行えるように支援する。

- 乳酸菌飲料やヨーグルト，食物繊維を含んだ食品を摂取し，便秘を予防する。
- 排泄量や移動時間などを考慮し，失禁を予防する。
- 神経因性膀胱による尿閉→膀胱留置カテーテルを留置する。
- 直腸肛門機能の低下による便秘→緩下剤により排便コントロールを行う。
- 終末期になると，食事や水分量が少なくなることで尿量が減少し排泄物が変化する。本人の希望と移動時の安全に配慮し，トイレ，ポータブルトイレ，床上排泄を選択する。

4）日常生活活動（ADL）動作への援助

神経難病は，疾患によって生じる運動障害が異なる（表4-2）。また，個々の患者によって進行速度も異なるため，運動機能を評価し，安全に活動できるように支援する。

- 神経難病による障害は改善できないが，リハビリテーションを行い，拘縮予防など廃用症候群の予防を図る。
- 指先や上肢の筋力低下→軽量な物や使いやすい形の物に変えるなど，生活用具を工夫す

表4-2 神経難病による運動障害の種類と症状

疾患名	運動障害の種類，症状
筋萎縮性側索硬化症（ALS）	上下肢の運動障害，関節拘縮，筋萎縮
重症筋無力症	上下肢の運動障害，筋萎縮
進行性筋ジストロフィー	上下肢の運動障害，筋萎縮
パーキンソン病	日内変動による運動障害
多系統萎縮症	錐体外路症状による運動障害
脊髄小脳変性症	失調症状による運動障害

る。
- 下肢の筋力低下→寝返りや移動が難しくなるため，自分で体の向きを変えられるようにスライディングシートを使うなど，福祉用具を活用する。

5）コミュニケーション能力の障害への支援

意思伝達装置などのコミュニケーション手段を共に考え，気持ちが読み取れるように支援する。
- 構音障害が進行し，ろれつが回りにくい，発音が不明瞭になる→応答しやすい言葉を選んだり，筆談など会話の方法を変える。
- 運動機能が低下し，意思を伝えにくい→意識が清明でも，応答が遅かったり小声だったりする場合，文字盤などの意思伝達装置を使う。
- 終末期になると，さらに意思が伝わりにくくなるため，表情や手足の動き，脈拍などで変化を察知する。

6）薬物療法

進行する病状によって出現する様々な症状に対して，薬を使用しながら症状のコントロールを図る（表4-3）[1]。

意思決定支援

神経難病が進行すると，嚥下障害や呼吸障害などの様々な症状が生じ，患者は生命維持のために胃瘻造設や人工呼吸器装着などを選択しなければならない。死が近づき，「どうしたらよいか」と揺らぎながら選択していることを理解する。患者がどのような最期を望んでいるのか意思を確認し，患者の揺らぐ心情に寄り添い，最期まで自分らしく生きることを支援する。

家族支援

患者を支える家族には，それぞれ仕事や学業，家事や子育てなどの発達段階（ライフサイクル）があり，社会参加と家族役割をもっている。神経難病が進行していくと，徐々に介護が必要になっていくが，家族介護者は，介護を行いさらに医療処置などの負担が多くなる。介護者の負担感が増えないように，家族としての時間をもち介護が楽にできるよう介護内容を共に考える。

終末期には，家族も不安や悲しみを感じている。家族が死を受容できるように，状態を伝えながら看取りの準備を共に行う。

表4-3 神経難病の薬物療法

倦怠感	・カフェイン：400mg/日まで増量可 ・リタリン®：10～20mg/日 分1（朝または日中に投与） ・モディオダール®：100～200mg/日 分2 ・メスチノン®：120mg/日 分2（朝・昼食後） ※うつ状態が影響している可能性もあり，抗うつ薬が有効なこともある
筋緊張亢進，線維束性収縮	・段階的に用いることが多く，リオレサール®15～30mg/日 分3，テルネリン®3～9mg/日 分3（眠気に注意），ダントリウム®50～150mg/日 分2～3の順にあるいは組み合わせて投与を試みる ・セルシン®，リボトリール®，ガバペン®などを用いることもある ・線維束性収縮が多いために不眠となる症例もあるが，セルシン®，テグレトール®，アレビアチン®などが用いられる ・こむらがえりには芍薬甘草湯を用いることもある ・突っ張りが激しい場合にはボトックス®注射，バクロフェン髄注を用いることがある（保険適用に制限あり）
痛み	●神経の障害による痛みに対して ・抗けいれん薬（疼痛には保険適用外のことが多い）：リボトリール®1～4mg/日 分2，アレビアチン®100～200mg/日 分2，テグレトール®（三叉神経痛に保険適用あり）100～200mg/日 分2，ガバペン®600～1,200mg/日 分3，リリカ®カプセル（末梢神経障害性疼痛の保険適用あり）150～300mg/日 分2など ・三環系抗うつ薬（保険適用外），四環系抗うつ薬：トリプタノール®30～75mg/日 分3，トフラニール®30～75mg/日 分2～3 ●不動や圧迫による筋骨格系の痛みに対して ・アセトアミノフェンや非ステロイド性抗炎症薬（NSAIDs）などの鎮痛薬を使用する。また，関節内注射が有効な場合もある ●痙縮などによる筋骨格系の痛み，有痛性筋けいれんに対して ・抗痙縮薬，筋弛緩薬：リオレサール®15～30mg/日 分3，テルネリン®3～9mg/日 分3（眠気に注意），ダントリウム®50～150mg/日 分2～3，セルシン®，リボトリール®，ガバペン®などを用いることもある ・抗うつ薬の併用 ・がんの疼痛緩和と同様に，弱オピオイド（ブプレノルフィン）を，それでも痛みがコントロールできないときは，強オピオイド（モルヒネ，フェンタニル，オキシコドン）を使用して痛みを軽減することが望まれる ・筋萎縮性側索硬化症（ALS）では，コントロール困難な痛みがある場合，呼吸困難も同時にあることが多く，モルヒネが第一選択となる
せん妄，不穏	●せん妄，幻覚妄想状態，REM睡眠行動障害に対して ・非定型抗精神病薬：セロクエル®50～150mg/日 分2～3，リスパダール®2～4mg/日 分2，ルーラン®4～12mg/日 分2～3 ・抗精神病薬：セレネース®1.5～3mg/日 分2～3，コントミン®30～75mg/日 分2～3，ヒルナミン®10～75mg/日 分2～3 ・その他の抗精神病薬：グラマリール®50～150mg/日 分2～3，ドグマチール®100～150mg/日 分2～3 ・漢方薬の抑肝散が有効なこともある。向精神薬はパーキンソン症状を悪化させることがあるので注意しながら使用する ※ALSの終末期の不穏状態に対しても，非定型抗精神病薬，抗精神病薬が有効であるが，やせていること，終末期で体力が低下していることなどを考えて，少量から状態をみながら使用する

成田有吾（編著），難波玲子，高橋貴美子，荻野美恵子，他（2011）．神経難病在宅療養ハンドブック―よりよい緩和ケア提供のために．メディカルレビュー社，p.63-84．より作成

退院後における在宅支援チームの連携

　神経難病は様々な機能が低下していく疾患であり，進行によって介護や生活，環境などへの支援が必要となる。最期まで在宅で過ごすことができるように，社会資源を活用する。

医療費の助成

　医療費助成対象疾病（指定難病）には330疾病（2017年4月現在）が指定され，都道府県で定められた手続きを行い，医療受給者証が交付される。医療費助成における自己負担限度額は決められているが，申請を行っていないと，医療以外にも介護サービスの費用なども増えるため手続きを進める。

介護保険の利用

筋萎縮性側索硬化症，進行性核上性麻痺，大脳皮質基底核変性症，パーキンソン病，脊髄小脳変性症，多系統萎縮症は，厚生労働大臣が定める特定疾病であり，40歳以上から介護保険を申請してサービスを利用することができる。

障害福祉サービスの利用

40歳未満で介護保険の対象とならない場合は，障害者総合支援法による障害福祉サービスが利用できるように手続きを進める。

訪問看護の利用

指定難病は，介護保険証をもっている場合は介護保険が優先となり，厚生労働大臣が定める疾病は医療保険による訪問看護となる（表4-4）。連日，複数回訪問して看護を行うことができる。

在宅支援チームの連携

退院後は，本人と家族の意向や障害の進行，家族の介護力によってチーム編成が変化していく（図4-1）。

難病の診断が確定すると，家族は医療費助成の手続きで保健所に行き，保健師は申請に対応しながら支援の相談を受け，難病相談支援センターや患者会などの紹介や，地域で利用できる障害福祉サービスの情報を提供する。

発症時には，病院を定期受診し，処方された薬を薬局で受け取り服用しながら生活を続け，症状が進行すると，生活の質が維持できるようにリハビリテーションを行う。また，障害に応じて，意思伝達装置や電動車椅子などを使用する。

急変時には，病院医師が在宅医に診療情報を提供し，在宅医療連携が始まる。訪問看護師は，医師の指示のもと症状コントロールと医療処置を行う。吸引器や吸入器，パルスオキシメーターなどが必要な場合は，日常生活用具給付で購入する。

日常生活に支援が必要な場合は，保健師に相談して相談支援専門員を紹介してもらい，居宅介護（ホームヘルプ）で介護を行う。介護保険がある場合は，介護支援専門員による

表4-4　医療保険による訪問看護の利用対象となる神経難病（抜粋）

- 多発性硬化症
- 重症筋無力症
- 筋萎縮性側索硬化症
- 脊髄小脳変性症
- 進行性筋ジストロフィー症
- パーキンソン病関連疾患（進行性核上性麻痺，大脳皮質基底核変性症，パーキンソン病）
- 多系統萎縮症
- プリオン病
- 亜急性硬化性全脳炎
- 副腎白質ジストロフィー
- 脊髄性筋萎縮症
- 球脊髄性筋萎縮症
- 慢性炎症性脱髄性多発神経炎

ケアプランで、身体介護や生活介護、訪問入浴による清潔ケアなど生活支援を行う。

訪問看護師は、他職種と病状や対処方法を話し合い、患者が安全に療養生活が送れるように連携する。

終末期では、医師や看護師、相談支援専門員または介護支援専門員、介護職などの在宅支援チームが連携し、患者がどのように日々を過ごしたいのか、どのような支援を望んでいるのかなどを聞きながら、看取りに向けた支援を話し合う（図4-2）。

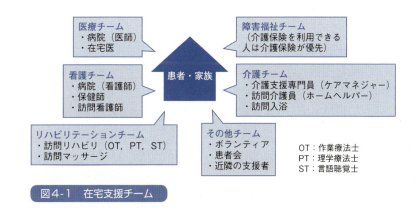

図4-1　在宅支援チーム

病状の経過	発症	進行	終末期
医師	病院 （主治医，専門医） （病名診断・告知）	在宅医 ・病状の説明・対症療法・医療処置 　訪問歯科（摂食嚥下評価）	・緩和治療
薬剤師	薬局（薬の処方）		
看護師	病院（外来看護）	訪問看護 ・症状コントロール・家族支援	・緩和ケア・看取りケア
保健師	・相談		
PT，OT，ST		・リハビリテーション	
指定難病 障害者総合支援法	・医療費助成 ・障害者手帳取得	・補装具，日常生活用具などの給付 　相談支援員（支援計画の作成） ・居宅介護	
介護保険		介護支援専門員（ケアプランの作成） ・福祉用具 ・訪問介護・訪問入浴	
その他	患者会 ボランティア		

図4-2　看取りに向けた支援の変化

事例展開 「患者の在宅療養での意向を最大限にかなえるためにチーム連携した事例」

事例の概要

患者は70代後半の女性で，筋萎縮性側索硬化症。神経内科を受診し，訪問診療は医療保険を利用している（要介護2）。

患者は専業主婦であるが，意志が強く物事はすべて自分で決めている。70代後半の夫と40代の長女，長女の夫，小学1年生の孫と5人家族である。夫は定年退職しており，年に数回友人とゴルフ，食事会に出かけるなど社交的である。長女と長女の夫は仕事で日中不在のため，患者と夫が孫の世話をしていた。

発症から入院，退院

患者は，2年前から体を動かすと疲れやすく，手に力が入りにくいと感じていた。足がつるなど不調を感じて近所の整形外科を受診するが「異常はない」と言われていた。

1年前から，飲み込むとせき込むなど喉の不調を感じ，近医の耳鼻科を受診するが「異常はない」と言われ，不安を感じていた。

1か月前に発熱と息苦しさで入院し，誤嚥性肺炎と診断される。食事中に咽頭侵入による気道閉塞を起こして気管挿管が行われる。神経内科で検査し，筋萎縮性側索硬化症と診断される。舌の萎縮と球麻痺が生じているため抜管は難しく，気管切開を行う。今後，神経難病が進行することで様々な障害が出てくるため，入院中に指定難病，介護保険の申請の説明を受け，家族が手続きを行った。

退院が決まり，患者と夫，主治医（病院医師），病院看護師，退院支援看護師，介護支援専門員，在宅医，訪問看護師で退院前カンファレンスを行った。主治医が，病状や入院中の経過，嚥下障害があるため今後は胃瘻造設の必要があることなどについて説明すると，患者は「気がついたら気管挿管していた。延命はしないでほしい。家に帰りたい」と筆談で拒否した。夫は「妻は意志が強く，決めたら周りが言っても変わらない。苦しくなければ，最期まで家でみたいと思います」と話した。

病院看護師は，現在のバイタルサイン，摂食状況，睡眠状況，排泄状況，清潔ケアを確認し，退院までに気管吸引と口腔内吸引，吸入方法について指導することを説明した。

介護支援専門員は，退院前に自宅を訪問して，特殊寝台（介護ベッド）の準備や，筋力が低下しているので入浴時に必要な椅子や滑り止めマット，段差解消の改修や手すりの設置が必要かなどを確認した。

在宅医と訪問看護師は，医療処置がスムーズに移行できるように，処置内容と，薬や衛生材料を確認し，医療機器を手配した。また，情報提供書や看護サマリー，訪問看護指示書など，退院時に持参する書類を確認した。

退院直後の在宅支援チームのケア

1) 医療的ケア

患者は，筆談とゼスチャーでコミュニケーションを図っていた。介護者である夫は「痰

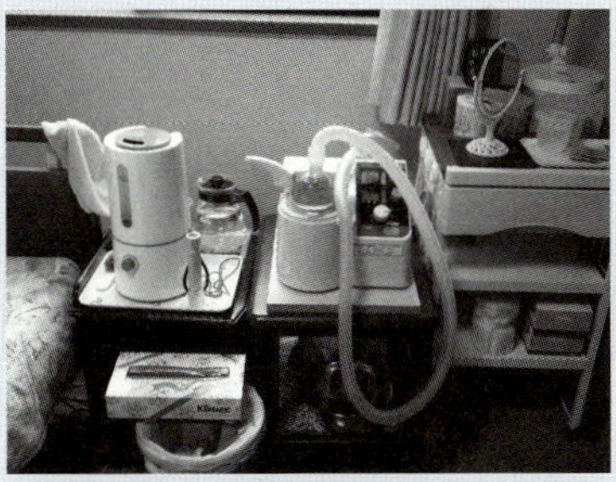

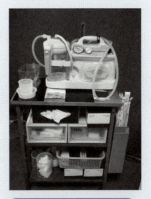

図4-3 吸引の工夫①
加湿器と吸引器の設置

図4-4 吸引の工夫②
浴室のドア付近に設置

が詰まるのがこわい」と言い，吸入を常に行っていて，超音波ネブライザーから離れることができなかった。訪問看護師は，加湿器で代用することを提案し，超音波加湿器をベッドの頭側に設置し，リビングにも加湿器と吸引器を設置した。患者は「自分でもできる」と言い，鏡を置いて1人でも吸引ができるように工夫し，安心できる環境を整えた（図4-3）。

在宅医は，薬の処方，気管カニューレの交換を月1回行っていた。

2）入浴介助

患者が自宅での入浴を希望したため，訪問看護師が週2回入浴介助を行うことになった。入浴中は筆談が行えないため，訪問看護師は患者と事前に入浴の手順を話し合ってから入浴介助を行った。

患者は下肢の筋力と握力が低下しているため，介護保険で滑り止めマットと手すり付きのシャワー椅子を購入した。また，浴室でも吸引できるよう，浴室のドア近くに吸引器を移動し設置した（図4-4）。

頸部の筋力が低下して，洗髪で頸部を動かすと疲れるため，洗髪は入浴日以外の日にホームヘルパーがベッド上で行った。

3）食事援助

患者は食後にむせることが多くなっていたが，「胃瘻を造るのは嫌です。口から食べたい」と食べることを諦めなかった。訪問看護師は，安全に食べるために摂食嚥下の評価が必要と考え，訪問歯科医に依頼した。訪問歯科医が摂食嚥下評価を行い，ゼリー類はむせにくいことがわかり，摂取方法を指導した。

夫は調理ができないため，お茶ゼリーや補助栄養ゼリーなどを，いつでも摂取できるようにホームヘルパーが作り置きした。訪問看護師は，患者に関する連絡ノートを作成して，訪問時の状況や多職種への申し送りなどを記載して連携を図った。

退院10か月後

患者はボールペンが重くなり，コミュニケーションボードで筆談した。疲労感が強く，ベッドで横になっている時間が多くなった。

1時間かけてゼリー類を飲み込むが，むせて吸引することを繰り返していた。在宅医は胃瘻や点滴などを勧めたが，患者は拒否し，口から食べることを望んだ。

入浴では，患者は浴槽から立ち上がることができないため，訪問看護師が訪問入浴を勧めるが「自宅のお風呂に入りたい」と希望したため，浴槽での転倒予防にホームヘルパーと訪問看護師の2人で介助を行うことにした。浴室まで車椅子移動，車椅子からシャワー椅子，浴槽の移動介助を2人で安全に行った。

トイレは居室の隣りで近いため，車椅子で移動して，家族や訪問看護師，ホームヘルパーが排泄を介助した。

看取り

患者が訪問看護師に「喪中はがきが突然届くと，何も知らない人は悲しみますか」と筆談で尋ねた。死期が近づいていることを感じて，知人へ知らせを送ってもよいか，知らせることで相手を悲しませるのではないかと悩んでいた。訪問看護師は，残された時間にできることや行いたいことを傾聴し支持するようにかかわった。筆談で思いを聞いていくなかで，患者は「感謝の気持ちを伝えたい」と話し，夫と一緒に文面を考えて印刷した年賀はがきに，1か月をかけてメッセージを書いた。訪問看護師は夫に，患者が筆談でコミュニケーションができるうちに，合わせたい人に連絡してお別れができるようにと伝え，葬儀など旅立ちの準備を確認した。

介護者である夫が「息苦しいときがある」と言い，労作時に呼吸苦を感じるようになっていた。呼吸筋の動きが弱く，呼吸障害が進行していた。在宅医は在宅酸素療法の機器を設置（0.5 L～1 L/分）し，モルヒネ（オプソ®）内服を処方した。

患者はベッドで上体を起こして寝ていることが多くなった。体を動かすと苦しくなるため，訪問看護師が毎日訪問して，状態をみながらベッド上で清潔ケアを行った。介護者の負担を考え，ホームヘルパーは毎朝訪問しておむつ交換をしていた。

患者は経口から摂取できなくなり，排尿回数が1～2回と減っていた。在宅医は夫に，「急変も起こりうる」と説明した。患者の状態は週単位で悪化しているため，訪問看護師は夫に，家族の連絡先，在宅医と訪問看護師の緊急連絡先を確認した。

徐々に意識が低下し，呼吸不全によるCO_2ナルコーシスで肩呼吸に変化した。手足にチアノーゼが出現し，声をかけても眼をかすかに動かす程度で反応が悪くなっていた。

夫が「呼吸がいつもと違う。意識がないようだ」と訪問看護師に電話で連絡した。訪問看護師が訪問して状態を観察し，在宅医に連絡し往診する。在宅医は夫に死が近づいていることを伝え，夫は家族に連絡し，長女，長女の夫，孫が早退して帰ってきた。

訪問看護師は家族に，呼吸をしないときが増え次第に止まることや，最期まで声をかけながら見守ることで安心して旅立てることを伝えた。最期の時間は家族の時間のため，呼吸が止まった時間を見て，在宅医と訪問看護師に連絡するように説明した。在宅医による死亡確認後，訪問看護師は家族と一緒に最期の整容（エンゼルケア）を行った。

事例のポイント

筋萎縮性側索硬化症は，進行すると舌の萎縮が進み，嚥下障害を生じる。本事例では，

患者の「食べたい」という意向をかなえられるように，嚥下機能を評価し，食べ方を工夫し，口から食べることを支えることができた。

また，全身の筋力低下によって，自分で入浴を行うことができなくなったが，患者の「自宅のお風呂に入りたい」という意向をかなえるために，ホームヘルパーと訪問看護師の2人で介助しながら入浴を継続できた。

「痰が詰まるのがこわい」と言っていた夫も，患者を支えるチームが患者の思いを尊重するかかわり方をし，安心できる療養生活を整えることで，最期まで共に過ごすことができた。

● 文　献

1）成田有吾（編著），難波玲子，高橋貴美子，荻野美恵子，他（2011）．神経難病在宅療養ハンドブック―よりよい緩和ケア提供のために．メディカルレビュー社，p.63-84.
2）尾上尚志，松村讓兒，北澤茂，他（監）（2011）．病気がみえる vol.7 脳・神経．チーム医療を担う医療人共通のテキスト．メディックメディア，p.268-321.
3）川村佐和子（監），中山優季（編）（2016）．ナーシング・アプローチ　難病看護の基礎と実践―すべての看護の原点として．改訂版．桐書房．
4）河原仁志，中山優季（2016）．快をささえる難病ケア―スターティングガイド．医学書院．

5 老衰（認知症）の看取りケア

退院後の症状コントロール，意思決定支援，家族支援

退院後の症状コントロール

　老衰や認知症の病の軌跡（illness trajectory）は，穏やかな経過であるものの，機能が低下した状態が長く続き，ゆっくり進行していくのが特徴である[1]（第Ⅲ章の図2-2，p.68を参照）。

1）老衰とは

　老衰とは，加齢に伴い「老いて心身が衰える」ことであるが，明確な定義はなされていない。加齢とともに骨格筋量と筋力が低下するサルコペニア（sarcopenia）や，身体の予備能力が低下するフレイル（frailty）の状態から，日常生活活動（ADL）や活力の低下，低栄養状態などを引き起こし，衰弱し老衰に至るケースも少なくない。

　老衰死とは，「死因と特定できる疾患がなく，高齢者が加齢に伴う身体機能の低下によって自然に生を閉じること」である。高齢者の多くは複数の疾患を抱えているため，どの疾患で死亡したのか特定することが困難な場合がある。徐々に経口摂取量やADL，意識レベルなどが低下し，自然に衰弱し人生の幕引きをしていく。

　老衰死は2005（平成17）年には2万6,000人だったが，2015（平成27）年には8万5,000人近くに増加しており，この10年間で約3倍となり，死因順位は7位から5位に変化している。これは高齢者人口の増加が要因とされるが，積極的な検査や治療，死因究明というよりも，人生の最期の生活や幕引きを穏やかに迎えたいという療養者・家族の意識や価値観の変化も影響していると考えられる。

2）認知症とは

　認知症や認知症様の症状をきたす原因は様々である。これは，認知症や老衰の終末期に呈する症状が多様な要因から起こるということでもある。

　認知症症状は，認知機能障害とBPSD（behavioral and psychological symptoms of dementia：認知症に伴う行動障害と精神症状）からなり（表5-1），4つの病型がある（第Ⅳ章の表5-2，p.122参照）。病型によって病状の経過に特徴があるが，非定型的な経過をたどる場合もあり，鑑別診断が困難なこともある。たとえば，認知症の原因疾患として最も多いアルツハイマー型認知症では，最初に短期記憶低下がみられ，見当識障害や遂行機能障害，失行，長期記憶低下などが起こり，発症から7年前後経過するあたりから，歩行障害や転倒，失禁，嚥下障害，意思疎通困難などがみられるようになり，死亡半年前くらいから数か月間は寝たきり状態となり，発症後約10年で看取りを迎えるケースが多い

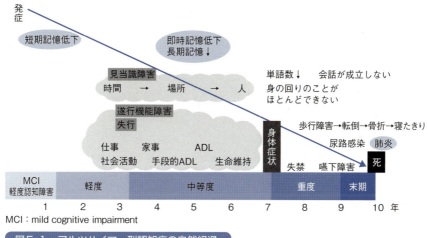

表5-1 認知機能障害とBPSD（認知症に伴う行動障害と精神症状）

認知機能障害	BPSD
● 複雑性注意障害 ● 遂行機能障害 ● 学習・記憶障害 ● 言語障害 ● 知覚・運動障害 ● 社会的認知障害	● 抑うつ ● 興奮 ● 徘徊 ● 無為 ● 焦燥 ● 睡眠障害 ● 妄想　など

図5-1 アルツハイマー型認知症の自然経過

平原佐斗司（編著）（2011）．在宅医療の技とこころ チャレンジ！非がん疾患の緩和ケア．南山堂，p.60．より引用

（図5-1）[2]。認知症の進行に伴う症状とともに，基礎疾患の進行による症状コントロールも同時に行っていく必要がある。

3）老衰，認知症で生じる症状のコントロール

(1) 終末期に出現する症状

　老衰や認知症が進行し終末期に入ってくると，徐々に食事を自力で摂ることが難しくなり，普通食の摂取困難，食事中の傾眠，または普段どおりに食事量を摂取していたとしても，老衰死が近づくと食事からの栄養吸収ができなくなりBMI（body mass index）が急に下がり始める。これは，加齢に伴い消化管などの細胞数が減少し，消化吸収能力が低下することによって引き起こされる。また，細胞分裂ができなくなることによって炎症性サイトカインが分泌され慢性的な炎症状態となり，さらに全身の機能低下が起こり，ADLが低下し，寝たきりの状態となる。

　その後，徐々にるいそうの進行や，血圧，脈拍数，SpO_2 などの低下，尿量減少，四肢冷感，爪甲色不良，辻褄の合わない言動や意識レベル低下などへと進み，穏やかに亡くなっていく。老衰の臨死期では，脳の炎症や萎縮によって機能が低下しているため，痛みや息苦しさなどの苦痛を感じることは少ないといわれている。

(2) 皮膚症状のコントロール

　食事量低下に伴う低栄養状態によって，全身性浮腫や倦怠感，褥瘡などが生じる。アルブミン値が3.5g/dL以下になると褥瘡が形成されるリスクが高まる。高齢者の終末期にお

表5-2 脱水症状

- 皮膚（腋窩など）や口腔内・舌の乾燥，口渇
- 尿回数や尿量の減少，濃縮尿
- 頻脈，血圧低下，微熱，四肢冷感，めまい，ふらつき，頭痛，悪心
- ツルゴール低下：手の甲や鎖骨周辺の皮膚をつまんで持ち上げたときに，正常であればすぐにもとに戻るが，脱水で緊張が低下していると，戻るのに時間がかかる（2秒以上）
- 毛細血管再充満時間（CRT）の延長：末梢への血液還流の状況をみる方法。爪を指で5秒間圧迫すると白くなるが，圧迫している指を離した際に爪の色が赤く戻るまでの時間をみる。2秒以上かかる場合は血液還流が不十分であり，脱水やショック状態と考える
- 傾眠傾向，ぼんやりする，元気がない，夜間せん妄，意識レベルの低下，けいれん
- ヘモグロビン（Hb），ヘマトクリット（Ht），血中尿素窒素（BUN），クレアチニン（Cre）値の上昇

いては，アルブミン値が2.0g/dL前半，もしくは2.0g/dL以下の場合も少なくない。褥瘡発生リスクのアセスメントと発生予防のためのマネジメントを行い，褥瘡が形成されたときは，早期に対応し早期治癒あるいは悪化予防を目標としてケアにあたる。

浮腫を起こしている皮膚は脆弱になっているため，軽度の刺激でも皮膚が損傷しやすく，リンパ漏（リンパ液が皮膚から漏れる）が生じることも少なくない。そこから蜂窩織炎などの感染症を併発することがある。浮腫に対しては，保清と保湿を基本としたスキンケアを行う。また，高齢者の四肢に発生しやすいスキンテア（皮膚裂傷）にも十分注意する必要がある。全身状態の低下などによって，ベッド柵などにぶつけたり転倒したときや，テープ剥離時や腕を持ち上げるなど，何気ない日常のケアの仕方で発生するため，予防と発生時のケアが重要となる。

(3) 嚥下機能の維持

徐々に嚥下機能が低下し，誤嚥性肺炎を繰り返しながら全身状態の悪化が進む。嚥下機能に応じた食形態や食事時の姿勢を工夫し，嚥下機能を維持するためのケアを行う。

誤嚥性肺炎の要因として入眠中の唾液の誤嚥があるため，口腔ケアは重要である。

(4) 脱水の予防

経口摂取量の低下によって，脱水症状（**表5-2**）を呈する。生命予後が週〜日単位の頃には，逆に脱水傾向にあるほうが浮腫や胸腹水，喀痰の増悪を招かず，苦痛を最小限にすることができる。しかし，経口摂取困難が出現すると，療養者，特に家族は輸液や経管栄養の導入について迷いが生じる。

人工的水分・栄養補給法（artificial hydration and nutrition：AHN）に関しては，「人生の最終段階における医療・ケアの決定プロセスに関するガイドライン」[3]「高齢者ケアの意思決定プロセスに関するガイドライン」[4]などを参考にし，療養者・家族を含む多職種で輸液適応の可否，適切な輸液量などについて検討する。輸液を実施した場合は，浮腫や胸腹水，喀痰の増悪，呼吸音や喘鳴，心不全症状などの有無を注意深く観察し，輸液の減量などの時期を検討する。

意思決定支援

老衰や認知症ケアにおいては，倫理的課題が生じることが多い。症状の進行に伴って，療養者自身の意思表示が困難になることや，経口摂取困難になった際のAHNなどに関して，医療やケアの方針をどのようにしていくのか，また家族も受ける医療や介護，看取り方と看取る場所についての決定に揺れ動くからである。

療養者の尊厳を守るには，医療倫理でいう自立尊重の原則に則って，療養者の意思や意向を軸にして医療とケアを提供していかなくてはならない。そのためには，療養者自身に意思決定能力がある，もしくは意思表示ができる段階から，折に触れて療養者の意向や価値観，人生観，死生観などを確認し，家族とかかわる医療・介護職が共有していくプロセス（アドバンスケアプランニング：ACP）を踏んでおくことが重要である。外来，入院，在宅というそれぞれの看護の場で，適時，意思を確認し，それをそれぞれの現場の医療・看護・介護職に引き継ぎ，共有していかなければ，療養者の尊厳を擁護することはできない。そこでの看護師同士の連携が大きな役割を果たすのである。

自宅への退院後も，必要に応じて療養者・家族が意思を表出できるように看護介入し，療養者・家族の意向に沿った穏やかな在宅療養生活と看取りが実現できるよう，話し合いのプロセスを丁寧に重ねていく。すでに療養者の意思決定能力が低下していたり，意思表示が困難になっている場合は，家族などが代理意思決定しなくてはならないため，代理決定者に対するケアも欠かせない。

家族支援

認知症の場合，初期から終末期に至る経過のなかで，記憶障害や失行・失認，家族を家族と認識できないなど，進行・変化する症状と向き合いながら寄り添ってきた家族は，先の見えない不安や戸惑い，喪失感や孤独感など，様々な苦悩を抱えている。また，老衰・認知症ともに終末期に近づくにつれて介護量が増え，身体的にも精神的にも疲労が蓄積されていることも少なくない。療養者への丁寧なケアと並行して，家族に対しては，今までの介護や頑張りをねぎらい，今までの苦悩を共有し，家族が「できることは精いっぱいやった」と思える看取りが迎えられるよう援助する。また，残される家族に予期悲嘆のケアなどを行うことはグリーフケアにもつながる。

前述したように，AHNや延命処置など，受ける医療の選択について家族が代理意思決定しなくてはならない場合がある。看護師は代理意思決定者に寄り添い，適切な情報を提供し，共に考える姿勢で接する。

在宅での看取りに向けて，恐怖心をなるべく少なくするためには，看取りまでのプロセスと終末期症状に対する介護方法などを，事前にわかりやすく丁寧に説明する（デスエデュケーション）。これが不十分であると，家族は不安を募らせ，在宅での看取りが困難になることがある。療養者が亡くなった後は，必要に応じて遺族にグリーフケアを継続する。

退院後における在宅支援チームの連携

認知症の評価ツールの利用

徐々に活動性や機能が低下するため，安楽で快適な日々の生活を維持するために介護量が増加していく。療養者の現在の病状とそれに応じたケアのあり方を多職種で共有しながら，状況に応じてタイムリーな介護サービスの増量や，新たなサービス導入のマネジメントを行う。

その際に，多職種間での共通理解を深める手段として，疾患の病期や特徴を示したツールを活用するのも効果的である．たとえば，アルツハイマー型認知症の重症度評価であるFAST（Functional Assessment Staging，**表5-3**）[5)6)]や，重度認知症者の疼痛評価であるPAINAD（Pain Assessment in Advanced Dementia，**表5-4**）[7)8)]などがある．終末期が近づくと，看取りに慣れていない介護職者では，不安が大きくなる．チームメンバーが安心してケアにあたれるようサポートし，医師と介護職者の懸け橋役を担うことも看護師の役割である．

倫理的課題への対応

倫理的課題からジレンマが生じ，解決の糸口が見つからない場合は，チーム全体で課題

表5-3 FAST（Functional Assessment Staging）：アルツハイマー型認知症の重症度評価

FAST stage	臨床診断	FASTにおける特徴
1. 認知機能の障害なし	正常	主観的および客観的機能障害は認められない
2. 非常に軽度の認知機能の低下	年齢相応	物を置き忘れる．喚語困難
3. 軽度の認知機能低下	境界状態	熟練を要する仕事の場面では機能低下が同僚によって認められる．新しい場所に旅行は困難
4. 中等度の認知機能低下	軽度のアルツハイマー型認知症	夕食に客を招く段取りをつけたり，家計を管理したり，買い物をしたりする程度の仕事でも支障をきたす
5. やや高度の認知機能低下	中等度のアルツハイマー型認知症	介助なしでは適切な洋服を選んで着ることができない．入浴させるときにも何とかなだめすかして説得することが必要なこともある
6. 高度の認知機能低下	やや高度のアルツハイマー型認知症	A）不適切な着衣 B）入浴に介助を要する．入浴を嫌がる C）トイレの水を流せなくなる D）尿失禁 E）便失禁
7. 非常に高度の認知機能低下	高度のアルツハイマー型認知症	A）最大限約6語に限定された言語機能低下 B）理解しうる語彙はただ一つの単語となる C）歩行能力の喪失 D）着座能力の喪失 E）笑う能力の喪失 F）昏迷および昏睡

Reisberg B, Ferris SH, Anand R, et al (1984). Functional staging of dementia of the Alzheimer's type. Annals of the New York Academy of Sciences, 435：481-483. より引用

表5-4 PAINAD（Pain Assessment in Advanced Dementia）：重度認知症者の疼痛評価

	0	1	2
呼吸（非発生時）	正常	随時の努力呼吸，短期間の過換気	雑音が多い努力性呼吸，長期の過換気，チェーン・ストークス呼吸
ネガティブな発声	なし	随時のうめき声，ネガティブで批判的な内容の小声での話	繰り返し困らせる大声，大声でうめき，苦しむ，泣く
顔の表情	微笑んでいる 無表情	悲しい，脅えている，不機嫌な顔	顔面をゆがめている
ボディランゲージ	リラックスしている	緊張している，苦しむ，行ったり来たりする，そわそわする	剛直，握ったこぶし，引き上げた膝，引っ張る，押しのける，殴りかかる
慰めやすさ	慰める必要はなし	声かけや接触で気をそらせる，安心する	慰めたり，気をそらしたり，安心させることができない

*10点満点で，1～3点：軽度疼痛，4～6点：中等度疼痛，7～10点：重度疼痛
Warden V, Hurley AC, Volicer L (2003). Development and psychometric evaluation of the Pain Assessment in Advanced Dementia (PAINAD) scale. Journal of the American Medical Directors Association, 4(1)：9-15. より引用

に向き合うためにカンファレンスの場を設ける。カンファレンスでは、チームメンバーが対等な協働関係のなかで意見が述べられるよう配慮する。在宅ケアの場合、訪問看護師がリーダーシップをとって倫理的課題について多職種間調整を図ることも少なくない。

倫理的課題の整理と、今後のケアの方向性を倫理原則に沿って検討できるよう、Jonsenらの4分割法[9]などのツールを活用するのもよい。4分割法とは、事例の問題点や状況を、①医学的適応、②患者の意向、③生活の質（QOL）、④周囲の状況の4つの枠に当てはめて検討するものである。進もうとしているケアの方向性が療養者とその家族にとって最善の方策なのか、また療養者と家族のQOLを保証できるものなのかを検討するためのツールである。

事例展開　「認知症終末期における意思決定支援と在宅での看取り」

事例の概要

療養者は90代の女性で、90代の夫と長男夫婦と4人暮らし。主介護者は長男の嫁。近所に3人の娘家族が住んでいるが、長男も娘も直接的な介護を手伝うことはなく、嫁が一人で介護している状況であった。

5年前からアルツハイマー型認知症と診断され、2年前からほぼ寝たきりとなり、Ⅲ度の褥瘡を形成したことを契機に訪問看護の介入が始まった。その時点で認知症はFAST stage 7に進行しており、3～4単語程度のみの言語機能で、意思表示ができない状態であった。

誤嚥性肺炎を起こして入院した際に、病院の医師から嫁に対して、「今後は経口摂取することは困難である。胃瘻を造設するかポート留置にするか、どちらを選択するか2～3日中に決めてください」との説明があった。嫁以外の家族が意思決定にかかわる様子はなく、嫁一人が代理意思決定する立場となり、嫁は褥瘡形成時からかかわってきた訪問看護師に相談した。

療養者の全身状態は、貧血があり、アルブミンが2.1g/dLと低栄養状態で、るいそうも強かった。

退院前

訪問看護師は嫁と面接する機会を設け、家族の状況や嫁の気持ちを傾聴・確認した。療養者は意思表示ができないため、家族が代理意思決定することになるが、療養者にとって最善の方策を検討し療養者の尊厳を擁護する必要があることや、胃瘻とポート造設のメリットおよびデメリットについて訪問看護師が嫁に説明した。そのうえで、療養者と家族にとって重要な事柄を嫁が一人で意思決定するのは嫁にとって負担が大きいこと、またこの先も親族のなかで嫁として生活していくことを考慮して、家族全体で話し合い、複数の家族員で代理意思決定することが望ましいことを嫁に伝えた。

それと並行して訪問看護師は、療養者が入院している病棟の師長に連絡し、話し合いの

場を設けることを提案したところ，病棟でカンファレンスを開催することになった．訪問看護師は，できるだけ多くの家族がカンファレンスに参加するよう嫁から家族に声をかけるよう促したところ，夫，嫁，4人の子ども（長男と3人の娘），2人の孫が参加し，その他ケアマネジャー，在宅支援診療所の看護師，訪問看護師，病院の医師と看護師，退院支援看護師の15人で話し合う機会をもつことができた．

話し合いが1時間経過しても方向性が決まらず行きづまっていたときに，孫が「昔，おばあちゃんとテレビを見ていたときに管をつけるのは嫌だと言っていたことがある」と話した．今は意思表示できない療養者であるが，そのときの本人の言葉が今も変わらない気持ちだろうと考え（推定意思），AHN は行わず退院して，人生最期の時間を自宅で穏やかに過ごし看取っていくことが，最善の方策だと参加者全員が納得して合意形成することができた．

退院直後

訪問看護師は，誤嚥性肺炎を再発しないよう，水分補給時の姿勢やとろみの度合い，口腔ケアの方法などについて家族と訪問介護員に説明した．また，褥瘡好発部位の皮膚を観察し，ポリウレタンフィルムを貼用し褥瘡の予防に留意した．また，家族の予期悲嘆ケアと並行して看取りに向けたデスエデュケーションも行った．

在宅支援チームの構築

ケアマネジャーは，訪問介護員1回/日，訪問入浴2回/週，訪問看護2～3回/週，訪問診療1回/週のサービスが利用できるよう，ケアプランを立て在宅生活を支援した．

長年利用してきたデイサービスは中止せざるをえなかったが，デイサービスのスタッフも自宅で看取る方向が決まったことに安堵していた．

今まで介護に携わってこなかった長男と娘，孫たちが交代で介護するようになり，家族と医療者，訪問介護員がチームとなってケアにあたった．チームメンバー全員の思いは，「患者が苦痛なく穏やかに生活し，人生の幕を閉じることができるように」であった．

看取り

療養者は，退院後は100～250mL/日程度の水分とごく少量のゼリーしか摂取できなかったが，約3週間家族に囲まれながら穏やかに生活し，眠るように静かに永眠された．

家族は，最期の時間を本人と共に過ごせたことで，「おばあちゃんの希望をかなえることができてよかった」と語り，看取りという喪失体験のなかにあってもある種の達成感を感じていた．

事例のポイント

訪問看護師のアセスメントは以下のとおりである．
- 療養者は FAST stage 7 の高度な認知症であり，本人の意思を確認することができない状況であった．
- 嚥下機能の低下に伴う誤嚥があり，経口からの生命維持に必要な栄養補給が困難であっ

た。低栄養などにより身体の予備能力が低下するフレイルであり，老衰が進行していた。
- AHNの導入に関する意思決定においては，嫁が一人で決定することは困難であり，また一人で決めてはいけないという倫理的課題もあった。口だけ出して介護に非協力的な家族のなかで今後も生活していく嫁の立場を擁護する必要もあった。

　本事例では，AHN導入に関して，療養者の人生にとっての利益と不利益や，QOLの維持など，療養者の尊厳をについて考える必要があった。その際に，介護に非協力的な家族も巻き込みながら，家族と医療者，訪問介護員とのコミュニケーションをとおして，皆が納得できる合意形成を図った。このプロセスを丁寧にたどることができたことにより，家族も納得できる看取りにつながったと考える。

　入院中の病棟師長と訪問看護師が連携し，AHN導入について意思決定をするためのカンファレンスを開催できたことが意思決定を支え，ひいてはQOL，QOD（quality of death）の実現につながったといえる。

●文　献

1) Lynn J（2001）．Perspectives on care at the close of life. Serving patients who may die soon and their families: the role of hospice and other services．JAMA，285（7）：925-932.
2) 平原佐斗司（編著）（2011）．在宅医療の技とこころ チャレンジ！ 非がん疾患の緩和ケア．南山堂，p.60.
3) 厚生労働省（2018）．人生の最終段階における医療・ケアの決定プロセスに関するガイドライン（改訂平成30年3月）．
   < http://www.mhlw.go.jp/file/05-Shingikai-10801000-Iseikyoku-Soumuka/0000198998.pdf > [2018. March 23]
4) 日本老年医学会（2012）．高齢者ケアの意思決定プロセスに関するガイドライン―人工的水分・栄養補給の導入を中心として．平成24年6月27日．
   < https://www.jpn-geriat-soc.or.jp/proposal/pdf/jgs_ahn_gl_2012.pdf > [2017. December 5]
5) 石井徹郎（1992）．Functional Assessment Staging（FAST）．大塚俊男，本間 昭（監），高齢者のための知的機能検査の手引き．ワールドプランニング，p.60-61.
6) Reisberg B, Ferris SH, Anand R, et al（1984）．Functional staging of dementia of the Alzheimer's type. Annals of the New York Academy of Sciences，435：481-483.
7) 平原佐斗司（2009）．認知症の緩和ケア．緩和医療学，11（2）：132.
8) Warden V, Hurley AC, Volicer L（2003）．Development and psychometric evaluation of the Pain Assessment in Advanced Dementia（PAINAD）scale. Journal of the American Medical Directors Association，4（1）：9-15.
9) Jonsen AR, Siegler M, Winslade WJ 著，赤林 朗，蔵田伸雄，児玉 聡（監訳）（2006）．臨床倫理学．第5版，新興医学出版社，p.13.

6 独居の場合の看取りケア

　平成28（2016）年度の国民生活基礎調査の概況によると，65歳以上の一人暮らしの高齢者は増加傾向にあり655万9,000世帯である[1]。国立社会保障・人口問題研究所によると，2035年までに762万2,000世帯に増加すると推計されている。

　日本では，高齢化率の上昇に伴い，がんによる死亡数は増え続けている。厚生労働省によると，2016年におけるがん患者の自宅における死亡割合は11％である[2]（第Ⅱ章の図1-6，p.25を参照）。

　地域包括ケアシステムは，療養者が可能な限り住み慣れた地域で，自分らしい暮らしを人生の最期まで続けられることを目指している。がん患者が，一人暮らしであっても最期まで安心して生活できるように支援体制を整備することの意義は大きい。

　以下，独居の在宅療養者のなかで，特に，病状の進行が速く，看護師の重点的なかかわりを必要とするがん患者に焦点を当てて述べる。

退院後の症状コントロール，意思決定支援

　末期がんの患者は，日々変化する病状のなかで自分の死と向き合って生活している。そのようながん患者が，独居での自宅療養を希望した場合，自分の病気や病状の見通しについて正しく理解していないと，最期を迎える場所を決定するのは困難である。また，一度は自宅での看取りを希望しても，強い痛みや日常生活活動（ADL）の変化によって不安が増し，在宅生活を継続することが難しくなることもある。看護師は，日々のコミュニケーションのなかで丁寧に意思を確認し，看取りの場所が決定できるよう支援する。

　がん患者が最期を迎える場として自宅を希望し，在宅生活を継続していくためには，苦痛が緩和されていることと，緊急時の対応が確保されていることが必須である。

苦痛緩和のためのマネジメント

　強い苦痛があると，自宅での生活は困難になる。入院中から，自宅で簡便に取り扱えるよう薬剤を調整し，服薬についても，実際に本人がどの程度実行可能かを見きわめておく。そのためには，本人が処方薬を正しく理解しているか，薬剤管理をとおして，どのように病気と付き合っていくのかなどについて，考えられるよう支援する。

緊急時の対応

死を目前にした療養者は，常に不安を抱いている。緊急時に24時間体制で医療者に相談でき，必要時には対応してもらえることや，急変時の受け入れ先を確保しておくことは安心感につながる。入院という選択肢があることで，療養者にゆとりや安心感が生まれ，在宅療養の継続につながる。

在宅療養中の医療・介護支援体制

医療支援体制

1) 24時間対応できる医療体制

24時間連絡体制加算は，利用者やその家族からの電話相談などに常時対応できること，24時間対応体制加算は，それに加えて緊急時などに訪問看護を必要に応じて行える体制にあることを評価する加算である。

機能強化型訪問看護ステーションは，平成26(2014)年度の診療報酬時に創設された。看護師数，24時間対応体制加算，看取り数などにおいて，一定の要件を満たすことを条件に，管理療養費が高く設定されている。

病状の進行が速いがんで，独居にて在宅看取りを目的としたかかわりを考える際には，実績のある機能強化型訪問看護ステーショを検討することも重要な視点となる。

2) 在宅療養支援診療所

在宅療養支援診療所は，平成18(2006)年度の医療法改正により創設された。24時間連絡を受ける体制，往診体制，訪問看護体制など一定の要件を満たすことを条件としている。

平成26(2014)年度の診療報酬改定において，複数の医師が在籍し，緊急往診と看取りの実績を有する医療機関が，往診や在宅における医学管理などを行った場合に，機能強化型在宅療養支援診療所として高く評価されるようになった。

3) 療養通所介護

療養通所介護は平成18(2006)年に創設され，がん末期の要介護者も対象としている。在宅療養者の孤立感の解消，心身機能の維持・回復，家族の介護の負担を軽減する役割が期待されている。

看護師の役割

1) 日常生活支援

がん患者のADLは，死亡する数週間前までは維持されており，死の直前になって急に悪化することが多い。

排泄を最期まで自立して行えるように手すりを設置し，家具などの配置を工夫して動線を確保する。また，病状に合わせてポータブルトイレの設置などを提案し，療養者と十分に検討する。トイレまでの歩行が困難になった場合は，おむつや膀胱留置カテーテルが必

要になる。療養者の希望や介護体制を踏まえて検討していく。

食事については，好きなものを好きなだけ食べることを勧めることが多い。療養者の希望するものが迅速に療養者のもとに届くよう，チーム内で情報を共有する。

2）症状コントロール

疼痛コントロールは，WHO方式がん疼痛治療法（表6-1，WHO方式3段階除痛ラダーは第Ⅴ章の図1-3，p.133参照）に基づいて，医師の指示を得て，療養者の反応をみながら慎重に進める。

独居の療養者は，大半の時間を一人で過ごすことになるので，療養者の不安ができるだけ少なくなるよう，今後の病状や事前の対応策について説明し，問題があれば共に検討する。

具体的には，今後の病状の進行や起こりうる症状についての十分な説明，早めのオピオイドの増量および副作用対策，頓服薬など必要なものを手に取れる範囲にセットすること，緊急連絡時の工夫（電話の短縮ダイヤルの利用，緊急通報システム導入）などを適宜行う。

ケースマネジャーの役割

ケースマネジャーには，療養者やその家族が適切で質の高いサービスを利用できるよう管理する役割があると考える。特に医療的かかわりが必要となる独居のがん療養者の場合は，看護師にもこうした役割を果たすことが求められる。

がん末期の療養者の病状やADLは，死亡する1週間前くらいから急激に変動することがある。この変化に合わせた迅速なサービスの調整が，独居の療養者の看取りにおいては重要となる。チーム内において，療養者のケアに直接携わり，かつ病気の進行を予測し医療面と生活面から評価できるのは看護師であるため，変化を素早くキャッチし，チーム内に発信する。また，職種によって，在宅での看取り経験にばらつきがある。看取りの経験が少ないチーム員を支援することによって，提供されるサービスの質が担保できるようにし，ひいては地域サービスの看取り力を育むことも看護師の役割である。

具体的には，日常的に情報を共有できるチームづくりをしながら，時期とチーム員の看取りケアに対する成熟度に応じて，適宜サービス担当者会議を開催できるようケアマネジャーとの連携を図るなどである。

介護支援体制

1）定期巡回・随時対応型訪問介護看護

定期巡回・随時対応型訪問介護看護は，重度の要介護高齢者の在宅生活を24時間支える仕組みや，医療ニーズが高い高齢者に対して医療と介護との連携が不足しているということから2012年に創設された。日中・夜間を通じて，訪問介護と訪問看護の両方を提供し，

表6-1　鎮痛薬使用の5原則

- 経口的に（by mouth）
- 時刻を決めて規則正しく（by the clock）
- 除痛ラダーに沿って効力の順に（by the ladder）
- 患者ごとの個別的な量で（for the individual）
- そのうえで細かい配慮を（with attention to detail）

定期巡回と随時の対応を行うものである。

2）介護職との連携

在宅ケアに携わる介護職には，訪問介護員（ホームヘルパー），介護福祉士，社会福祉士などの資格をもつものが挙げられる。介護職の看取りおよびグリーフケアのあり方に関する調査研究によると，「看取りの経験がある」と答えた介護職の割合は64.3％，看取りの実施において「常に看取りを行っている」介護事業所は17％であった。また，介護職の看取りの際の気持ちの変化では，無力感や自責の念を感じている人は6割近く，喪失感，不安感，疲労感においては7割以上の人が感じていた[3]。

約8割の人が医療機関で亡くなる日本の実情では，介護職が身内の死などを経験していない場合も考えられる。身近な人の死を経験しておらず，看取りそのものをストレスと考えている介護職が，療養者の死の第一発見者となる場合も多い。介護職が心の準備ができるよう，療養者の状況を共有し，予測される療養者の変化について説明し，緊急時の連絡方法を確認する。また，療養者の死期が迫り，ADLが低下してくると，看取り経験の少ない介護職はどのように接してよいのか不安に思うこともあるので，具体的な対応方法について説明する。

これらの説明などは，状態が悪化してきたときを契機に，サービス担当者会議を開催しその場で行うこともある。サービス担当者会議の開催が困難であれば，介護職の訪問に合わせて訪問し，介護職が不安に思うときは遠慮せずに連絡するよう伝えるなど，介護職の看取り経験や反応に合わせてきめ細やかにかかわっていく。

3）その他

安否確認の方法として，配食サービスや宅配サービスの活用を検討する。安否確認や下膳のときに食事量をチェックし，ノートなどに記載をしてくれる配食サービス会社もある。また，自治体に委託され，宅配時に安否確認をしてくれる乳酸菌飲料会社もある。

民間の家政婦紹介所は，家事全般，介護，見守りなど，介護保険で対応できない部分についても比較的迅速に対応可能である。

療養者が生活保護を受けている場合，療養者の意思が確認できるうちに，生活保護担当ケースワーカーと連絡をとり，お金の管理や亡くなったときの対応（葬儀，死亡届），遺品の整理などについて話し合っておく。

友人，近隣住民，民生委員，ボランティアの活用

民生委員は，社会福祉の増進のために，近隣住民の生活や福祉全般に関する相談・援助活動を行う者で，厚生労働大臣から委嘱される。給与は支給されない。また，ボランティアは，一般的には自発的で主体的な奉仕活動を指して使われるが，社会福祉協議会の事業に「社会福祉に関する活動への住民参加のための援助」と位置づけられている。

今後増加が見込まれる独居の高齢者への支援体制として，友人や近隣住民が助け合う相互互助の関係を再構築することが課題となっている。看護師は，療養者が地域住民とどのような関係を築いてきたかを把握し，地域で構築されているネットワークを見出し活用す

るという視点をもつことも必要である。その際は，個人情報をどこまで提示するのかについて，療養者と相談しながら進めていく。

事例展開 「独居のがん療養者をチームで支え在宅で看取った事例」

事例の概要

　患者は60代の男性で，膵頭部がんの末期。在宅療養期間は2か月。生活保護を受給している。

　腹痛の精査およびコントロール目的で入院し，膵頭部がん末期と診断された。病院への不満が強く暴言が多いため，病院側は対応に苦慮していた。

　結婚し息子がいたが，離婚した。本人は「自分勝手で遊んでいたから女房は逃げた。申し訳ないことをした」と話した。職を転々（サービス業，営業，職人，電気関係，建築関係など）とし，60歳直前まで働いていた。息子とは連絡をとることもあったが，妻とは疎遠であった。息子の話題になるとよく泣いていた。

　団地に数年暮らしており，買い物や遊びに行くなど付き合いのあった隣人が，日に何度か様子を見に来ていた。

退院前

1）退院カンファレンス

　病院からの要請により，本人不在で，訪問看護師，病院看護師，退院支援看護師での退院カンファレンスが開催された。訪問看護師は，病院側は療養者が自宅での死を希望しているかどうかを聞き取っていないこと，退院から最初の受診日までの薬剤があること，麻薬の副作用対策が行われていることを確認した。

2）療養者との面談

　訪問看護師は，カンファレンス後に改めて療養者のところへ挨拶に行くと，療養者から「病院の看護師はクソだ，お前もクソだろ」と攻撃的な言動が聞かれた。訪問看護師は，療養者は病院看護師に十分不安を聞いてもらえていないと感じていると推測した。そこで，療養者に不安に思うことを尋ねたところ，「病気について誰も教えてくれない。病状について説明はされたが，どのような支援があるかわからない。これからどうなるのか，誰に相談していいのかわからない」と答えた。

　訪問看護師は，自分の役割について，退院後の相談や生活に必要な社会的サービスの提案，病院と療養者をつなぐことができることを伝えた。また，「がんを治すことはできないが，共に考え共に歩むことはできる」と伝えた。それを聞いた療養者は「今まで誰も自分を怖がって理解しようとしない。苦しみを聞いてくれなかった。逃げずに目の前に来てくれて，きちんと話を聞いてくれたのはあなたが初めてだ」と言って泣いた。

　また，療養者に内服薬について質問したところ「知らない」との返答だった。そこで，「自分が飲んでいる薬は把握しましょう。治療にどう参加し，病気とどう付き合うかは自分次

第です」と伝えた。
　このようなやりとりの末，患者から自宅で療養し，訪問看護を受けたいとの希望があった。密に連携がとれるようケアマネジャーを立てることにした。

退院直後

　訪問看護師は，退院日から訪問を開始した。退院時点で療養者のADLはほぼ自立していた。療養者は，病院側から薬剤についての指導を受けていたが，内服を煩わしがる言動がみられ，薬袋には表記と異なる薬が入っており，薬について何をどのタイミングで飲むかなどを理解していないことがわかった。そこで，訪問看護師は，朝・昼・夜の薬袋に内服する1回分の薬をホッチキス止めにして入れるようにした。
　また，飲んだ薬のパッケージは捨てずに残しておくように療養者と取り決めをし，訪問時に服薬状況を確認した。
　訪問看護師は，内服が定着するまで連日訪問した。また，入院中から便秘が見過ごされていたため，排便コントロールを開始した。

在宅終末期支援チームの構築

　退院後，日が経つにつれ，療養者に倦怠感がみられるようになり，食事づくりや入浴など身の回りのことを行うことが困難になっていった。ホームヘルパーの支援が増え，療養者から介護に対する不満や暴言が増えていた。また，通院が困難になってきたため，訪問看護師は往診医への切り替えについて療養者と検討した。

1) 往診医への切り替え

　訪問看護師は，療養者へ病院への通院を続けてもよいし，往診に切り替えてもよいことを伝えた。また，病院の医師にきちんと伝えれば，往診に切り替えても病院との縁は切れず，いざというときには入院できることを伝えた。
　療養者の受診に往診医と訪問看護師が同行し，最終的には往診医の導入となった。
　往診医から厳しい病状にあることを説明された療養者は「ふざけるな。いい加減なことを言いやがって」と反発し，往診医が不快感を示したことから関係が険悪になった。訪問看護師は，往診医と療養者間の調整が必要と感じた。そこで，往診医には療養者の心情を代弁し理解を促し，療養者には相手の言うことをきちんと理解しないと自分の望む支援が受けられないことを伝え，状況を理解してもらえるよう説明した。

2) サービス担当者会議の開催

　サービスの評価と調整の必要性から，サービス担当者会議を実施した。参加者は，ケアマネジャー，ホームヘルパー，往診医，生活保護担当ケースワーカー，隣人，民生委員，訪問看護師であった。隣人は，しばしば療養者を見舞っていたため訪問看護師とも顔見知りになっていた。また，隣人が療養者にとって大きな存在であることがうかがわれた。療養者本人の希望もあり，ケアマネジャーと相談し，会議への参加を訪問看護師が依頼した。
　会議では，ケアマネジャーが各サービスに対する療養者の要望を聞き，介護保険上，行えるサービスについて説明した。療養者の最も大きな不満はホームヘルパーによる掃除で，これまで家の床をピカピカに磨き上げていた療養者にとって，ホームヘルパーの掃除は雑

にみえていた。ほかにも網戸の掃除やコンロの磨き方，食事の味つけへの不満が聞かれた。

訪問看護師は，介護保険で行われる掃除は日常生活で療養者が動く範囲内であること，それ以上を望むのであれば，民間の家政婦紹介所に依頼するという手段があること，食事に関してはホームヘルパーも努力していることを伝え，調理の前に味の要望を伝えることなどを提案した。

また，訪問看護師は，サービスを利用するには，制度内でできる範囲を理解したうえで，療養者自身がマネジメントすることが重要であることを伝えた。

療養者は，隣人についての不満はなく，隣人も今までどおりの安否確認を了承したので，訪問看護ステーションの連絡先を伝えた。

民生委員は1，2週に1回訪問していたので，民生委員にも何かあれば訪問看護師に連絡できるよう連絡先を伝えた。

サービス担当者会議後，療養者は体がつらく，動けないストレスで痛みが増強していることや，亡くなる場所への迷いについて話すようになった。特に夜間の不安が強くなったため，ケアマネジャーが24時間定期巡回型サービスを導入したが，本人の希望により入院することになった。

入　院

入院中に，疼痛に対して薬剤が再調整された。腹水が貯留し，食事は箸をつける程度となり，高カロリー輸液が開始された。病状が悪化していたので，訪問看護師は週に2回のペースで訪問し，療養者と今後どう過ごしたいのかについて話し合った。療養者は，「今決めないといけないのか」と言い，結論は出なかった。

看取り期

退院翌日，訪問看護師は「どう最期を迎えるかを決める時期だと思う」と切り出し，療養者は泣きながら「家で」と答えた。すぐに，各事業所に療養者の意思を伝え，調整を開始した。

療養者は，疼痛がコントロールしきれず常に痛みがあり，腹水の貯留，息苦しさ，倦怠感など状態が悪化していた。また，息苦しさで起座位となるため，仙骨部に2度の褥瘡がみられた。療養者はいらいらして，ホームヘルパーへの暴言が増えた。

ホームヘルパーは，血色が悪く，呼吸の荒い療養者の病状に対し不安を感じ，どのように対応すればよいか，訪問看護師に相談した。訪問看護師は，ホームヘルパーに訪問看護ステーションに直接連絡するよう伝え，サービス提供責任者を介して具体的な対応方法を説明した。たとえば，「あえいでいるときには大丈夫かと声をかける」「本人に聞きながらギャッチアップする」「足のだるさの訴えがあれば足をさする」「喉が渇いたときは飲水介助をするが，飲めなければ浸すだけでもよい」などである。また，療養者が亡くなっているのを発見したときは訪問看護ステーションへ連絡するよう，壁に貼った緊急連絡先に明記した。また，生活保護担当ケースワーカーへの連絡方法も明確にした。

隣人には，療養者の了承を得たうえで，訪問看護師が療養者の状態が悪いこと，それほど長くはないこと，具合が悪そうならば連絡することなどを伝えた。その際には，隣人に

6 独居の場合の看取りケア

恐怖感を抱かせないよう言葉を選んで伝えた。

退院6日後，療養者は焦燥感，不眠，体が動かないと訴えたが，入院は希望しなかった。さらに2日後，意識レベル，血圧が低下し，翌日，ホームヘルパーが亡くなっているのを発見した。

	X年6月17日	7月	8月12日	20日	21日
	入院		入院		
療養者の病状	入浴自立	困難　　　疼痛増強 通院困難　　不安増強	高カロリー輸液 膀胱留置カテーテル 寝たきり 痛み 息苦しさ 腹水 褥瘡	意識レベル低下	永眠
看護支援	療養者の退院の意思確認　内服管理 内服指導　　　排便コントロール 次回受診の確認	入浴介助	輸液管理 薬剤管理 カテーテル管理 褥瘡処置 排便コントロール 保清		
チーム	退院カンファレンス 病院看護師（病院医師）　ケアマネジャー 訪問看護師　　　　　　訪問看護師 　　　　　　　　　　　ホームヘルパー	サービス担当者会議 往診医導入　往診医　　　隣人 　　　　　訪問看護師　24時間巡回 　　　　　ホームヘルパー　ホームヘルパー導入 　　　　　数社 　　　　　ケアマネジャー 　　　　　生活保護担当 　　　　　ケースワーカー 　　　　　民生委員	訪問入浴導入		

図6-1　事例の経過

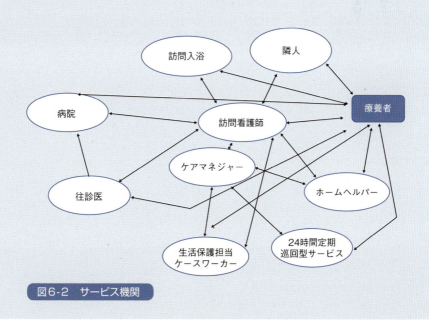

図6-2　サービス機関

事例のポイント

本事例の経過を図6-1に，かかわった人を図6-2に示す．本事例では，療養者は診断がついてからの日も浅く，病状を受け止めきれないまま在宅療養が始まった．訪問看護師は，病状を受け止めきれない療養者に丁寧にかかわり，療養場所への希望を引き出した．

療養者の今までどおりの日常生活を送りたいという思いは，在宅生活継続の原動力になるが，サービス機関との軋轢を生む場合もある．本事例では，日常生活への強いこだわりから関係が悪化していた療養者とサービス機関の間に立ち，両者の落としどころを探りつつ調整していった．

さらに，付き合いを継続してきた隣人を，無理のないかたちでチームに引き込み，看取り期に入ってからは，不安を感じている介護職を支えることで，独居のがん療養者が在宅で死を迎えることが可能となった．

● 文 献

1）厚生労働省（2016）．平成28年 国民生活基礎調査の概況．
　　< http://www.mhlw.go.jp/toukei/saikin/hw/k-tyosa/k-tyosa16/index.html > [2017. November 20]
2）政府統計の総合窓口(2016)．人口動態調査．
　　< http://www.e-stat.go.jp/SG1/estat/List.do?lid=000001191145 > [2017. November 20]
3）セルフケア・ネットワーク(2016)．介護職の看取り及びグリーフケアのあり方に関する調査研究―現状調査と今後のあり方に関する考察．
　　< http://selfcare-net.org/wp-content/uploads/2016/09/平成28年度介護職の看取り及びグリーフケアのあり方に関する調査研究報告書.pdf > [2017. November 20]
4）WHO(1986)/武田文和（1996）．がんの痛みからの解放―WHO方式がん疼痛治療法．第2版，金原出版, p.16-17.

7 老々介護の場合の看取りケア

退院後の症状コントロール，意思決定支援，家族支援

　疾病および関連保健問題の国際統計分類（International Statistical Classification of Diseases and Related Health Problems：ICD）第 10 版（略称：国際疾病分類第 10 版）では，重度の認知症は「新しい情報がまったく保持できないことを特徴とする記憶障害があり，過去に学習したことであっても断片的にしか残らない。近親者を認知することさえできない」と定義されている。アルツハイマー病は，「認知症の過半数を占め，病態や自然経過，治療やケアの方法が最も解明されている代表的な疾患である」[1]。アルツハイマー型認知症は，認知症の看取りについて考えるモデルとなる疾患であるため，以下，重度から末期のアルツハイマー型認知症患者の老々介護の看取りケアについて述べる（アルツハイマー型認知症の自然経過は，第Ⅴ章の図 5-1，p.165 を参照）。

退院後の症状コントロール

　重度のアルツハイマー型認知症では，急性疾患の典型的な症状が出にくく，本人が訴えることもできないため発見が遅れる場合がある。肺炎はアルツハイマー型認知症の死因となることが多い感染症であるが，そのほかの感染症にもかかりやすく，その原因として，嚥下反射の低下による誤嚥性肺炎，口腔内の清潔を保つことができないこと，免疫力の低下などが挙げられる。

　認知症患者は，そうでない人に比べて転倒・骨折のリスクが高く，骨折すると身体活動量が低下し，長期臥床状態を招く。もともと認知症の進行に伴って不活動となることに加えて，褥瘡や弛緩性の便秘を生じ，これらの症状は互いに関連しながら悪化していく。重度の認知症患者に対しては，感染，摂食障害・低栄養，転倒・骨折，褥瘡，便秘に対する予防やケアが必要になってくる（表 7-1）。

意思決定支援

　重度から末期の認知症患者は，嚥下機能が低下し，やがて嚥下反射がなくなり経口摂取できなくなる。加えて，日常生活全般に介護が必要になるため，介護者の負担が大きい。この時期の認知症患者は，栄養補給の方法や生活全般，看取りの場など意思決定する場面が多くなるが，本人による決定も，また他者が患者の意思を確認することも難しい。意思決定が必要となった時点で本人の意思を可能な限り推測し，それを尊重していくための流れを図 7-1 に示す。

181

表7-1 予防のためのケアの例

感染	・ケア前後に石けんで手を洗う ・誤嚥性肺炎予防のために，総入れ歯でもうがいや舌のブラッシングを行う。口腔ケアは嚥下機能を高めることにもつながる ・おむつを使用している場合は，尿路感染予防のために毎日陰部洗浄を行う
摂食障害，低栄養	・終末期になって随意的な嚥下ができなくなっても嚥下反射は残っている ・咀嚼機能も低下しているので，かめなくても食塊がつくれる食物形態にする。薬局などで様々な形態の食品が市販されている ・体温程度のものは飲み込みにくいので，冷たいものか熱めに温度を調整する
転倒，骨折	・介護ベッドは，低床タイプのものを使用する ・ベッド柵はベッド柵の間から落ちたりベッド柵を乗り越えたりして危険なため使用せず，普段はベッドを一番低い状態にしておく
褥瘡	・褥瘡の原因は，圧迫，摩擦とずれ，皮膚の湿潤である ・介護ベッドの背上げ機能を使用するときは上げ方に注意する 　①足を先に上げ，膝を屈曲させた状態で背上げを行う 　②マットレスと体の間に手を入れて背抜きを行う。踵も同様に行う ・患者の状態に合った褥瘡予防器具を使用する ・おむつを股間から引っ張って抜くと褥瘡が悪化することがあるので注意する
便秘	・乳製品やオリゴ糖を摂取する ・調理では，嚥下機能に問題がなければ食物繊維と水分補給のために寒天を用い，嚥下機能が低下している場合は水分補給のためゼラチンを用いる ・入浴や清拭時に腹部を温め，マッサージを行う ・だらだらと水様便が続く場合は，硬い便が栓となっている場合があるので摘便を行う

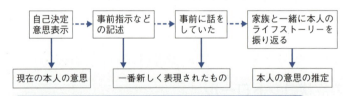

図7-1 自己決定が難しい場合の本人の意思を推定する流れ

　患者が自己決定あるいは意思表示ができない場合は，事前のケア計画（アドバンスケアプランニング：ACP）や，終活ノートなど本人の意思が記述されたもの，事前に家族に対して表明した本人の意向のうち，一番新しいものを本人の意思とする。ACPなどの記述がない，または誰にも意向を話していない場合は，家族と共に患者のライフストーリーを振り返り，その過程で，患者が何を大切にどのような人生を送ってきたのかを明らかにしていき，本人ならばどうしたいのかを推定していく。

　本人の意思が推定されたとしても，それが即，意思決定の内容というわけではない。たとえば，栄養補給の方法について，「口から食べられなくなったら何もせず自然に任せる」が本人の意思であると推定された場合について考えてみよう。

　『認知症疾患診療ガイドライン2017』では，「進行期の認知症に経皮内視鏡的胃瘻造設術（PEG）が誤嚥性肺炎の予防や，日常生活動作（ADL）および生命予後の改善に有用であるというデータはない」[2]とされている。また，認知症患者の苦痛緩和の視点から，平川は，「終末期にみられる食欲不振は死にゆく過程で起こる自然な症状で，通常苦しみは少なく，死亡までの期間も短いため，食事の強要は避けるべきである」[3]と述べている。

　一方で，栄養補給しないことで餓死させてしまうのではないかという家族の不安もある。このような家族の不安や思いをなおざりにすると，看取り後に家族は後悔の念を抱くことがある。そのため，患者の意思の推定と並行して，家族の意向も確認しながら，どうすれ

家族支援

　この時期の認知症患者は，日常生活全般において介助が必要な状態になっている。さらに，この状態は期間を限定することができず，長期にわたる場合があるため，介護者の身体的および精神的負担が大きい。また，介護者が男性の場合，性役割の意識から社会的・経済的な課題を抱えて孤立しやすく，介護を機に健康や生活が破綻するリスクがきわめて高い[4]。男性介護者に対しては，男性介護者同士の交流や情報交換ができる場を紹介し，孤立しないよう支援する。

　情報交換や精神的負担の軽減のために，同じような境遇やよく似た体験をした人同士が助け合うピアサポートがある。ピアサポートの場としては，「認知症の人と家族の会」や認知症カフェ，各地域のコミュニティカフェなどがあり，交流会や相談事業を行っている。このような場に家族が参加できるように調整する。

　心身の負担に関しては，公的介護保険の訪問介護や短期入所を利用して，家族のリフレッシュのための休息の時間を確保するレスパイトケアがある。

在宅療養中の医療・介護支援体制

　老々介護の場合，車椅子での移動介助は介護者にとって大きな負担となるため，医療機関までの移動はホームヘルパーが介助する。医療機関内では介護保険が利用できないため，医療機関内の介助は有償のボランティアか自費のホームヘルパーで対応する。重度の認知症では，通院が難しくなるため，訪問診療の利用を考慮する。診療所などが行っている訪問診療は，24時間対応ができないところもあるため，在宅で看取りを行う場合，夜間や休日の支援体制についても検討する。24時間対応の訪問診療所でない場合も，訪問看護師と在宅医が連携することによって在宅での看取りが可能になる場合もある。

　老々介護の場合，認知症の進行に伴って日常生活全般に対して介護が必要になる。家族の身体的負担を軽減し休息時間を確保するため，清拭や夜間のおむつ交換など負担の大きいケアについてはサービスを利用する。

　家族，在宅医，サービスを提供する事業所，さらにはそのスタッフ全員が，タイムリーに情報が共有できるように工夫する。

友人，近隣住民，民生委員，ボランティアの活用

　長く同じ地域に住んでいれば，その地域の人との交流があるため，口に出したり行動で示したりしなくても，患者のことを気にかけてくれる人は大勢いる。そのような人に直接

的な支援をお願いすることは難しいが、緊急時のサポートや普段の声かけなど、負担に感じない程度の援助なら協力してもらえる場合が多い。家族から近所づきあいなどについて情報を収集し、相談してみるとよい。

地域のインフォーマルな社会資源に関しては、民生委員に相談する。また、介護保険でカバーできない事柄に対しては、地域の社会福祉協議会やシルバー人材センターなどが有償のボランティア事業を展開しているので利用する。

事例展開 「サポートするすべての人が各々の専門性や役割を認識し、支え合うことで在宅での看取りが可能となった事例」

事例の概要

患者は80歳の男性で、7年前にアルツハイマー型認知症と診断された。75歳の妻と一戸建ての自宅に2人暮らし（図7-2）。長女は30代で死別、次女（45歳）は海外在住。要介護3。

1か月ほど前から歩けなくなり、座位が不安定になった。週に3回デイサービスに通っていたが、入浴時の安全が守れず通所できなくなった。

自宅では横になって寝ていることが多く、食事のときは起きて食べていたが、最近は妻が起こして介助で食べさせている。失禁もありおむつを使用している。介護支援専門員と相談し、小柄な妻が介護しやすいように介護ベッドをレンタルした。

7月下旬、妻が患者を残して自分の通院のため外出した。昼過ぎに妻が帰宅すると、患者はぐったりしており、38.0℃の熱があったため救急搬送し入院した。脱水と仙骨部と両踵部に褥瘡があり、発熱の原因は仙骨部の褥瘡の感染が疑われた。

退院前

患者が入院したとの連絡を受け、次女が帰国し、1か月ほど日本に滞在できることになった。主治医が妻と次女に、以下のように説明した。

治療によって脱水は改善し、褥瘡の感染症状もなくなった。口から食べられるようになったので自宅での療養が可能である。褥瘡の処置は毎日必要であるが、病院に通うのが難しければ、訪問看護師が処置をすることもできる。今後寝たきりとなりますます介助が必要

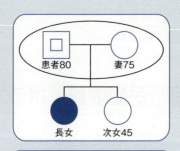

図7-2　事例のジェノグラム

になっていく。飲み込む機能も低下し，口から食事や水分が摂れなくなる。今すぐではないが，今後どこでどのように生活していくのか，食べられなくなった場合にどうするのかについて決める時期になっている。

その後，主治医，介護支援専門員，退院支援看護師，妻，次女で退院のためのカンファレンスを開いた。妻は，自分の思いについて「自分が留守をしたために夫の具合が悪くなった。夫の面倒は多少無理をしても自分でみたいと思っている」「褥瘡は，薬局で薬を買って処置していたがどんどん悪くなっていき困っていた」「訪問診療の利用は，今までみてもらっていた先生に対して申し訳ないと思う」「栄養補給の方法については，いきなり言われてもイメージがつかないから困る」と話した。

栄養補給の方法については主治医が再度説明し（図7-3），生活の場については介護支援専門員が説明した。その結果，表7-2の内容が決まり退院となった。

退院直後

特別訪問看護指示書に従い，毎日，訪問看護師が褥瘡の処置を行った。介護ベッドでの背上げの方法の間違いと，背抜きができていないことが褥瘡の原因と考えられたため，正しい方法を指導した。それに加えて，ペットボトルを使った陰部洗浄の方法や，電子レンジで蒸しタオルを作る方法を伝え，妻と次女と共にケアを行った。

訪問看護師は，ケアを行いながら患者がどのような人生を送ってきたのかについて聞き

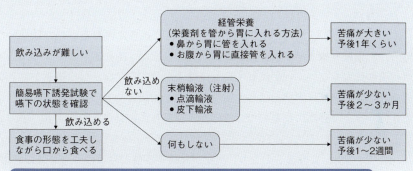

図7-3 医師からの食べられなくなった場合の栄養補給の方法と予後の説明

表7-2 退院前カンファレンス

課題	話し合いの結果，決まった内容	今後の方向性
要介護状態が変化している	・区分変更の申請を入院中に行った	次女の渡航前に，今後のサービス利用に関してカンファレンスを行う
褥瘡があり，毎日処置が必要	・特別訪問看護指示書による訪問看護 ・状態に合った褥瘡予防用具の選定とレンタル	
日常生活全般に介護が必要	・家の中に他人が入ることを妻が拒否しているため，次女の帰国中は家族で介護を行う ・介護方法について，看護師から教えてもらう ・通院時は介護タクシーを利用する	
今後の栄養補給，生活の場に関する意思決定が必要	・次女が渡航するまでの間に話し合ってもらう	

取りを行った。患者は食べることが好きで，若い頃からおいしいものの食べ歩きをしていたこと，柔道をしていた割には気が小さく，小さなとげが刺さっても大騒ぎをすること，自宅は設計からこだわって建てた自慢の家であることなどを妻が話した。次女は，患者が妻をとても大切に思っており，若い頃から苦労をかけてきたので老後はのんびりさせてやりたいと言っていたことを話した。また，次女の同級生の家族で子どもの頃から家族ぐるみの付き合いがあり，今も買い物に行くと患者の様子を聞かれる近所の酒屋の話を聞くこともできた。

在宅支援チームの構築

褥瘡の状態が処置によって改善し，訪問看護師の介入が必要なくなった頃，家族の意向が介護支援専門員と訪問看護師に伝えられた。

次女は，仕事を後任へ引き継ぎ帰国する予定であり，以下のように語った。

「1か月母と2人で介護をしたが，2人でもかなり大変だった。父は自慢の家で生活していくことを望んでいると思うが，自分が渡航し母が一人になると難しいのではないか。父は，母に負担をかけたくないと思っていると思う。母と自分は父の気持ちをかなえてあげたいので，家で最期まで世話をし，看取りたい。食事に関しては，父は食べることが好きで，また注射や手術などは嫌がると思うので，口から食べる以外の方法で栄養補給はしないと決めた。不在中の状況がわからず，今回も入院してからの連絡だったので困っている」

一方，妻は以下のように語った。

「娘がいなくなると，買い物や自分が病院に行くときに何かあるのではないかと心配でためらう。通院も娘と一緒に介護タクシーを使ったが，夫が疲れてしまったので，これ以上負担をかけたくない。娘が渡航すると，時差があるのでなかなか電話ができない」

近所の酒屋の家族に事情を話し，次女が協力を相談したところ，先方の家族は気にしていたが，かえって迷惑になるのではないかと遠慮していたことがわかり，協力をお願いすることにした。

区分変更の結果，要介護5となり，次女が渡航する前に今後のサービスの利用について，サービス担当者会議を行った（表7-3）。サービス担当者会議には酒屋の主人も出席した。

表7-3 在宅支援チームの構築（娘の渡航前のサービス担当者会議）

課題	利用するサービス
日常生活全般に介護が必要で妻だけでは介護が難しい	・1日1回訪問介護（清拭，おむつ交換） ・訪問入浴を週1回
PEGや経管栄養は行わず，自然に自宅で看取る	・週2回訪問看護（排便コントロール，体調確認，関節拘縮予防） ・緊急時訪問を契約 ・2週に1回の訪問診療
外出したときに具合が悪くなったことと介護のため妻が外出できない	・妻の買い物や外出のために週1回の訪問介護（水分補給，おむつ交換） ・緊急時の連絡先を近所の酒屋に依頼し，自宅の鍵を預かってもらう
娘が渡航するため妻のストレスがたまる	・妻の通院やコミュニティカフェ利用のために月1回2泊3日のショートステイ
海外在住のため娘に情報が伝わりにくい	・介護支援専門員と娘が月1回と必要時にメールで情報交換

酒屋の主人から，介護や看取りの経験のある人が近所のコミュニティカフェでボランティアをしており，話を聞いてくれたり相談に乗ってもらえたりするという情報を得た。自分は商売をしているので，出かけるときに声をかけてもらえれば，家の鍵をホームヘルパーにわたすことや，時々様子を見に行くことができると申し出てくれた。

看取り

　患者は寝たきりの状態になり，嚥下も困難になってきたが，サービス提供責任者や訪問看護師と食事の形態を相談しながら，妻が作った料理を経口摂取していた。看護師は，関節が拘縮しないように，おむつ交換時などにできる関節の運動を妻に教え，訪問入浴のときに関節を動かしたりしていた。

　妻は，患者がショートステイを利用しているときに，自分の病気の受診をし，近所のコミュニティカフェで同じような体験をした人に話を聞いてもらい，気持ちの整理や情報の交換をしていた。

　次女の渡航半年後，短期入所施設から介護支援専門員へ「1か月前に比べて飲み込みが悪くなっているので，食事に時間がかかる。介助するのがためらわれるような状況である」と報告があった。ホームヘルパーからも同様の報告があり，介護支援専門員は，サービスを提供している全スタッフに情報を発信するとともに，次女へも連絡した。

　訪問看護師が，妻に食事の状況を確認すると，「ここ2～3日，食べ物を口に入れるとゴロゴロいう。苦しいようなので，あまり食べさせていない」とのことだった。訪問看護師からの報告を受け，在宅医が簡易嚥下誘発試験を行ったところ，嚥下反射がみられなかった。

　経口摂取ができなくなったため，今後の方針について，再度妻に確認した。妻は，「娘が死に目に会えないかもしれないのは夫にとって心残りではあると思うが，幸い明日には帰国できる。娘は渡航前に，もし間に合わなくても，本人が嫌がることはしないでほしいと言っていた。この半年間，夫は頑張ってきたと思う。長生きしてほしいとは思うけれど，これ以上何かするのは，夫にとってつらいだけだと思う。最初に決めたとおり自然に任せたいと思う」と話した。

　妻の意向をサービス事業者で共有し，特別訪問看護指示書による訪問看護に切り替え，毎日の訪問看護や訪問入浴を取りやめ，訪問介護の回数を増やした。患者の介護に慣れたホームヘルパーがサービスに入れるように，サービス提供責任者が調整した。それと同時に，どのような状態になったらどこに連絡すればよいかの連絡先を，家族と共にサービス事業者も確認し，紙に書いて居室の見やすい場所と電話のそばに貼った。

　翌日に次女が帰国し，次女と妻が交代で休みながら，患者に付き添った。患者の口が乾いており見ていてつらいと次女が訴えたため，「小さな氷片を口に含ませましょう」と訪問看護師が提案した。妻と次女が氷を小さく砕いて時々口に含ませていた。3日後，尿が出なくなった。そして，声をかけても目を覚ますことが少なくなり，のどでゴロゴロ音がするようになった。手足も冷たくなってきた。「わからないように見えても聞こえているのですよ」と看護師が家族に話すと，妻と次女は患者に語りかけながらケアを行ったり，体をさすったりした。5日後，朝ひげをそっているときに「呼吸が少しおかしいようだ」

と次女から訪問看護師に連絡があった。予定を早めて看護師が訪問すると，下顎呼吸になっていたため在宅医に連絡した。妻と次女，酒屋の主人夫婦に見守られて亡くなった。

事例のポイント

本事例は認知症が進行し，失禁と歩行障害，座位が不安定になるなど重度の症状が出現している。日常生活での介助が大幅に必要になっているが，それまで利用していたサービスが使えなくなり，患者とその妻の日常生活のリズムが大きく変化した。

動き回って目が離せない状況であれば，認知症の人を一人にして出かけることは難しいが，本事例は症状の進行に伴って寝ていることが多くなり，目を離しても危険がないようにみえる。しかし，水分補給を自分で行えないため脱水を起こしている。さらに，体位変換やおむつ交換の方法，介護ベッド使用時の注意点など，具体的な方法を妻が知らなかったため，褥瘡ができ感染を起こしている。

1) 退院カンファレンス

認知症が重度にまで進行したため，主治医が今後どうするかについて意思決定の時期にきていると説明したが，家族はイメージできないようだった。そこで，退院支援看護師と介護支援専門員が働きかけ，意思決定を行うための情報を提供した。

2) 退院直後から在宅支援チームの構築まで

退院直後は，患者が入院したことに対して妻が責任を感じていること，家の中に他人が入ることを拒否していることに加えて，患者の今後の方向性についての意思決定がなされていない状況であり，このままでは，次女の渡航後早期に患者と妻の生活が破綻するおそれがあった。訪問看護師は，①褥瘡の回復を図る，②介護力をアセスメントし具体的な介護方法を指導する，③自分の意思を表明できない患者に代わって家族が意思決定できるように促す，④在宅療養をサポートするインフォーマルな社会資源になりうる情報を収集するという4つの役割を担っていた。

毎日，訪問看護師と共に患者のケアを行うなかで，妻と次女は意思決定し，自宅で生活を続けていくための課題を見つけることができた。

3) 在宅支援チーム構築後

次女の渡航に伴って立ち上げられた在宅支援チームでは，訪問看護師が嚥下困難についてアセスメントし，食事介助の方法のプランを立て，サービス提供責任者は患者の状態に合った調理法を妻に教えるなど，身体面の症状に対して互いに協力しながら専門性を発揮した。

妻の休息や自分の通院のための時間を確保するためにショートステイを利用した。また，ピアサポートを受けることや酒屋の家族の支援は，精神面のケアにつながった。

4) 看取り

毎日支援していると気づかないような食事の情報を短期入所施設から得た介護支援専門員は，ほかのサービス事業者からの情報を確認し，自らも情報を発信した。このタイムリーな情報の発信と共有によって，肺炎などの合併症を起こす前に，患者の嚥下反射の消失が確認できた。

嚥下反射の消失を機に，妻に行われた今後の方針に対する意思確認は，次女の渡航前に

行われた意思決定が絶対ではないことを示している。妻は「このまま自然に」という方法を選択したが，「娘が帰国するまでの間，皮下輸液を行う」という決定もありえた。いずれにしても，妻の意向を在宅支援チームで共有し，決定された意思に沿えるようにサポートしていく必要がある。

　患者の死が近づいてきたら，家族が悔いなくお別れできるように，介護支援専門員とサービス提供責任者は家族の負担を軽減するようサービスを調整した。訪問看護師は，ただ死を待つだけでなく，家族ができることを提案し，状態の変化が起こったときに行うことについても確認している。

　本事例の在宅看取りが可能となったのは，皆で同じ方向に向かって進んでいく過程で，様々な情報を家族とサポートする人全員が共有し，それぞれ自分の専門性や役割について認識し，もつ力を発揮できたことにある。

●文　献

1) 平原佐斗司（2010）．認知症の緩和ケアとは．緩和ケア，20（6）：562-566.
2) 日本神経学会（監），「認知症疾患診療ガイドライン」作成委員会（編）(2017). 嚥下障害の対応（誤嚥性肺炎を含む）はどのように行うか．認知症疾患診療ガイドライン 2017，医学書院，p.97-98.
3) 平川仁尚（2010）．認知症の緩和ケアに必要な基本知識─進行期認知症患者の苦痛について．緩和ケア，20（6）：571-574.
4) 彦 聖美，大木秀一（2016）．男性介護者の健康に関連する社会的決定要因と支援の方向性．石川看護雑誌，13：1-10.

第Ⅴ章　在宅での看取りケア

8 子どもの看取りケア

子どもの看取りケアの特徴

　子どもの看取りケアの特徴は，ケアの対象である子どもが成長発達の途上にあり，年齢によって心身の反応が異なることである。また，子どもがどのように「死」を理解しているのかについて，年齢によっては子ども自身に確認することができず，周辺情報や日頃の何気ない様子から判断していかなくてはならない場合があることである。さらに，きょうだいを含む家族への支援や，就学している子どもであれば，学校や友人への配慮が重要なケアに位置づけられることも特徴である。

小児のための緩和ケア

　世界保健機関（WHO）は，小児のための緩和ケアについて，「身体，精神，霊性への積極的かつ全人的なケアであり，家族へのケアの提供も含まれる。それは，疾患が診断されたときに始まり，根治的な治療の有無にかかわらず，継続的に提供される」[1]と定義しており，さらに医療者が実施するケアについては，「医療従事者は子どもの身体的，心理的，社会的な苦痛を適切に評価し，緩和しなければならない。効果的な緩和ケアとは，家族も含めた幅広い多職種的な対応と地域における社会資源の有効な活用を必要とする。必ずしも人材や社会資源が十分でなくても満足のいく緩和ケアを提供することは不可能ではない。緩和ケアは，三次医療機関でも，地域の診療所でも，そして子どもの自宅でも提供しうるものである」[1]と提議している。

　すなわち，子どもと家族を中心とした多職種によるチームを組み，チームの連携と地域の社会資源を有効活用することで，子どもの看取りケアを自宅で実施できる可能性を示している。

子どもの看取りケアにおける医療者の役割

　大人に比べると，まだまだ自宅での子どもの看取り件数は少ないのが現状である（図8-1）[2]。それは，単に訪問診療や訪問看護などの社会資源が整っていないということだけでなく，何とか子どもに生きてほしいと切に願う家族の心情から，最期まで病院で積極的な治療を希望する家族が多いという背景もある。子どもの看取りケアにおいて医療者に求められることの一つは，複雑な家族の心情に配慮し理解しつつも，子どもの状態を客観的にとらえ，子どもや家族が最期の時間をどのように過ごしたいのかについて十分な情報をもとに選択できるように，事前に準備を整えることである。

8 子どもの看取りケア

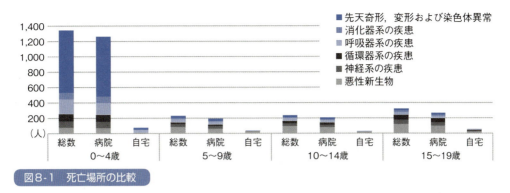

図8-1 死亡場所の比較

厚生労働省（2017）．平成28年（2016）人口動態統計（確定数）の概況．死亡数，年齢・死因・死亡場所の比較．より作成
http://www.mhlw.go.jp/toukei/saikin/hw/jinkou/kakutei16/index.html

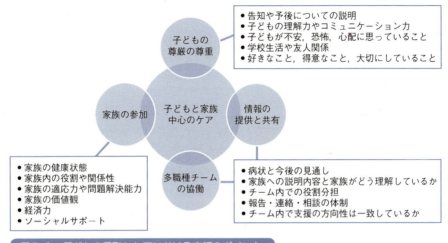

図8-2 子どもの看取りケアにおける支援のポイント

　医療者にとっても，目の前の子どもの「死」を意識し，子どもや家族と対話を重ねることはつらいことであるが，図8-2に示すような内容に常に配慮するかたちでチームでの検討を重ね，その子らしく生ききる舞台を演出してほしい。

子どもの意思決定支援

インフォームドコンセントとインフォームドアセント

　まず前提として，子どもの意思決定を支えるプロセスを，大人と同じには考えないことが原則である。大人の場合，インフォームドコンセント（医療者からの説明を受け，納得し治療を受けること）が推奨され実施されているが，子どもの場合，治療方針や終末期の過ごし方など何らかの意思決定をするのは，子どもではなく親である場合が多い。換言すると，親を介した子どもの意思である。そのため，親は重大な意思決定を迫られ葛藤する。ゆえに，子どもの意思決定支援には，その親を十分に支えることが重要となる。

他方，欧米を中心に，インフォームドアセントという概念が浸透し，子どもの意思を子ども自身に確認し尊重するようになってきている。アセントとは，「未成年であるために法的に有効なインフォームドコンセントを与えることができない子どもが検査や治療などの医療行為を受けることに対して，同意を含めた意思表示のこと」[3]を意味する。

米国小児科学会の指針は，具体的に，15歳以上の子どもからはインフォームドコンセントのかたちで同意を受けること，また，7歳から14歳までの子どもからはアセントのかたちで同意を受けることを推奨している。ただし，7歳未満であっても，子どもが理解できる言葉で，必要ならば何度でも話し合いの時間を確保することが望ましいとしている。

子どもの権利条約

親を介した子どもの意思決定支援であっても，インフォームドアセントのかたちでの意思決定支援であっても，最も重要なことは，「子どもの最大限の利益を実現するために」という視点を一貫してもち，子どもや親と対話を重ねることである。親や医療者など周囲の大人の利益が優先されることは，許容されない。子どもの権利条約（表8-1）のなかで，規定されているので参照されたい。

家族の生活背景

看取りケアについての話し合いを行う場合，親自身の生活背景を知り価値観を理解しておくことは重要である。特に，病院では家族の生活を知る機会は少ない。病院で出会う家族は，その家族のほんの一面にすぎないことを念頭におく。その家族の歴史を理解することは，子どもの意思決定に大いに役立つ。

一方，時間的な制約があるなかで在宅移行した場合は，在宅療養を支援する医療者と家族が十分な関係を築けていないうちに看取りケアがスタートされる。そのような場合，在宅療養を支援する医療者は，診療情報提供書や看護サマリーだけでは理解しきれない子どもと家族について，それまでかかわってきた医療機関の職員に積極的に情報を求めていく。また，療養期間が長期にわたり，子どもを取り巻く支援者が複数いる場合は，それぞれに見せる家族の顔を情報として共有することで，よりリアルな家族像を描き，その子どもと家族の希望に沿った支援計画を検討することができる。

しばしば，多職種連携の場面において，支援者間の相互理解やコミュニケーション不足が要因で，情報共有が滞ることがある。ポイントは，どの機関の誰が得ている情報が正しいか間違っているかではなく，どれもが事実で，その家族の姿であるととらえることであ

表8-1 子どもの権利条約（日本ユニセフ協会）

第12条
1. 締約国は，自己の意見を形成する能力のある児童がその児童に影響を及ぼすすべての事項について自由に自己の意見を表明する権利を確保する。この場合において，児童の意見は，その児童の年齢及び成熟度に従って相応に考慮されるものとする。
2. このため，児童は，特に，自己に影響を及ぼすあらゆる司法上及び行政上の手続において，国内法の手続規則に合致する方法により直接に又は代理人若しくは適当な団体を通じて聴取される機会を与えられる。

第13条
1. 児童は，表現の自由についての権利を有する。この権利には，口頭，手書き若しくは印刷，芸術の形態又は自ら選択する他の方法により，国境とのかかわりなく，あらゆる種類の情報及び考えを求め，受け及び伝える自由を含む。

る。看取りケアを行う場所が病院か在宅かを問わず，リアルな家族像を描くことは，その家族の意思決定における判断の背景を理解することにつながり，子どもの意思決定を支えるうえで有用である。

医療者自身の経験，倫理観，価値基準

医療者が自分自身の経験や倫理観，価値基準を理解しておくことも必要である。たとえば，医療者が，過去に在宅療養で子どもを看取った経験があり，それが残された家族にとって良い体験になっていた場合には，潜在的に子どもの看取りケアは家族がいる自宅で行われるのがよいというような意識をもつ可能性がある。また，医療者が，親は子どもの生きる可能性を諦めず積極的に治療に望むべき，というような生命倫理や価値観をもっていた場合には，在宅療養ではなく病院で最期まで頑張ることを支持するかもしれない。このような例は極端ではあるが，コミュニケーションは相互依存的に行われるものであり，意思決定を支える際に，家族が医療者からの影響をまったく受けないということは不可能であると理解していなければならない。

看取りケアに携わる人は，日頃から自分自身の死生観やコミュニケーションの傾向を知っておくとよい。医療者自身のなかにあるものを否定するのではなく，「私はこう思うが，この親や家族はそう思うのか」と客観的にとらえることで，親の価値観への理解が深まり，子どもの意思決定を支えることにつながる。

在宅での生活支援

終末期を在宅で過ごす子どもは少ない現状ではあるが，子どもと家族が住み慣れた，または誕生後初めて帰ることになるかもしれない自宅での療養を希望した場合，医療者はその判断を最大限に支持し支援することになる。

在宅での生活を開始するために，子どもの入院中に医療者がしておくべきことは，大きく分けて，在宅移行に向けての話し合いと意思決定支援，人的・物的・金銭的な社会資源の準備，療養中の医療支援体制の構築，の3つである。

在宅移行に向けての話し合いと意思決定支援

まず，在宅移行に向けて話し合い，意思決定を支援する。当然のことではあるが，自宅での生活は，子どもと家族の希望があって始まる。そのため，医師と担当看護師が中心となって子どもの病状や家族の介護力をアセスメントし，在宅移行の可能性を探る。自宅という環境は，子どものいる場所が，療養の場であり生活の場であるということが最大の特徴である。一方で，子どもにとっても家族にとっても，24時間体制で医師や看護師がいる，医療設備も整っている病院と比べての環境の変化は，戸惑いを感じたり，不安を覚えたりするものである。そのため，病院で働く医療者は，可能な限り試験外泊などをできる環境を整備し，自宅での生活を家族が具体的にイメージできるように支援する。また，病院・在宅支援を実施する医療者にとっても，試験外泊などでの家族の体験をフィードバックし

てもらうことは，より安全な療養環境を整備するうえで重要な情報となる。

病院でのケアをまったく同じかたちで引き継ぐことを目指すのではなく，子どもと家族の生活に即したケア内容や方法にシフトできるように工夫する。

人的・物的・金銭的な社会資源の準備

次に，自宅での生活を支えるための人的・物的・金銭的な社会資源の準備である。これは，医療機関の医療者だけでは調整できないことが多いため，ソーシャルワーカーや地域の保健師，訪問看護師と協力して進めていく。

1）人的な社会資源

具体的には，訪問診療や訪問看護など，在宅で必要な医療的ケアを提供する医療者や，きょうだいを世話する保育者，家族を支える親族や友人などである。

人的な社会資源を調整する際に注意すべき点は，必ずしも同居している親族が協力者にならない可能性があることである。たとえば，祖父母の場合，祖父母自身が体調に何らかの問題を抱えていることや，親との関係が良くないこともある。そのため，具体的に子どもの世話を頼れる人，親の精神的な支えとなってくれる人の存在と関係性を確認する。

表8-2 病院からの在宅移行における支援のポイント（在宅での看取りケアを実施するための準備フロー）

	退院支援計画	在宅移行準備	
医療機関	●主治医と看護師が中心となり，在宅看取りケアの移行時期を判断する ●主たる介護者，家族構成，家族機能について情報として整理する ●経済状況や住環境など退院支援計画に必要な情報を追加聴取する ●院内多職種カンファレンスを実施する ●意思決定を支援する ●子どもや家族の意向と希望を確認する ●MSWが中心となり子どもに必要な社会資源について情報収集する ●家族に選択肢を与えられるように情報を整理し提供する ●必要に応じて関係機関へ連絡を入れる（家族と関係機関のつなぎ）	●医療機関スタッフと在宅でケアを引き継ぐスタッフとの合同カンファレンスを実施する（急変時の対応やチーム内の考え方のすり合わせ） ●在宅支援チームに子どもと家族の顔つなぎを行う ●家族への医療的ケアを指導する ●必要な医療物品を準備・提供する	試験外泊の実施（可能な限り在宅支援チームは家庭訪問にて状況を把握する）
在宅支援チーム		●診療情報提供書や看護サマリーをもとに子どもと家族への支援を検討する ●合同カンファレンス参加時は，提供可能な治療やケア内容を提示する ●家族に手渡す資料や契約関係書類などを準備しておく（後で家族が見返せる資料があれば同席できなかった家族員への説明にも役立つ）	
行政機関	●各担当課（保健・子ども福祉）が情報を共有し，子どもが速やかに在宅療養に移行できるよう準備 ●必要によって病院訪問を実施する	●病院からの情報をもとに，公的機関で調整可能なサービスを提示する ●早めに申請が必要なサービスについては，あらかじめ資料を準備し手続きによる時間の無駄を最低限にする ●公的サービスではないが，利用できるインフォーマルサービスがある場合には情報提供する	
教育機関		●カンファレンスに参加する ●校長，学年主任，担任，養護教諭を中心に，学校で配慮すべき事項を確認する ●他の子どもに何をどのように伝えるのか検討する ●きょうだいがいる場合は，きょうだいの学校にも関与してもらう（きょうだいへのフォローや様子を確認する）	

2）物的な社会資源

物的な社会資源については，医療的ケア関連の設備（在宅酸素療法の機器，吸引器など）や療養用のベッド，車椅子などの福祉用具の準備が考えられる。これらについては，医療機関のソーシャルワーカーが中心となり，医療機器メーカーや市役所の福祉課など関係機関と調整する。

3）金銭的な社会資源

金銭的な社会資源には，乳幼児医療費助成や子ども医療費助成，小児慢性特定疾病医療給付制度などの公的な助成制度の申請がある。公的なサービスを利用する場合は，自治体により基準や制度が異なるものがあること，ほとんどの場合に事前申請が必要で，支給決定に時間がかかることを考慮し，早めに準備にとりかかる。これらの申請の多くは，親が各窓口に行って手続きしなくてはならないため，地域の保健福祉サービスに精通している保健師などと連携し，できるだけスムーズに手続きが行えるように支援する。

療養中の医療支援体制の構築

最後に，在宅での生活を支えるためには，医療面における退院後のフォロー体制を明確にして家族に伝えておくことである。一度決めた治療方針や療養計画も，苦しむ子どもを

在宅移行準備	在宅療養と生活	在宅での看取り	グリーフケア
●試験外泊時の様子を家族から情報収集し支援計画を見直す ●在宅支援チームが外泊中の様子を把握できている場合は情報を共有する ●家族への指導内容などを見直し，必要であれば追加指導する	●方針の変更があった場合は再入院の受け入れが可能となるように院内の調整を行う ●定期的に在宅支援チームと情報を共有し，切れ目のない支援を実施する ●在宅支援チームからの相談に応じる		
●具体的な訪問頻度や家族にとって都合の良い時間帯などを確認し調整する ●病院でのケア方法や指導内容を家族がどのように理解しているのか確認する ●家族のやり方や考え方を尊重しつつ，限られた在宅の医療資源で最大限のケアが提供できるよう準備する	●苦痛への緩和ケアを行う ●訪問時は次の訪問までの時間を予測し体調を判断する ●子どもの体調に変化があった場合は特に丁寧に病状を説明する ●紹介元の医療機関に訪問結果報告書などで経過を報告する ●家族の希望に沿い臨機応変に対応する	●デスエデュケーションを実施する ●全身状態を観察し，安楽に配慮してケアする ●家族ができることについて配慮する ●家族だけでなく，友だちなど本人の大切にしてきた人たちと過ごす時間を確保する（家族の希望がある場合）	●きょうだいを含む家族の悲嘆のアセスメントを実施する ●子どもの喪失によって生じる様々な感情を表出する場を保障する ●ハイリスクな家族（うつ病など）がいる場合は特に配慮し，新たなサポートが必要な場合は関係機関に連絡する ●四十九日から一回忌くらいまでフォローできることが望ましいが，グリーフケアに対しての報酬制度はないため課題である
	●保健師を中心に地域の社会資源を有効活用しサービスをコーディネートする ●家庭児童相談員などとも協力しながら教育機関との連携を図る ●療養生活の様子を訪問看護師などから聴取し情報を共有する		●死亡届の提出や利用していた各種手帳の返還などで行政窓口に家族が来た場合，家族に会うことができれば時間をとって面談し子どもと家族の頑張りをねぎらう ●家族と十分な関係性が築けている場合はグリーフケアとしての家庭訪問を実施する
	●就学が可能な病状のときは，限られた授業だけでも参加できるよう調整する ●他の生徒からの質問にどのように答えるのか，家族がどこまでの話をクラスメイトにしてよいと考えているのかを確認し，子どもがつらい思いをしないように最大限に配慮する ●きょうだいの学校での様子を観察する		●クラスメイトや特に仲の良かった友だちが，どのようにその子どもの死を受け入れているのか注意深く観察する ●過度な反応が出ている児童や生徒がいる場合は学校カウンセラーなどの協力を得る ●病気についてオープンにしている場合は，亡くなった子どもへお別れの手紙を書くなど，発達に応じた喪の作業を実施する

大阪府立母子保健総合医療センター QOL サポートチーム（編）（2015）．在宅ケア，小児緩和ケアガイド，医学書院，p.113-120．を参考に作成

前にして判断が揺らぐことがある。そのため，主治医および訪問看護師への連絡のタイミング，救急車を要請した場合に，それまで入院していた医療機関での受け入れ体制を確保できるか否かなど，想定される事態を予測して伝えておく。

また，家族が迷い悩むことは当然であり，再度検討しなおすことができることを何度でも伝える。病院か在宅かの二者択一ではなく，また，病院から在宅への一方向ではない支援体制を構築していく。これらは，一様に実施できることではないが，その地域の実情に合わせて工夫を重ねていくことが必要で，医療者の責務である。

大阪府立母子保健総合医療センターQOLサポートチーム編集の『小児緩和ケアガイド』をもとに，筆者の考える病院からの在宅移行における支援のポイントを表8-2[4]にまとめたので参考にしてほしい。

事例展開「多職種の協働により在宅療養が可能となった子どもの看取りケア」

これまで，子どもの看取りケアに携わるチームは，多職種かつ多機関からなると述べてきたが，本事例においても多くのサポートメンバーの協働により在宅看取りが可能となった。事例を紹介するにあたり，子どもの看取りケアにおいては，医療，保健，福祉，教育など多職種と連携することを前提とし，ICF-CY（International Classification of Functioning, Disability and Health for Children and Youth）[3]という枠組みを用いていることをあらかじめ説明する。

ICF-CYは，WHOで2001年に制定されたICF（国際生活機能分類）の子ども版で，保健・福祉領域で多く使われており，さらに教育領域においても文部科学省特別支援学校学習指導要領で使用されるなど広く普及している概念で，健康状態と健康関連状況を記述するための概念的枠組みである。

具体的に，ICF-CYにおける健康状態の記述のための構成要素は「健康状態」であり，その構成概念として【変調または病気】がある。また，健康関連状況の記述のための概念的枠組みには2つの部門があり，それぞれ2つの構成要素からなる。

1つ目の部門は生活機能であり，その構成要素として「心身機能・身体構造」「活動」「参加」がある。「心身機能・身体構造」は【生理的解剖学的変化】，「活動」は【課題や行為の個人による遂行】，「参加」は【生活や人生場面へのかかわり】という構成概念である。

2つ目の部門は背景因子であり，その構成要素として「環境因子」「個人因子」がある。「環境因子」は【人的環境の特徴】【物的環境の特徴】【社会的環境の特徴】という構成概念である。

ICF-CYは，子どもの生活に焦点を当てて情報を整理することが特徴であり，多職種連携において有用な手段となる。

事例の概要（図8-3）

事例は11歳（小学校5年生）の男児（長男）で急性リンパ性白血病。両親，妹，祖父母と同居。なお，個人情報保護のため，事例には修正を加えている。

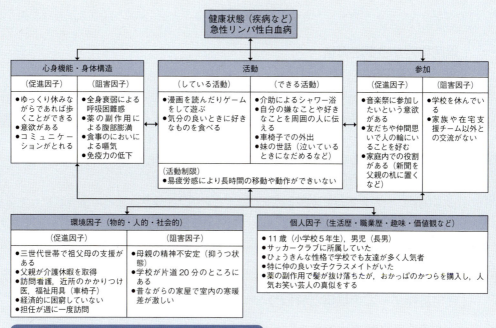

図8-3 事例の概要（ICFの構成要素間の相互作用）

- **在宅支援チームのメンバー**：両親，祖父母，学友，学校（校長・学年主任・担任の先生），主治医（大学病院小児科），小児科担当看護師，病院ソーシャルワーカー，かかりつけ医，訪問看護師，市役所福祉課（ソーシャルワーカー，保健師，家庭児童相談員），保健所（保健師，精神科医，臨床心理士）．

退院前

　患児は，急性リンパ性白血病の維持療法期で，再発のため入院した．入院中は，母親が病院に付き添い，父親は週末に面会に来る以外は仕事に追われていた．幼稚園に通う妹がいたが，母親がほとんどの時間を患児の病院で過ごしていたため，祖父母が世話をしていた．

　患児の入院期間が1か月を過ぎた頃から，妹が赤ちゃん返りをするようになった．妹の赤ちゃん返りが始まったのと同じ頃から，患児は「どうせ死ぬなら家で好きなことをやらせて」と母親に繰り返し訴えるようになった．それを聞いた母親がどうすればよいのか悩み担当看護師に相談をしたことから，在宅移行についての検討が始まった．

　主治医を含めて医療者は，日頃から子どもや家族とオープンなコミュニケーションを心がけていた．そのため，まず両親へ，母親から相談されたことを本人に伝えてよいか確認し，患児と家族を含めての話し合いをもつことになった．

　話し合いでは，病状や今後の見通しについて，患児が理解できるように説明した．患児の希望は，「早く退院してみんなに会いたい」「音楽祭に自分がいないなんて花がない」と言い，友人関係を大切にしたいという気持ちを表出した．祖父母は「入院していたほうがよいのではないか」と言ったが，本人の意思を父親が伝え納得した．そして，患児の言っ

た「好きなことをやらせて」という意思を尊重することを，家族と医療者が共通認識した．

退院移行から退院直後

　患児の意思確認を終え，担当看護師が，院内で主治医，病院ソーシャルワーカー，訪問看護師，市役所福祉課ソーシャルワーカー，保健師をメンバーとした多職種カンファレンスを開催した．訪問診療については受け手がなかったため，引き続き入院先で受診することとなった．しかし，家族ぐるみでかかりつけ医として利用していた近所の内科医院の医師から，往診はできないが日々の体調管理はできる限り支援するという申し出があり，小児専門医とかかりつけ医で連携することになった．

　退院前に，病院で訪問看護師との引き継ぎを行い，患児と家族との顔合わせも実施し，退院日から訪問看護が導入された．また，車椅子などの福祉用具についても，退院前カンファレンスで状況を確認した市役所福祉課職員が調整していたため，問題なく利用を開始することができた．

在宅支援チームの構築と看取り

　退院までの準備は順調であったが，退院日に母親が「怖い」と言って訪問看護師の前で泣き崩れた．その後も，母親が涙を流す場面が多く，精神的に不安定になっている様子がうかがえた．訪問看護師は，母親の精神的な不安定さと妹の赤ちゃん返りの様子から，精神的な支援体制を整える必要があると判断し，保健所の保健師へ連絡した．この母親の状況をきっかけに，訪問看護師を中心とした保健師，かかりつけ医，主治医を含めた在宅支援チームが構築された．

　保健所の保健師は，保健所内の精神科医と臨床心理士も交えてカンファレンスを行った．母親の精神不安定と妹の赤ちゃん返りについては，患児の苦痛緩和と「音楽祭に参加したい」という希望をかなえることで，母親の情緒が安定し妹も落ち着くのではないかというコンサルテーションを受けた．この結果を踏まえ，訪問看護師は本人の苦痛が最小限となるよう緩和ケアを実施するとともに，保健師は校長を通じて担任と連絡をとり，何とか患児が音楽祭に参加できるよう段取りした．父親は，最期のときに備えて会社へ介護休暇を申請し，家族での時間を確保した．

　音楽祭直前での患児の体調の変化により，学校の音楽祭への参加の希望はかなわなかったが，担任とクラスメイトが自宅を訪問し，自宅の庭先で特別な音楽会が開催され，患児も参加することができた．このことは，患児にとっても家族にとっても，そしてそれまで楽しい時間を共に過ごしてきた友人にとっても，最高のひとときになった．その4日後，患児は静かに穏やかに天国へ旅立った．

事例のポイント

　患児とのかかわりを通じて筆者が学んだことは，どんな重篤な状態であっても，また悲観的な将来が待っていたとしても，子どもには輝く力があるということである．医療者が限界を決めてはならないと改めて実感し，子どものもっている力が発揮できるように支援する大切さと責任を再認識した．

当時，赤ちゃん返りしていた妹は，現在，患児の通っていた小学校へ通い，退院時に泣き崩れていた母親は，学校で開催される「命の講座」の講師を務めている。こうした家族の物語に参加できることを幸せに思う。

医療者のグリーフケア

　子どもの看取りケアに限ったことではないが，様々な苦悩をもつ子どもや家族に寄り添い最期を看取るということは，ケアのプロである医療者にとっても耐えがたい苦痛である。喪失感や症状コントロールの難しさ，子どもと家族のコミュニケーションや支援者間でのコミュニケーションなどがストレスの原因になることも多い。

　最も大切なことは，自分自身にわき起こる感情を決して否定しないことである。医療者も人間である以上，当然，傷ついたり無力感を抱いたりする。子どもや家族にするように，自分自身も大切にしてほしい。特に，子どもや家族と長く接する看護師は，家族から強い精神的な結びつきを求められることもあり，無意識のうちに自分の気持ちが家族と同化してしまうことがある。そうした場合は，自分の感情にふたをするのではなく，共に子どもと家族の看取りケアに従事する仲間と，感情を分かち合うとよい。

　つらい感情を一人で抱え込まないことが原則であるが，人にその感情を吐露することが難しい場合は，抱いている感情を正直にノートなどに書き出し，その悩みを抱えているのが他人であった場合を想像し，その人に自分はどのような言葉をかけるかを考えてみる。そうすることで，自分自身をケアする対象として意識することができる。医療者が自分の心身の健康を守ることは，結果的に，苦悩をもつ子どもや家族をより良く支援することにつながる。

●文　献

1）WHO．Palliative Care.
　　＜http://www.who.int/mediacentre/factsheets/fs402/en/＞［2017. December 5］
2）厚生労働省（2017）．平成 28 年（2016）人口動態統計（確定数）の概況．
　　＜http://www.mhlw.go.jp/toukei/saikin/hw/jinkou/kakutei16/index.html＞［2017. December 5］
3）WHO．Implementing the merger of the ICF and ICF-CY.
　　＜http://www.who.int/classifications/icf/whoficresolution2012icfcy.pdf?ua=1＞［2017. December 5］
4）大阪府立母子保健総合医療センター QOL サポートチーム（編）（2015）．在宅ケア．小児緩和ケアガイド，医学書院，p.113-120.
5）Committee on Bioethics, American Academy of Pediatrics（1995）．Informed consent, parental permission, and assent in pediatric practice. Pediatrics, 95（2）：314-317.

第Ⅵ章 施設等での看取りケア

第Ⅵ章　施設等での看取りケア

1　特別養護老人ホームでの看取りケア

苦痛の緩和，提供される医療的ケア，意思決定支援

特別養護老人ホームの基本理念

　特別養護老人ホームは，終の棲家になることが多い場である。グルメ杵屋社会貢献の家（以下，当ホーム）では，ケアマネジャーと生活相談員が主となり，入居初日に本人と家族に「当ホームでどのように過ごし，どう生きたいか」「人生の最期をどのように生き，そしてゆきたいか」について話を聞いている。こうした内容については，これまで様々な思いをもっていても互いに伝え合うことが少ないため，当ホームへの入居や転居を一つの機会ととらえている。その人の人生にかかわる人たちで，生き方およびゆき方を共有することから，当ホームでの生活は始まるのである。

　当ホームでは，本人・家族の意思決定の支援を，最も大切な支援と考えている。本人と家族に，生き方やゆき方についての希望や考えを言葉にするよう促すことは，人生の最期を意識した生活における「自立支援」である。人生を自らの責任で選択し決定する，それを支えることが，看取りにおける自立支援と考えている。

　特別養護老人ホームは，介護保険法では介護老人福祉施設に位置づけられている。介護保険法の第1条（目的）には「これらの者が尊厳を保持し，その有する能力に応じ自立した日常生活を営むことができるよう，必要な保健医療サービス及び福祉サービスに係る給付を行うため」，第2条4項には「その有する能力に応じ自立した日常生活を営むことができるように配慮されなければならない」と明記されている。その人の尊厳を保持し，自立した日常生活を過ごすことができるようケアをする，つまり自立を支援することが記されており，これが当ホームの基本理念である。

意思決定支援

1）自己選択，自己決定への働きかけ

　本人・家族のなかには，思いや考えを明確な言葉で伝えられる人もいるが，これまでに考えたことがない人や，「先生にお任せします」「ここの方針に従います」と他人任せの人もいる。本人・家族が納得して自己選択，自己決定できるよう，当ホームの方針やどのようなことが選択できるのかについて，資料を用いて説明している（図1-1）。説明の際には，看取りの指針，スタッフの体制，当ホームで行える医療，外部の施設で行う医療，実際に行われている看取りの事例などを伝える。

　これは，「入居当日に意思決定してください」「意思表示したことを守って生活してくだ

1 特別養護老人ホームでの看取りケア

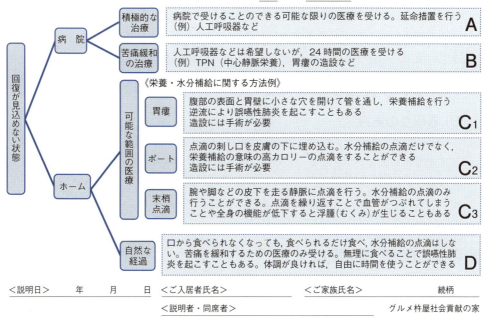

図1-1 終末期の過ごし方

さい」ということではない。日常生活のなかで何をしたいか，どう生きたいか，家族としてどのように過ごしてほしいか，生きてほしいかについて，本人と共に考える始まりの機会である。人の考えはその時々の状況によって変わることが少なくない。心身のコンディションや家族の状況，ケア体制，環境，実際の看取りケアを見ることによってなど，様々な事情により考えは変わっていく。迷ったり悩んだりしながら，その時々の思いを言葉にすることで，当ホームのスタッフも共に考え，思いを共有していくのである。変化があることを承知したうえで，本人と家族の意思決定を支えることが，その人の尊厳を維持し，自立した生活を支援することにつながる。

一方で，特別養護老人ホームでどのように生きるのか，どのようにゆくことができるのかについて，わからないと答える人が多いのが現状である。また，平成27（2015）年の統計データでは，日本では病院など医療機関で死亡する人が77.6％であり[1]，人の最期の様子を見たことがなく，死そのものを現実として考えられない人もいる。

2) 多職種でのかかわり，ケア会議

特別養護老人ホームの専門職の配置基準は，入所者3人に対し介護・看護職員が1人以上，医師は入所者に対し健康管理および療養上の指導を行うために必要な数（当ホームの場合は，非常勤内科医が1人で，その他近隣クリニックと提携し，内科，精神科，皮膚科，泌尿器科，整形外科，歯科医師の往診がある），生活相談員1人以上，管理栄養士1人以上，機能訓練指導員1人以上，介護支援専門員は入所者100人に対し1人以上となっている。

当ホームでは，こうした多職種で本人・家族を支えていることを，日々の会話やケア会議を活用して本人・家族に伝えている。ケア会議は，医師や看護師だけでなく，介護職や

生活相談員なども含めた多職種が参加し，心身状況の変化がなければ半年に1回以上，状態の変化が起こればそのつど行う。会議は機会の一つであり，会議の前後では，本人・家族や多職種間での対話が増え，これが意思決定の支援，方向性の共有につながっている。ケア会議は，本人・家族・スタッフ間で，ケアの方向性を確認し合う重要な意味をもっている。ケアの方向性を決定するためには，前後の対話を欠くことはできない。多職種でのかかわりについては後述する。

3) 看取りの実践

これに加え，当ホーム内で実際に行われている看取りの実践により，本人・家族は死の現実を考えることができるようになる。入居者同士で見舞ったり，家族同士で励まし合ったり悩みを相談し合ったり，日常で行われている実際の看取りケアを見て，自分であればどのようにするのか，自分の家族であればどのようにしたらよいのか，スタッフに相談するようになる。

苦痛の緩和，医療的ケア

本人と家族が意思決定でき，それをかかわる人が共有できると，苦痛の緩和や提供される医療的ケアについての選択も，自ずと方向性が明確になる。そのため，われわれは意思決定に最も多くの時間を費やすよう心がけている。このように配慮したうえで，当ホームでは苦痛の緩和と医療的ケアを実践している。

実際のケアについては，当ホームでは「特別養護老人ホームにおける看取りガイドライン」[2]を参考に「看取りの指針」を作成し，苦痛の緩和と医療的ケアを行っている。

1) 苦痛の緩和

苦痛の緩和として最も重視しているのは環境整備である。少しずつ変化する心身の状態から，本人や家族が死を意識し始める頃，日常会話の聞こえてくる空間を保ちつつ，本人の希望や状態に合わせて，家族と本人だけの時間と空間にも配慮する。これは以前，祖母をホームで看取った孫が「このホームはスタッフがいつも近くにいてくれるから，おばあちゃんは寂しくなかったと思うし，自分も気持ちが紛れた。でも，おばあちゃんの姿を見て思わず泣きたくなったときに，スタッフが近くにいて泣けなかった」と話したことをヒントにしている。必要なときには近くにいて，距離感が必要なときにはかたわらで見守るスタンスが必要であることを教えられた事例である。

2) 医療的ケア

医療的ケアについては，看護師や介護職の日常の情報から，医師が点滴を指示することがある。当ホームでは，肺炎の治療や著しい脱水により，精神状態やその他の身体状況に大きな影響がある場合がこれにあたる。点滴の量については，看護師と介護職が点滴に対する患者の体の反応，呼吸状態，痰の量などを観察し，医師が量の調整を指示する。看護師，介護職，家族が日々の変化を医師に伝えて，症状のコントロールがうまくいくと，本人の苦痛が少ないことを実感する。当ホームでは，点滴治療などについては，「終末期がん患者の輸液療法に関するガイドライン（2013年版）」[3]を参考にしている。

また，特別養護老人ホームで看取り期を迎える人には，がん患者も少なくない。がん性疼痛がある場合は，医師の指示のもと，看護師が貼付剤で痛みをコントロールすることも

ある。与薬後の観察は，主に介護職が行っている。

特別養護老人ホームでの看取りの現状

　特別養護老人ホームでの看取りでは，医師が治療方針を示し，看護師，介護職，ケアマネジャー，生活相談員，管理栄養士らの多職種が相談しながら，できる限り心身の負担を緩和し，穏やかに生活できるようケアを行う。病状の判断は医師が行い，ケアの方針は本人と家族の意向を尊重し，多職種が相談のうえ決定する。当ホームでは，看取りを特別なケアとして行うのではなく，この世に生を受けた誰もが迎える人生のひとときととらえて行っている。

　平成27（2015）年度介護報酬改定の効果検証及び調査研究に係る調査によると，特別養護老人ホームの76.1％が終末期に入った入居者に対し看取りを行っている[4]と回答し，この割合は増加傾向にある。当ホームにおいても，直近5年では退去者のうち83.8％を看取っている。

　介護保険法では，平成18（2006）年の介護報酬改定により「看取り加算」が算定できるようになった。特別養護老人ホームで生活する人が，人生最期のときを住み慣れた場所で過ごしたいと願い，そういう個人の意思を尊重し，尊厳の実現のための対話を続けた結果，ホームでの看取りが増加している。前述したように，特別養護老人ホームが増える現状に合わせ，介護に対する期待と一定の評価が「看取り加算」につながっていると考える。

医療職と多職種との役割分担，体制

　ケアのどの場面においても多職種連携や役割分担を欠くことはできないが，看取り期では，それまでの継続的な連携だけでなく，その時期ならではのより密な連携が必要となる。
　特別養護老人ホームの場合，日常生活の延長線上で看取りの時期を見きわめ，その日から徐々にケアの体制が移行していく。この時期の見きわめは医師が行うが，看護師，介護職，管理栄養士，生活相談員などの日々のケアや観察による情報に基づいている。このほかに，医療的ケアを行うか否かも医師が判断するが，判断の根拠は医師自身の診察および多職種からの情報である。

介護職の役割

　特別養護老人ホームの生活場面においては，介護職がより多くの時間を入居者・家族と過ごすため，日常での小さな変化を見逃さず気づくことができる。終末期では，言葉で明確に自身の変化を伝えられないこともあるため，この気づきはとても重要となる。体位変換をしたときの身体の動き方，呼吸の仕方，表情，時には「どことは言えないが，何かがいつもと違う」と，医師や看護師に報告がくることもある。医師や看護師がこの気づきをもとに診察や観察を行うと，病状の変化が起こっていることが少なくない。
　また，家族にとって，医療者による検査データに基づいた説明が理解しにくいことがある。家族は病状の把握のために介護職に日常の様子を聞いて理解し，その際に「表情が苦しそう，痛そう」と訴えることもある。そして，家族として何ができるのか，何をしても

よいのかを看護師や介護職に質問する。このような場合も，介護職の担う役割は大きい。

食べることへの援助

最期まで口から食べることを楽しみにしている入居者には，施設内の管理栄養士や調理師，提携している外部の歯科医や歯科衛生士が一緒に，本人になるべく負担が少なく，楽しみとおいしさを感じてもらえる食事を考える。もちろん，日々の心身のコンディションについて，介護職や看護師と情報共有をしたうえで行っている。

生活相談員，ケアマネジャーの役割

看取り期になり，家族はわからないことや不安なことを言い出せないまま過ごしていることがある。生活相談員やケアマネジャーは，医療者との日々の申し送りやケア会議などをとおして心身情報を正しく共有したうえで，専門職中心のケアにならないよう，本人・家族の意向が主となるように支援する役割を担っている。

また，看取りの過程で入退院を繰り返す入居者の場合，ホームでの多職種連携に加えて，医療機関との連携が必要となる。医療機関の窓口へ，本人・家族の意向や情報を提供するとともに，ホームの看取りケアの体制や方針も伝えておく。これも生活相談員やケアマネジャーの大きな役割である。

医療機関との連携

特別養護老人ホームは，夜間帯など医療者の配置がない時間帯がある。この対応として，当ホームの場合，管理医師と看護師のオンコール体制に加え，地域の提携・協力クリニックの医師らに往診を依頼している。

ホーム近隣の在宅患者の訪問診療や往診の際に，「様子はどうですか？」と在宅医が立ち寄って一言声をかけるだけで，本人・家族，介護職は安心感を得ることができる。特に夜勤を任されている介護職にとっては，精神的負担の軽減にもなっている。これら医師との情報共有は，管理医師や看護師がカルテ情報をとおして，また，必要な際には電話や対面での申し送りを行っている。

積極的な医療はしないという方針であったとしても，何か急な状態変化があったときや，本人や家族が不安を感じたときに，選択肢として提示できる体制や技術は必要である。特別養護老人ホームだけでは対応できない点を在宅医のチームが補ってくれる体制は，看取りを継続する支えとなる。

地域の体制づくり，スタッフ研修

特別養護老人ホームは地域（社会）資源の一つにすぎないため，不十分な専門性や機能，体制は，その他の地域（社会）資源と連携し，本人・家族が納得できる生活をつくっていく。これは特別養護老人ホームとしての体制づくりであると同時に，地域の体制づくりともいえる。

多職種で連携し役割を果たしていくためには，日頃の情報共有とともに，法人としての理念や看取りの方向性の理解を共有しておくことが必要である。世代や経験によって死生

観が異なることもあるため，当ホームでは，看取りを実践するスタッフには研修として「退所カンファレンス」を行っている。入所者の退所後1～2か月に開催し，看取りに至るまでのケアと看取りの実践を振り返り，家族の声を聞きながら看取りのあり方を考え学ぶ機会としている。

事例展開 「自己決定を支えるためにホーム内外の多職種が協働して看取った事例」

入居者が終末期を迎える頃には，自分自身で意思表示ができなくなっている場合が多い。当ホームでは，入居時から本人・家族と繰り返し考えてきた意向を尊重し，本人と家族にとってより良い時間となるように支援をしている。本人の意向だけでなく家族の意向も尊重するのは，どのように本人を見送ったかは，その後を生きる家族のなかにいつまでも残るからである。

事例の概要

患者は40代の女性（享年42歳）で那須・ハコラ病（膜性リポジストロフィー）。入居期間は4年。

20代前半で結婚し，20代半ばで第1子（長男）を出産する。20代後半で第2子（長女）出産後から，家事をしなくなる，パジャマのまま外出する，借金をするなどの行動変化や，夫への嫉妬妄想がみられるようになり離婚する。

30代に入ると骨折を頻繁に繰り返すようになる。多発性の骨囊胞を指摘され，この頃から小刻み歩行が出現する。骨折治療中の病院内で脱抑制や物忘れ，場所を間違えるなどの症状が現れ，大学病院へ精査入院し，32歳で認知症の原因疾患の一つである那須・ハコラ病と診断される。

その後，精神科病棟への入院を経て，介護保険適用（特定疾病）となった40歳で当ホームへ入居した。この時点で，生活全般において介助が必要な状態であった（要介護度5，障害高齢者の日常生活自立度（寝たきり度）B1，認知症高齢者の日常生活自立度Ⅳ）。

入居前

当ホーム入居に際し，入院していた精神科病院の主治医，病棟看護師，介護職，精神保健福祉士，作業療法士らと当ホームの管理医師，看護師，介護職，社会福祉士，管理栄養士，施設長にて現状確認のカンファレンスを行った。また，リロケーションダメージ（環境が変わることで生じる心身の問題）を最小限にできるよう，互いのスタッフが病棟研修と施設見学を行い，移行する生活環境を互いに知ったうえで環境変化により考えられる心身の変化を話し合い，これを本人の母親，2人の姉と共有した。

この時点で，姉から「人生最期の時期を迎えたときには延命治療は望まない」「摂食嚥下が困難になったときには胃瘻などの経管栄養は希望しない」という，子どもを除く家族間の意思について聞いた。

入居直後

　入居当時，看護師や介護職の観察では，本人は表情や四肢のこわばりがあり，緊張が強い様子がみられた。しかし，周りの入居者からの話かけが増えるとともに，発語はないが顔の表情が豊かに変化した。

　ホームへの転居を機に，長男，長女の面会機会が増え，子どもとの会話や子どもの話題ではより表情豊かな反応をみせた。

　施設内のケア会議において，歩行にパーキンソン症状がみられ，運動機能の低下や関節の拘縮がみられること，薬の認識が難しく錠剤が飲み込めないことが生活上の課題として挙げられた。ケアプランでは，運動機能の低下があるものの，豊かな表情や表現ができることに着目し，日常生活のなかで本人の表情が穏やかであるときや，表情が豊かになることを探し出し，これらのことを実行する際に必要な運動を無理のない範囲で行い，機能維持に努めた。

　那須・ハコラ病の特徴の一つである骨折しやすいという点に注意しながら，管理医師のアドバイスを受け，介護職が運動動作（歩行）の介助を行った。

入居後のチーム体制構築

1) 入居6か月後

　本人の姉と施設長が同席のうえで，中学生と高校生になった長男と長女へ，精神科医師から病名が告知された。このときに，病状の経過と現在の病状についても説明した。この病名告知を機に，子どもたちにもケアの方針決定場面に参加してもらうことになった。本人の姉らとケアマネジャー，生活相談員は，子どもたちの精神的な負担にならないよう，事前に相談するなどの配慮をした。

2) 入居2年後

　2年間で体重が14kg減少しBMIは17.2，低体重であるがアルブミン値は正常であった。自力摂取での食べこぼしが多く，1日の摂取カロリーおよび水分量が目標値に満たなかった。脱水傾向であったため点滴を行い，多職種でのケア会議により，食事摂取に対しては部分的に介護士が介助することとなり，栄養補助剤が処方された。

3) 入居3年後

　座位保持が困難となり1日の大半をベッド上で過ごすようになる。食事が認識できず，飲み込むことが難しくなってきた（要介護度5，障害高齢者の日常生活自立度〈寝たきり度〉C1，認知症高齢者の日常生活自立度Ⅳ）。

　状態が変化するたびに，精神科医師と管理医師が連絡を取り合い，病状を把握し，家族とケアスタッフに説明し，ケア方針の確認を多職種で行った。この頃，長男の大学入学式，長女の高校卒業式に参加することを目標に，食事時間の座位保持，栄養状態の維持をケア目標とした。

看取り

　3年10か月後，高熱が続きけいれんが頻繁に起こるようになる。いよいよ看取り期で

あることを管理医師が長男，長女，2人の姉，母親へ伝えた。管理医師から話を聞いた家族は，初めに病名告知を受けたときから，今後起こる可能性のある状態を精神科医師が丁寧に説明してくれたこと，状況が変化するたびに繰り返し管理医師や施設スタッフが状態を伝えてくれたことにより，徐々に状況を受け止めることができるようになったと話した。家族の看取りケアに対する意向に変化はないが，看取り期の告知を受けたことで「このまま良いのか，何かできることはないか」と葛藤する気持ちもあることを話した。家族と過ごすときの表情が最も穏やかであるため，長男と長女は自分たちにできることとして，可能な限り面会に来ることになった。

この当時，精神科医師と管理医師との情報交換がより頻繁になり，非常勤の管理医師が不在のときに対応できるよう，近隣クリニックの医師による協力体制ができ，家族はもちろんケアスタッフも安心感をもつことができた。

1）医療的ケア

高齢者が老衰という経過をたどる看取りでは，当ホームでは点滴を積極的に使うことは少ない。本事例の場合，高熱およびけいれんを頻発し，その状態が本人にとって苦痛であり，その姿をみる家族も苦痛を感じていたため，けいれんを抑える対処として点滴を行った。けいれんを抑える薬剤の呼吸に対する影響について，管理医師が家族に説明し，点滴の量を調整し，できる限り苦痛を軽減し，最期のときを迎えた。

2）エンゼルケア

管理医師による死亡診断後，長女と2人の姉と看護師，介護職がエンゼルケアを行った。エンゼルケアは，締めくくられた人生を，家族とその場に居合わせたスタッフで実感する大切な時間である。スタッフにとっては，その人の身体が，自分たちの行ってきたケアを全身で示してくれることを確認できるときでもある。全身を拭きながら，姉が長女に，本人は永年にわたり病気とともに生きた時間から解放されたことを伝えた。長女は，自分のポーチから口紅を取り出し，最期の化粧を仕上げた。

3）葬　儀

本事例では，生活してきた当ホームの部屋で葬儀を行った。以前に，身寄りのない人を入居者やスタッフがホーム内葬儀で見送ったことがあり，その場面をみた姉が，生活を共にしてきた人に見送られる葬式をしたいと思い，長男，長女，母と相談して決めた。親族および入居者，今までかかわった人が集う葬儀を終え，ホームの正面玄関から旅立ちとして出発した。

事例のポイント

特別養護老人ホームでの生活は，暮らし慣れた場所での生活の延長線上にある。地域（社会）の一つの住まいとして，今までの人生を踏襲しながら，各々がどのように生きるかを自己責任において選択し決定していく。それこそが生活の質（QOL）を保ち，人の尊厳を大切にした生活であり，専門職はその実現のための支援をする役割を担っている。これは人生の締めくくりにおいても同じである。その人がどのようにゆきたいかを自己責任において選択し，決定したことに本人・家族が納得する。これがQOD（quality of death）であり，この実現に向けてこれからも支援していきたい。

第Ⅵ章 施設等での看取りケア

●文　献

1）政府統計の窓口（2015）．平成27年人口動態調査．死亡の場所別にみた年次死亡数百分率．
　＜ https://www.e-stat.go.jp/stat-search/files?page=1&layout=datalist&lid=000001158057 ＞ [2017. December 1]
2）三菱総合研究所（2007）．特別養護老人ホームにおける看取りガイドライン―特別養護老人ホームにおける施設サービスの質確保に関する検討報告書．日本緩和医療学会．終末期がん患者に対する輸液治療のガイドライン2013．平成18年度厚生労働省 老人保健事業推進費等補助金（老人保健健康増進等事業分）．
3）日本緩和医療学会 緩和医療ガイドライン作成委員会（編）（2013）．終末期がん患者の輸液療法に関するガイドライン2013年版．金原出版．
　＜ https://www.jspm.ne.jp/guidelines/glhyd/2013/pdf/glhyd2013.pdf ＞ [2017. December 1]
4）厚生労働省．平成27年度介護報酬改定の効果検証及び調査研究に係る調査（平成28年度調査）．介護老人福祉施設における医療的ケアの現状についての調査研究事業報告書．
　＜ http://www.mhlw.go.jp/file/05-Shingikai-12601000-Seisakutoukatsukan-Sanjikanshitsu_Shakaihoshoutantou/0000158749.pdf ＞ [2017. December 1]

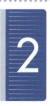

2 介護老人保健施設での看取りケア

 施設の概要

　介護老人保健施設 大誠苑（以下，当施設）は，群馬県内で4番目に設立された介護老人保健施設（以下，老健）であり，認知症専門棟については県内で最も長い歴史をもっている。在宅復帰強化型老健であるにもかかわらず，月間の看取り率は5％程度の水準で推移している。地域の予防活動から看取りまでを「流れるように」対応できる施設であり，看取りに対する満足度も高い。

　当施設では，身体拘束ゼロの取り組みを2000年から推し進め，介護保険制度がスタートしたときにはすでに認知症専門棟でも身体拘束の完全廃止を実現している，この地域で比較的めずらしいタイプの老健である。当施設の役割分担について，医師は病状の予測，指示，看護師は家族への説明，医師の補足，ケアスタッフは直接のケア，その他のスタッフは分化せず患者一人ひとりに合ったチームアプローチをしている（表2-1）。当施設のケアスタッフは，ケアに携わるすべての職員を指している。

介護老人保健施設で看取ることの強み

　また，当施設は，群馬県の認知症疾患センターとして，認知症外来をはじめ各科を備えた内田病院を母体とする大誠会グループに併設された施設である。強化型老健，通所リハビリテーション，グループホーム，サービス付き高齢者住宅を併設しており，半径200 m以内にデイサービス，有料老人ホーム，訪問看護ステーション・ヘルパーステーションの入った居宅介護支援事業所やトレーニングセンターもある。そして，障害児・健常児の学童保育，保育園，医療的ケア児の事業所，高齢者デイサービスが同居する複合施設を展開している。

　老健施設は，生活を支える場でありながら，多職種が連携して医療的な対応を充実させることができる，すなわち看取りの場としても適した環境である。医療的な看護ケアや身体的ケア，生活支援に関するケア，リハビリテーションなど多様な職種が様々な観点から

表2-1　職員の配置（老健入所定員100人に対して）

医師	常勤0.9，非常勤0.2
看護師	常勤9.0，非常勤0.8
介護職員	常勤26.0，非常勤7.2
支援相談員	常勤3.0，非常勤0.0
セラピスト	常勤4.9，非常勤0.0

第Ⅵ章　施設等での看取りケア

対象をとらえることで，初めて生活障害の全体像が浮かび上がり，対象のケアニーズを包括的に明らかにすることができる。各専門職者が自分の専門性や独自性を生かして協働し，どのように看取りを実践しているか，以下当施設の取り組みを紹介する。

ハッピーエンドオブライフケア

大誠会グループは，「地域といっしょに。あなたのために」を理念としている（図2-1）。また，目指しているのはハッピーエンドオブライフケアである。

エンドオブライフケアとは，一般に「診断名，健康状態，年齢に限らず，差し迫った，あるいは，いつか来る死について考える人が，生が終わるまでの最善の生を生きることができるように支援すること」といわれる。以前は，病院で，終末期の患者に対して不治の病といわれる疾患を想定して用いられることが多く，療養生活を送る人に対しては，緩和ケア病棟などで，緩和ケア，ターミナルケアと看護を提供していた。

しかしながら，慢性疾患や障害をもつ高齢者の予後予測は困難であり，緩和ケアからイメージされる疾患の限定性などから，緩やかに推移する高齢者の終末期に対する概念の必要性が指摘され，エンドオブライフケアという言葉が使われはじめた。「高齢者の晩年ケア」ともいわれる定義には，進行性，あるいは慢性で生命を脅かす状況を生き，あるいは，それによって死にゆく個々の高齢者を治療し，慰め，支援する能動的で共感的アプローチであった。しかし，筆者らは，「人生の最晩年を人生の中で一番ハッピーに過ごせるようなサポートをすることが大切ではないか」と考えた。そこで，人生の余生を一番幸せに過ご

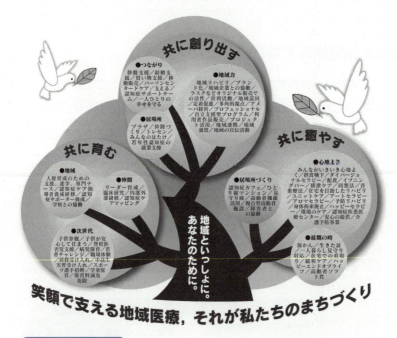

図2-1　理念の樹

「笑顔で支える地域医療，それが私たちのまちづくり」をベースに，地域と次世代，仲間と一緒に「共に育む」「共に創り出す」「共に癒す」というのが大誠会スタイルである。病気や障害に限らず，老いも若きも住み慣れたこの町で安心して暮らせるように，職員が一丸となって，地域を支える力となれるグループを目指している。

せるように，ケアだけでなく，生きる手助けをしていくことが大切という考えに基づいてハッピーエンドオブライフケアとよんで，人生の最終段階のケアに取り組んでいる。

当グループのフロアには，ハッピーエンドオブライフツリーがある（図2-2）。

高齢者のがん以外の疾患における緩和ケアの難しさ

在宅強化型でなぜ看取りをするのか？

看取りケアはいつから始まるのだろうか。老健は在宅復帰を目指す施設である。老健は2018（平成30）年4月より超強化型，在宅強化型，加算型，基本型，その他型の5つに分類される。当施設は，超強化型を目指す在宅強化型である。そうした老健の位置づけを踏まえると，自宅に戻るまでの中間施設として，自宅で過ごせるためにケアプランを立てる必要がある。老健では，在宅での継続した生活を支援するほうに軸足があるため，現場でケアをしている看護師のなかには，老健の入所者の看取りに備えることには，心理的な葛藤をもつ人がいるかもしれない。それでもなお，看取りケアを行わなければならないケースもあるため，いつからが看取りケアなのかを考えることは必要である。

老健の入所者は，加齢変化に加えて，多くが慢性疾患や複数の障害を抱えているため，終末期の病態をとらえにくい。そこで，高齢者の終末期の身体徴候から判断する。たとえば，「何となく元気がない」「最近，食事摂取量が減ってきた」「座位保持時間が短くなってきた」など，日常の些細な変化から終末期の変化を推察する。このような状態が続く場合には，医師に報告して診察し，方向性が決まれば，医師が家族に病状を説明する。家族

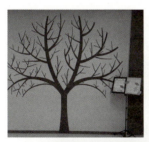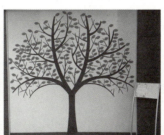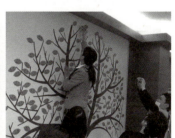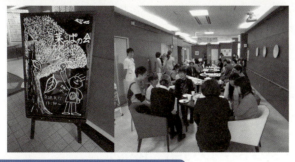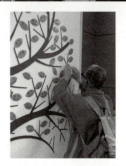

図2-2 ハッピーエンドオブライフツリー

私たちはこの樹を「終わり良ければすべてよしの樹」とよんでいる。当グループの施設でハッピーエンドを迎え，旅立たれた人に「ここで過ごすことができてよかった」と思っていただいたときに，ご家族の協力を得て，1枚の葉っぱが加わる。一つひとつの葉が，一人ひとりが生きてきた証である。また，「最期まで，あなたの人生にきちんと向き合い支えます」という私たちの決意の樹でもある。

に対しては，入所者の様子を面会のたび，あるいは症状変化があるたびに伝え，家族とのコミュニケーションを緊密にとる。医師の説明後に，本人または家族が同意するという流れになる。

患者にとっての最善：早期からアドバンスケアプランニング

当グループでは，意思表示ができる初期の認知症の時点から，本人の意思（アドバンスケアプランニング，以下，ACP）を描出する仕組みづくりを始めた。「管なんか入れてほしくない」「そのままでいい」などの生の声を拾い上げて記録し，本人と家族，スタッフで共有する。病状が進行したときに，本人の言葉からなる ACP は，決断の指針になるだろう。

代理意思決定を行う家族への支援が必要となる多くのケースでは，看取りケアを始める前の大切な確認事項として，まず本人と代諾者，代諾者と他の家族員との関係性の把握が挙げられる。家族内の役割や，家族の心配事や要望，希望，おそれは何かを把握する。そして，家族内の緊張や対立に対して適切に介入し，家族内のコミュニケーションの特徴を把握する。家族内の意見調整や，代諾者以外の意思決定に影響を与える家族も把握する。これが一連のプロセスである。

重要なことは，「患者にとっての最善を見出す」ということである。たとえば，医学的な内容についての説明では，患者・家族の理解を促すために，「今の説明でわかりにくいところはありましたか？」「この治療はわかりやすくいうと○○です」「この治療の良い点は○○で，悪い点は△△です」という説明をしている。

ナラティブを見出すアドバンスケアプランニング

また，患者・家族の意思をくみ取るためには，人生の物語を聞くことも必要である。たとえば，かかわりを大切にして「お気持ちに変化があったらいつでも声をかけてください」と声をかけ，ねぎらい，共感する。さらに，意思表示や意思決定ができない状態の患者の場合には，その意思が尊重されるように支援する（アドボケイト）。事前指示書の有無を確認し，患者にわかるような説明を試みる。「お元気なときに，最期はどのように迎えたいと話されたことはありますか？」と問いかける。看取りケアが決まったら，家族やケアマネジャー，担当の介護職員，看護師らが参加し，カンファレンスを行う。ケア計画書を提示し，全員で意見交換する。

最近は核家族が多いため，身近な人の死を経験していない家族には，「やすらかなお別れのために」というパンフレットを使用して説明している。「亡くなる」「死亡する」「ご臨終」といろいろな言い方はあるが，当施設では「旅立つ」と表記している。

医療職と介護職との役割分担，体制

3つのステップで看取りを説明

看取りケアのファーストステップは，情報共有である。医師から病状説明を行った後，

家族にもう一度理解できているか確認する。家族は「いつかはこうなる」と覚悟はしているが，そのときを迎えると，心が揺らぐものである。機会があるごとに繰り返し気持ちを聞く。

セカンドステップとして，ハッピーエンドオブライフケアを説明し，今後の過ごし方などの要望や質問を確認する。これまでの例では，「家に帰らせたい」「苦しまずにゆかせたい」「今までどおりの生活をさせたい」「一人ぼっちにさせないでほしい」「好きなものを最期まで食べさせたい」「最期に着せたい手縫いの白い着物を用意してあるので，それを着せたい」などの希望があった。

最後のステップとして，近日中にハッピーエンドカンファレンスを開催する。これは多職種チームの腕の見せ所でもある。各職種がケアプランを共有し，繰り返し検討していく。その人の状態にもよるが，通常1か月に1回行い，変化のあった場合は臨時にカンファレンスを開催する。

過剰な医療的介入を控える

医療的な介入についての検討も重要である。脱水予防も必要だが，安易に多量の点滴をするのは浮腫の増強を招き，かえって心負荷がかかる場合もあるため，点滴量は最低限，または点滴は一切しないという方向性もあることを家族に伝える。過剰な医療的介入を控え看取りを迎える。また，意識があるうちに会わせたい人がいれば，面会に来ていただくように家族に伝える。

危篤状態になれば，付き添いも可能であることを家族に伝え，亡くなるときにはかたわらで見送れるように配慮する。自宅に帰る際に着せたい服や着物があれば用意していただく。また，夜勤者があわてないように，これから起こりうる状態の変化とその対応法の申し送りや，家族への連絡，伝達状況，家族の様子などの情報提供，必要書類や物品の準備をしておく。

多職種でハッピーエンドカンファレンスの実施（図2-3）

核家族化の進行によって，キーパーソンが民生委員や行政であるという場合や，生前に会ったことが一度しかないという親族も増えている。このような場合，人生の最期のお見送りは，当日出勤している職員と関係部署の職員も一緒に，できるかぎり多くの人数で行っている。その後，多職種でハッピーエンドカンファレンスを実施し，入所者の死をどのように受け止めたのかを話し合い，終末期ケアプランを評価する。私たちの理念や取り組みは家族にきちんと伝わったのか，終末期ケアの理念が生かされたのかを確認し合う。家族と共に看取りを行うための支援や，寂しさを感じさせないように頻回な訪室などのきめ細やかな支援はできていたかなど，体験したことを共有し積み重ねていくことにより，私たち自身が自信をもって今後の取り組みに生かすことができる。

身体の変化をとらえて看取りケアを進める

ケアスタッフは，看取りに向けて，患者の身体の変化をとらえる力をつける必要がある。

一般的に，死が近くなると，目を閉じている時間が長くなる，声をかけても目を覚ますことが少なくなり，食べたり飲んだりすることが減り，飲み込みにくくなったり，むせた

第Ⅵ章　施設等での看取りケア

```
1. 利用者の死をどのように受け止めたか
   印象に残った場面など
2. ハッピーエンドケアプランの評価
3. 家族支援に対して家族の思いはどうであったか
4. ハッピーエンドケアの理念は生かされたか
5. 考察
```

正しい答えはわかりません
誠心誠意，死と向き合い利用者，家族に寄り添うことで，きっと良い看取りができると思います

- 思い出を語り合う
- 死＝敗北ではない
- 生きることを支えられる喜び

一人ひとりを大切に体験したことを共有し積み重ねていく

図2-3　ハッピーエンドカンファレンス

りする。また，尿量が少なく，濃くなる。つじつまの合わないことを言ったり，手足を動かすなど落ち着かなくなったりする。唾液をうまく飲み込めなくなるため，喉元でゴロゴロという音がすることもある。

呼吸リズムが不規則になったり，息をすると同時に肩やあごが動くようになったりする。これは，呼吸する筋肉が収縮するとともに，肺の動きが悪くなって首が動くようになるからである。あえいでいるように見えることがあるが，決して苦しいからではなく，自然な動きである。手足の先が冷たく青冷め，脈が弱くなる場合もある。これは，血圧が下がり循環が悪くなるからである。

こうした身体の変化をとらえて看取りケアを進めていく。すべての人が同じ経過をたどるわけではないことも知っておく。

事例展開 「ハッピーエンドオブライフケアの実際」

当施設のハッピーエンドオブライフケア対象者を図2-4に，亡くなった後に満足を表明する率を図2-5に示す。

事例の概要

患者は90代前半の女性でアルツハイマー型認知症の終末期。アルツハイマー型認知症のためにコミュニケーションがとれなくなり，無表情，昼夜逆転，夜間せん妄で徘徊し，5分ごとにトイレに行っては家族が介助し，疲弊するという生活だった。

老健入所から3か月

レスパイトで入所して，内服薬を調整して少しずつ生活リズムを取り戻し，感情の表現や意思の疎通ができるようになった。

壁紙をビリビリ破いたり，服を脱いだりなどの行動障害もいったんおさまっていたが，入所から3か月で食事がほとんど摂れない日が続くようになった。

3～6か月

入所中は，ほとんど食べることができなくなったが，息子が毎日大好きなジュースやス

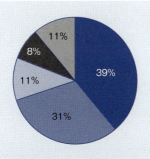
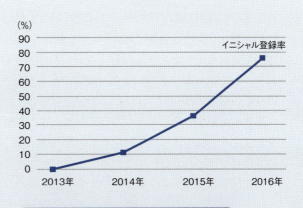

- 老衰 31人
- 肺炎 25人
- 心疾患 9人
- 悪性疾患 6人
- その他 9人

図2-4 ハッピーエンドオブライフケア対象者
2011年8月～2017年3月
80人のハッピーエンドオブライフケア対象者

図2-5 亡くなった後に満足を表明する率

ナック菓子を持ってきて，時間をかけて食べさせていた。

息子夫婦と面談したところ，胃瘻や中心静脈栄養などの延命の希望はなく，ハッピーエンドオブライフケアを目指すこととなった。

本人の想いを聞きたいという家族の想い

本人から「帰りたい」という言葉が聞かれた。退所のタイミングは今しかないということで，居宅サービスを利用して一時退所とした。在宅で心肺停止の場合は，訪問看護師が対応し，昼間の場合，夜間の場合というように具体的に多職種で計画し，家族と共有した。

帰宅から再入所

入所中はほとんど食べられなかったのに，帰宅後には少し食事量が増えた。息子は数日でも帰宅できたことを大変喜んだ。タイミングをみて，再度の退所を考えたが，実施できなかった。最後の入所の際には多職種できめ細やかな対応に努めた。

帰宅から半年後，最期のとき

ジュースで口を湿らせる程度ではあったが，最期まで口から味わえるようにし，覚醒時間はわずかだったが，レクリエーション参加やリハビリテーションを続けた。帰宅から半年後に，危篤状態となった。息子が前日に付き添いで泊まった翌朝，息子が見守る中，息を引き取った。著しいるいそうはあったが，褥瘡も拘縮も生じず，家族と一緒に本人の希望をかなえることができた。

事例のポイント

本事例のハッピーエンドカンファレンス記録（表2-2）によると，入所者の死をどのように受け止めたか，印象に残った場面として，「行事でしだれ桜を見に行ったら反応が良かった」「好きな物を最期まで少量でも食べられた」「家族が一生懸命みていた」「あんなにやせていたが，褥瘡ができずに過ごせた」「家に帰ることができた」「外へ散歩に行っ

たときの写真を喜んで持ち帰っていただいた」などが挙げられた。

終末期ケアプラン評価では，「できる範囲で入浴が行えた」「拘縮もできなかった」「個室に変更になってから離床は行えなかったが声かけは多く行えた」「点滴量が調整できており，むくみもなくきれいな体で最期が迎えられた」「本人や家族の希望であったもう一度自宅へ帰る手伝いができた」ことが話し合われた。

患者が最期まで楽しみがもてる具体的な対応を表2-3に示す。

老健でも，長年繰り返し利用している人は，なじみの関係のなかでゆっくりとした，高齢者ならではのハッピーエンドオブライフケアを行いながら，旅立ちを手伝うことができる。今後もこうした取り組みができる老健を増やしていきたい。

表2-2 ハッピーエンドカンファレンスシート

利用者 様	介護支援専門員 ○○
開催日 ××年1月13日	担当者 ○○
開催数 第2回	参加者 ○○ Ns, ○○ CC, ○○ ST, ○○ RD, ○○ CM

医師の診断・指示	●一時退所後からミキサー食と水分の摂取ができているため点滴終了とする ●極度の低栄養で褥瘡の発生には注意を要する ●付加食でエネルギーと栄養補給していく ●状態をみながら離床をすすめ，生活リズムが崩れないようお願いします
利用者の状態	●11月初旬から意欲減退，傾眠傾向となり，覚醒状態が悪く食事摂取量は激減。6月（42kg）に比べ体重減少も著しく10月35.1kg ●11/17には嘔吐症状がみられ，食事摂取は難しくなっている ●12月の一時退所より食事摂取量増加，ミキサー食であるが，最近ではほぼ全量摂取できている ●寝返りはできず，身体を丸める動作のみ ●声かけに開眼するが，発語なくかすかにうなずくのみ
利用者・家族の意向	本人や家族の希望を中心に最良の計画を立てていく。希望にて12/3～12/5に一時的に居宅サービスを利用し在宅退所している。再度希望があれば，体調をみて外泊あるいは退所を検討する
看護師	●前回カンファレンス時と比較し，全身状態はやや改善傾向にある。食事摂取もできており，点滴終了となっている ●ミキサー固形食を摂取できているが，依然として栄養状態は悪く，付加食による改善が必要。しかし，胃がんによる胃切除（4/5）により，消化，吸収が悪い。嘔吐のリスクも高く，これ以上の食事量の増加は厳しいか ●体動もほとんどないため，褥瘡には注意が必要 ●容体が悪化するリスクもあるので要観察
介護職員	●以前に比べ水分摂取量が増えている ●15時ブリックゼリーを提供しているが，提供し忘れがある。ユニット担当者は忘れずに提供してほしい ●入床時間が長く褥瘡のリスクがあるので，ポジショニング表を参考に体位変換をする ●義歯がゆるくなっており装着困難になっている ●覚醒状態が良いときは昼食時・音楽療法時などリクライニング車椅子使用で離床していく ●週2回入浴できている
リハビリテーション	●関節運動，端座位の練習を中心に行っている ●誤嚥に関しては大きな問題はないので，覚醒状態に合わせて食事介助をお願いします ●仰臥位，側臥位のポジショニング表を作成したので，参考にしてください ●午後，西日が強いときもあるので，声かけを兼ねて，カーテン調整をお願いします。リハビリでもできる範囲で行います
栄養士	●食事内容は特に変わりなく，主食ミキサー粥130g，副食ミキサー固形食。すべて1/2量，汁トロミ ●15時にブリックゼリーを提供しています
介護支援専門員	●状態が安定しているため，数泊の退所も可能と思われる。調子が良い間に退所を再度勧めてみます ●感染症に注意して現在と同様に本人の体力に合わせた対応ができればと思います
支援相談員	●老健でできる対応をお願いしますとの意向をいただいています。退所以後本人の状態が安定しているので，今後も退所などの希望があれば，本人の様子をみながら無理なく対応できればと思います ●家族の面会も多いので，本人の状況などを伝えて安心してもらえればと思います

2 介護老人保健施設での看取りケア

表2-3 最期まで楽しみがもてる具体的な対応

入浴	・体調の良いときを見計らって短時間で入浴する ・亡くなる当日～1日前まで実施する ・入浴時,看護師が付き添い,バイタルサインと状態を観察する ・入浴の判断基準は「水分が十分にとれているか」であり,前日からの水分量と当日の飲水を予測しながら判断する
食事	・食べられなくても味を楽しんでもらう ・好みを把握しておき,食べられる物を選ぶ ・食事として提供するものをソフト食やミキサー食へ変更する ・水分補給については,水分にとろみを付けたり,ゼリー飲料を提供する
口腔	・好きな味で口腔ケア(ジュース,酒)をする ・スポンジブラシを使用して口腔内の清潔を保ち,誤嚥性肺炎を発症しないように配慮する ・あごが上がっていると上手に物を飲み込むことができないため,あごを引くようにするなど,食事時の姿勢に注意する
就寝	・終末期になると,部屋やベッドで過ごす時間が多くなるため,腰痛などの痛みが出やすく,体を動かせなくなると褥瘡ができやすくなる ・身体の重みが同じ部位に集中しないように,エアマットやクッション,タオルでポジショニングを工夫する
環境	・聴覚が残っている人には声をかける,触れる,なでる,一緒にいる ・好きな音楽や香り,室温などに気を配り,快適な環境を整える ・部屋に家族の写真や花を飾ったり,いつでも付き添いが泊まれるように簡易ベッドを用意する

● 文　献

1) 戸谷幸佳, 西山みどり, 山下由香, 他 (2015). 高齢者の病と'死'への軌跡―現実と理想?, 岡本充子, 桑田美代子, 吉岡佐知子, 他 (編), エンド・オブ・ライフを見据えた"高齢者看護のキホン"100―看護管理者と創る超高齢社会に求められる看護とは, 日本看護協会出版会, p.10-20, 31.
2) 山口晴保, 田中志子 (編) (2015). ポケット介護 楽になる認知症ケアのコツ. 技術評論社.

3 有料老人ホーム・サービス付き高齢者向け住宅における看取りケア

　本稿では，有料老人ホーム（以下，有料）とサービス付き高齢者向け住宅（以下，サ付）を，「高齢者向け住まい」と総称し，高齢者向け住まいにおける看取りケアの提供状況について，2016年度の「高齢者向け住まいにおける認知症ケアや看取り，医療ニーズ等の重度化対応へのあり方に関する調査研究報告書」（以下，報告書）[1]のデータをもとに明らかにすることから始めたい。

　サ付や有料における看取りの実態についての研究報告はほとんどなく，本報告書は筆者の知る限り，詳細な看取りの実態を把握した初めての知見である。文中の統計データは断りのない限り，すべてこの報告書から引用した。

有料老人ホーム・サービス付き高齢者向け住宅の概要

特定施設入居者生活介護の指定

　有料老人ホームは，介護付き（以下，介護付有料）と住宅型（以下，住宅型有料）に分けられる。介護保険制度における特定施設入居者生活介護（以下，特定施設）の指定を受けている事業所は，有料の42.6％，サ付の8.6％である[2]。特定施設は，介護保険の基準に基づき，看護・介護職員（外部サービス利用型の場合は介護職員のみ），生活相談員，計画作成担当者が配置される。看護体制は，外部の訪問看護ステーションとの連携で強化することができ，医療は協力医療機関との連携により提供される。

　特定施設の指定を受けていない有料やサ付では，入居者が要介護状態になったとき，外部の医療・介護サービス事業所を利用する。住宅型有料やサ付には，訪問介護，通所介護，訪問看護の各事業所が併設または隣接することもある[3]。

入退居の状況

　入居者の介護度は，自立から要介護5まで幅広く，施設類型による大きな差はみられない[4]。一方，退去者に占める死亡による契約終了の割合には差があり，介護付有料では退去者の54.1％が死亡による契約終了であったのに対し，住宅型有料では35.6％，非特定施設のサ付では31.3％となっていた[5]。介護付有料では，人生の最期近くまで介護する施設が多いといえる。

　さらに，死亡による契約終了の内訳をみると，居室で看取ったケースの割合は，介護付有料で54.1％，住宅型有料で52.7％となり[6]，死亡による契約終了の約半数は居室で最期

を迎えていた。一方，サ付では，居室で最期を迎えたケースは43.6％であり[1]，施設内の看取りケアより病院で最期を迎えるケースが多くなっていた。

提供される介護サービス

高齢者向け住まいで提供される介護サービスは，運営法人の経営方針が反映され，特徴は多様である。入居希望者は，その多様な特徴を踏まえて選択し契約する。その場が，最期を過ごせる場であるかどうか，疾病にかかわらず介護を受けられるかどうか，そして看取りケアの質が，入居者の選択条件に含まれる。

看取りに対する施設の方針

看取りの受け入れ方針についてみると，有料の69.9％，サ付の67.0％は，「ホームで亡くなりたいという希望があれば受け入れる」と回答している[7]。一方，6か月間に施設内で看取った人数実績を，死亡および入院により契約を終了した人数で除してパーセントで表すと，有料では28.9％，サ付では18.7％であった[8]。

苦痛の緩和，提供される医療的ケア，意思決定支援

ケア内容に影響する医療機関との関係性

高齢者向け住まいにおける看取りケアは，協力医療機関の姿勢によって左右される。しかしながら，それは統制できない制約ではなく，運営法人が施設におけるケア体制を整備する一環として，主体的にコントロールすべき条件としてとらえることができる。たとえば，看取りまで提供するという運営方針を立てたら，看取りに対応できる医療機関を探し，契約する。大規模な事業者であれば，誘致を働きかける。それまで看取りをしなかった施設が，看取りをすると方針を変更した場合には，それまで契約していた協力医療機関が対応できなければ，施設の方針として医療機関を変更する。医療機関を施設のサービス提供の方向性に合わせて探し，契約するという考え方が根底にある。

一方，医療機関が主導的に高齢者向け住まいを開設することがある。継続的に医療が受けられれば生活の場に戻れる状態であるにもかかわらず，独居であるなど社会的な理由で退院先がない人を多く抱える病院が，退院後の居場所として，高齢者向け住まいを開設することがある。患者にとっては，退院後も継続して医療が受けられ，急変時の対応が可能な医療機関併設である安心感があるため，試行的な退院が可能となる。治癒が見込めなくなった患者が，医療機関併設のホームに退院し，看取りケアが提供される場合もある。

また，患者の自宅での療養を支える無床診療所が，独居など社会的な理由で自宅生活の継続が困難な患者を対象として，継続的に医療が提供できる集合住宅として高齢者向け住まいを開設することもある。かかりつけ医の診察が継続でき，看取りまで対応可能な施設となる。

提供される医療的ケア

　医療機関との連携体制をとりながら，日常的にケアを提供するのは施設内の介護職員，看護師である。報告書によれば，提供する医療的ケアの上位は，胃瘻・腸瘻の管理，痰の吸引，酸素療法，カテーテルの管理，インスリンの注射，褥瘡の処置である[9]。何らかの医療的ケアを必要とする入居者数の1施設当たり平均は，介護付有料で5.4人，住宅型有料で2.1人，サ付で1.8人となっていた[9]。施設内でサービスが完結する環境であるほど，医療的ケアが提供されやすくなっているといえる。

　がんの末期になり，自宅で過ごしたいと考える患者がいるのと同様，慣れ親しんだホームに帰りたいと考える人も少なくない。または，病院という無機質な環境ではなく，治療しないのであれば自宅でなくても，家族と共に生活の場で過ごしたいと考える人もいる。そのような人のための居場所としての役割を担う高齢者向け住まいもある。たとえば，がん末期の患者の場合，医療用麻薬の処方ができ，緩和ケアを提供できる医師の訪問診療体制を構築することにより，可能となる。厚生労働省の「医療用麻薬適正使用ガイダンス」[10]によれば，高齢者向け住まいなどの自宅以外の療養場所における医療用麻薬の使用については，自宅と同様に保管・管理をすることができるとされている。金庫を用いるなどの厳重な管理は必要ないが，他の薬剤と混同しない，他の施設療養者が誤用しないよう管理するなどの通常の薬剤管理と同様の管理が必要となる。痛みを十分緩和できるよう，用法や管理については，訪問看護師や在宅医など連携する医療者の指導を受ける必要がある。

　認知症や老衰，その他の疾病管理をしながら看取りをする場合には，その他の医療的ケアの提供体制が課題となる。夜間にも看護師がいる有料は12.0％，サ付は4.9％で，その他は他事業所と兼務や，訪問看護ステーションと連携したオンコール体制であり[11]，夜間は介護職のみで対応する施設が多い。高齢者向け住まいは自宅と同様であり，家族の代わりに介護職が介護するという位置づけである。生活の延長線上で，看取る場の特徴を生かした体制づくりが期待される。

意思決定支援

　高齢者向け住まいは，他の施設と比較すると自宅から直接転居する人が多い[12]。入居時点で本人を対象として，看取りに関する説明と意思確認を行う高齢者向け住まいも半数程度ある[13]。本人を対象にする割合は，特別養護老人ホームより高く，本人が認識できるうちに入居を決める人が多い傾向を反映していると考えられる。一方，医療機関から直接入居する人もおり，その人たちは最期の療養先として高齢者向け住まいを選択している可能性がある。入居時点で，どこで最期を迎えたいと考えているのかを確認することは，看取りケアを実施するうえで必須である。

　入居時点では聞けないと考えるホームもある。提供するサービス内容や質を知らない入居時点に，最期まで過ごせる場所であるかどうかの判断を求めるのは不適切と考えるからである。サービスの内容が施設ごとに異なり，入居者の選択を尊重する高齢者向け住まいならではの配慮といえるだろう。当然のことながら，入居時点で意思確認した場合でも，その後に改めて確認することが必須である。

死にゆく過程については想定できない事態もあり，事前に判断できない事柄も多くある。本人自身の考えを事前に聞いておくことは，看取りケアの方針を決定する際に有用である一方，それだけで方針を決定することは不可能である。

終末期医療の選択は，治療そのものの選択だけではなく，治療後の生活の選択であると言い換えることができる。最期を迎える過程で，生命維持ではなく，望む生活を実現するために医療を選択する。そのために，元気なうちから入居者の生活上の優先順位を情報収集し，その情報をもとにして治療の選択を支援することが可能となる。高齢者向け住まいに入居したときから，ケア計画の立案や生活援助の選択を通じて，優先順位や大事にしていること，最期まで失いたくないことは何かを共に整理して考え，人生最期の選択を支援することが，高齢者向け住まいの入居者への意思決定支援といえる。

医療職と介護職との役割分担，体制

看護師の役割

看取りケアは，人生の最期の生活を支える仕事であり，看護師のみでできる仕事ではない。高齢者向け住まいにおける看取りケアとは，生活の延長線上の最期を支えることである。言い換えれば，死にゆく過程を医療的管理に委ねるのではなく，穏やかに生きるのに必要な症状コントロールのために，医療を活用することを意味する。そのようなプロセスを実現しようとしたとき，看護師はどのような役割をとればよいのだろうか。

1）苦痛の緩和

看取りケアの目標は，苦痛なく生きることである。症状観察の中心は苦痛の有無となり，苦痛緩和のための症状コントロールが必要である。言語的コミュニケーションが不可能なことが多い終末期においては，顔の表情や呼吸状態が指標となる。また褥瘡，尿路感染症，肺炎など，終末期に生じやすい苦痛を与える可能性のある疾病の管理も重要である。

一方，それまでは問題なく提供してきた医療が，苦痛の原因になっている可能性を検討することも必要である。たとえば，点滴をしている人の皮膚の状態や血管の状態が悪く，ルート確保が困難になってきたとき，点滴の針がむしろ苦痛を与える可能性，または全身浮腫が悪化しているとき，提供している人工栄養が過剰になっている可能性を考える。

2）医療的管理か平穏な生活か

看取り期において，苦痛を与えるにもかかわらず益が少ない医療は，果たして必要かと問題提起することも重要である。アセスメントは看護師の役割であるが，医療的管理を重視する看護師と，平穏な生活を重視する看護師とでは，同じ状態の入居者を看たとき，必要と判断する看護の内容が異なる。この相違は，アセスメント技術の問題というより，目指す状態のずれから生じる。

医療的管理の視点は，本人の好む（と推測できる）生活を提供しようとする立場との間にも葛藤を生じさせる。たとえば，誤嚥のリスクのある人に対して，好きな食事を提供しようと考えるとき，医療的管理の立場からリスクを重視して止めようとするかもしれない。生活を重視する立場から考えれば，家族が了解し，窒息など最悪の事態に備えながら，リ

スクを冒してでも本人が好きな食べ物を提供したいと考えるかもしれない。

医療機関においては，医療的管理の立場に立ち，リスクを冒さない判断をするのが当然である。しかしながら，高齢者向け住まいという自宅に準ずる場における看護師が，どちらの立場に立つことが適切だろうか。

筆者は，一律に医療的管理の視点から設定した数値にとらわれることなく，入居者がどのような状態にあるのかについて，症状や表情からフィジカルアセスメントを適切に行い，医師の指示を仰ぎながら，家族や介護職と共に，本人に残された限られた時間を，より苦痛なく過ごせるよう支援することが，高齢者向け住まいにおける看護師の役割であると考える。

看護師と介護職の連携

1）看護師の専門性と介護職の専門性

看取りケアにおいて，看護師と介護職の連携は必須である。その連携も，医療的管理を重視する程度によって異なる。看取りケアにおける医療的管理を重視しすぎると，介護職が看取りケアを看護師の仕事であると誤解して，看護師に全面的にケアを委ねてしまう。または，看護師が介護職に，医療的ケアのスキルを身につけることのみを期待するようになってしまう。

連携体制は，異なる専門性をもつ職種間で，入居者に関する情報共有の結果，つくられるものである。入居者の理解の仕方が，介護職と看護師で異なることを前提にして，どのように理解しようとしているのか相互にすり合わせる機会が必要である。その際，一般的には，医療的知識を媒介にした情報共有になりやすいことに留意する必要があるだろう。入居者の状態を把握するために，医療的知識がなければ用いることができないバイタルサインなどの指標を用いると，用語だけがひとり歩きして，乱用されることもある。

介護職の専門性としての観察は，普段と異なる異変に気づき，その状況を把握することである。医学的用語ではなく日常的な言葉で，普段とどのように異なるのかについて，色，形状，におい，音などの状態を的確に把握して表現し，状況を正しく伝達できることが重要である。

看護師は，介護職からの報告を聞き，ある程度のアセスメントおよび予測を踏まえたうえで実際にその状況を共に観察し，判断して指示を出す。それと同時に，伝達された状況と実際の状況とを比較して，その的確さをモニタリングし，介護職にフィードバックして情報共有する。このような関係のなかで，連携体制が構築される。

2）異なる視点で共にケアを考える

たとえば，看取りケアの対象になっている入居者が，入浴が好きなのに血圧が低いために入浴できないという場合を考えてみよう。介護職は，本人の生活にとっては入浴が大切であり，入浴できない日が続いているので，状態が安定しているようにみえる今日，入浴させたいと考えている。このようなとき，入浴ができない理由として血圧が低いからと，単に伝えるだけでは，介護と看護の対立構造ができてしまう。生活重視と医療的管理との対立といってもよい。

生活の場でかかわる看護師の役割は，どうすれば入浴，または入浴を代替するケアが可

能かを，介護職と共に考えることである。入浴がリスクとなる理由を，血圧という一律の指標で判断するのではなく，看取りであることや呼吸状態や顔色が良いことなど個別のアセスメントに照らして検討したうえで，試しに入浴してみることも選択肢の一つかもしれない。実施の際は，リスクを考え，家族の考えを聞くことや，苦痛の表情がみられたら中止するという事前の準備は不可欠である。入浴はリスクが大きすぎると判断するのであれば，シャワー浴や足浴など，負担が少なく心地よさを提供できる代替のケアを共に考えることもできる。

このように，入居者の限られた最期の生活をより良くするためにどうしたらよいかを，看護と介護の異なる視点から共に考える姿勢が，連携体制を強化することになる。

3）夜間の対応

連携体制の良し悪しは，特に夜間のケアに影響する。夜間は看護師がいないか，訪問看護ステーションや医療機関と連携してオンコール体制をとるなどの施設が多数を占める。

介護職の情報伝達の的確さが，看取りケアの質に影響する。また，看護師の事前の予測に基づく情報提供が，夜間の介護職の対応に影響する。

医師と看護師の連携

高齢者向け住まいは，医師が外部の協力医療機関に所属するため，同一の機関に所属する医師と看護師との関係とは異なる。病院と異なり，医師は日常的に入居者を診察できる環境ではない。したがって医師は，自らが把握した情報に，日常的にケアに従事する看護師が把握した情報を加えて判断することになる。高齢者向け住まいであっても看護師は，医師の指示なくケアをすることはできないが，生活の場に適したアセスメントと判断を看護師が主体的に行い，医師に相談して，医師からの指示を受けるという関係になる。

看護師がアセスメントや判断をせず医師に報告し，医師の判断を待つことは，医師を困惑させる場合もある。高齢者向け住まいでの看取りケアにおいて，看護師の果たす役割は大きい。

事例展開　事例1「最期まで本人が望む生活を支える体制をとれた事例」

事例の概要

患者は93歳の男性で，肺がん疑い。会社を定年後，自宅で家族と共に過ごしていたが，妻に先立たれ，独居であった。要介護1の状態で，訪問介護サービスを利用して日常生活は可能であったが，将来の不安と，別居の娘が生活を心配し，介護付き有料老人ホームに入居した。娘には，夫と子どもが2人いる。

入居直後，入居後のチーム体制構築

妻に先立たれたこともあり，看取りまで可能な施設を探しており，このホームにたどり着いた。入居時に，延命は希望せず，心肺蘇生措置を拒絶するという意思を確認した。

身の回りのことは自分でしたいという本人の考え方を尊重し，居室で過ごすことが多かった。

　あるとき，入浴後に呼吸苦を訴えたため，受診したところ，肺がんの疑いありと診断された。本人は治療を望まず，ホームに帰りたいと希望したため，退院した。主治医が緩和ケアができる医師であったため，疼痛緩和の処方ができる体制をとった。

　日中はホームの看護師と介護職，夜間は連携する訪問看護ステーションによる体制でケアを行った。ホームでは，特に大きな機能低下もなく，入院前と変わらない生活ができていたが，退院して3か月後，呼吸苦を訴えることが多くなり，体調によって寝たきりで過ごす日が増えていった。

看取り

　呼吸苦を緩和するため，貼付剤の医療用麻薬を処方してもらい，体位を工夫した（右側臥位）。褥瘡予防としてエアマットを使用した。

　本人から「おむつではなくトイレで排泄したい」との希望があったものの，起居動作の際の呼吸困難を懸念して，おむつの導入を検討していた。一度，トイレに行こうとして，ベッドから転落する事故があり，今後の過ごし方について検討する必要があった。家族と本人とを交えてカンファレンスを行ったところ，本人から，たとえ呼吸が止まってもいいから，おむつではなくトイレを使いたいとの希望があった。娘の了解も得て，ポータブルトイレを設置し，可能な限り苦痛なく，安全にトイレで排泄できる方法を考え，介助した。

　意識混濁がみられたのは亡くなる2日前であったが，そのときまで，ポータブルトイレで排泄介助を行った。娘が孫を連れて面会に来た翌日に，静かに息を引き取った。

事例のポイント

　人生の最期まで，本人が望む生活を支える体制をとれた事例である。介護を提供する視点から考えれば，本人の苦痛緩和のために必要と考えたおむつも，本人の視点からみれば尊厳を損なうこととして受け止められる場合もある。「こうするしかない」と固定的に考えるのではなく，安全を守りつつも，どうすれば本人の尊厳を保つことができるのか，本人や家族と共に考えることが必要である。また，老人ホームでも，緩和医療が提供できる医師との協働体制があれば，対応の幅が広がる可能性がある。

事例展開　事例2「胃瘻造設後，状態を評価しながら栄養量を減らし苦痛のない最期を迎えた事例」

事例の概要

　患者は99歳の女性。夫と死別し，自宅で息子夫婦と二世帯住居で生活していた。トイレで転倒して骨折し，入院により日常生活活動（ADL）が低下して寝たきりとなったため，自宅での生活は困難となった。かかりつけ医が契約しているサービス付き高齢者向け住宅に入居した。長年みていたかかりつけ医に，緊急時に対応してもらえることが入居の決め

手となった。

入居直後，入居後のチーム体制構築

週に1回程度，レクリエーションに参加し，それ以外は自室でテレビを見て過ごしていた。月に1回程度は息子や，その家族が来て，過ごしていた。食事は介護士が半分介助して提供，入浴は機械浴を使用し，排泄はポータブルトイレを使用していた。かかりつけ医による定期的な診察を受けていた。

看取り

入居後3か月経った頃，発熱があり，緊急入院したところ，肺炎と診断され，誤嚥が疑われた。病院で胃瘻造設が提案されたとき，家族が胃瘻を選択し，帰ってきた。退院時のカンファレンスで，家族には施設で看取ってほしいという気持ちがあることを確認したため，看取り体制をとることになった。かかりつけ医は，必要時には往診が可能であり，訪問看護ステーションの利用が開始となった。

8か月後，再度嘔吐と発熱があり，抗菌薬が処方された。体温が不安定に上下したため，上がったときにクーリングを行った。足や腕がむくみ，踵には褥瘡ができた。水分や胃瘻の栄養量が過剰である可能性が考えられたため，減量してもらえるよう医師に相談した。

家族と医師，看護師，ケアマネジャーが集まり，再度看取りの方針を話し合うための会議を設けた。家族は，「できるだけのことはしたので，後は寿命に任せて，苦しくないように過ごさせてあげたい」との希望を語った。医師から，現在の栄養量は，本人が吸収できる範囲を超えている可能性があるため，本人の苦痛の緩和を考えて，少しずつ減らしていく方針を説明した。家族は，本人の苦痛の緩和を最優先にしたいと言い，納得した。

人工栄養の量を減らすと，痰が減り，吸引の回数が減った。褥瘡はガーゼとクッションで保護し，悪化を予防した。1日後に3/4，2日後に半分，3日後にさらに半分と，痰やむくみの状態が緩和されるのを確認しながら少しずつ減らし，5日後にはむくみが引いて，穏やかな表情となった。

最期の数日は，家族が交替で面会に来て，穏やかな様子の本人と共に過ごすことができた。会議の9日後に息を引き取った。

事例のポイント

胃瘻の造設の選択について議論が深まってきているが，すでに導入している場合に，どのようにして看取るかについても検討が必要である。人の最期の摂理に従って，生命が閉じようとしているときに，そのプロセスを阻害しないという原則からみると，痰の増加（吸引回数の増加），浮腫，褥瘡は，過剰量であることが疑われる状態である。本事例では，日常的に体調を管理する介護職や看護師が，その苦痛に気づき，医師にその状態を報告し会議を開催することができた。状態を評価しながら栄養量を減らすという選択を含めて，多職種と家族とで検討したことで，苦痛のない最期を迎えることができた。

第Ⅵ章　施設等での看取りケア

● 文　献

1) 野村総合研究所（2017）：平成28年度老人保健事業推進費等補助金（老人保健健康増進等事業分），高齢者向け住まいにおける認知症ケアや看取り，医療ニーズ等の重度化対応へのあり方に関する調査研究報告書.
   ＜ https://www.nri.com/~/media/PDF/jp/opinion/r_report/syakaifukushi/20170410-4_report_1.pdf ＞ [2017. December 12]
2) 前掲書1），p.10.
3) 前掲書1），p.17.
4) 前掲書1），p.19.
5) 前掲書1），p.58.
6) 前掲書1），p.63.
7) 前掲書1），p.66.
8) 前掲書1），p.65.
9) 前掲書1），p.31.
10) 厚生労働省医薬・生活衛生局監視指導・麻薬対策課（2017）：医療用麻薬適正使用ガイダンス―がん疼痛及び慢性疼痛治療における医療用麻薬の使用と管理のガイダンス.
    ＜ http://www.mhlw.go.jp/bunya/iyakuhin/yakubuturanyou/dl/iryo_tekisei_guide2017a.pdf ＞ [2017. December 12]
11) 前掲書1），p.24.
12) 前掲書1），p.58-59.
13) 前掲書1），p.74-75.

4 医療療養型病棟での看取りケア

施設の概要

　医療法人協和会　千里中央病院（以下，当院）は，2008年10月，400床の慢性期を対象とした病院として開設された。病床区分と病床数は，一般病棟（障害者）175床4病棟，医療療養型病棟100床2病棟，回復期リハビリテーション病棟100床2病棟，緩和ケア病棟25床の病棟編成である。看護基準は，一般病棟（障害者）10対1，医療療養型病棟20対1，回復期リハビリテーション病棟13対1，緩和ケア病棟7対1である。

　医療療養型病棟の対象疾患は，神経難病，脊髄損傷，悪性腫瘍，肺炎，尿路感染症などである。医療行為としては，中心静脈栄養および24時間持続点滴の実施と酸素療法などを行っている。介護職員は日常生活の介助を中心に行い，医療措置以外の提供サービスとしては，機能訓練を行っている。

　当院の医療療養型病棟は，療養病棟入院料を取得し，算定要件20対1の配置で，医療区分2，3の患者が8割以上を占めている。主な疾患として，脳卒中が約70％，難病が約10％で，肺炎後の廃用状態にある患者が約20％を占めている。

　入院患者の平均年齢は81歳と高齢であり，また慢性期の患者を対象とした病院では，積極的な治療を行うことは物理的にも限界がある。そのため，入院前に治療内容について患者・家族と医療者との間で合意を得ることが重要で，このプロセスを省略すると，その後のケアにも大きく影響する場合がある。

苦痛の緩和，提供される医療的ケア，意思決定支援

入院（転院）のプロセス（図4-1）

　当院に入院（転院）前の意思決定支援として，急性期病院からの診療情報提供書をもとに，医師，看護師，医療ソーシャルワーカー（以下，MSW），リハビリテーションスタッフ（以下，リハスタッフ）で，紹介元の急性期病院を訪問し，患者・家族と面談する。その際に，医療療養型病棟への入院に対する患者・家族の意思を確認する。各スタッフは，提供する医療的ケアを説明する。特に，延命処置希望の有無については丁寧に確認し，高齢による生理的予備機能の低下という老いの過程での延命処置の希望がないことを確認する。

　訪問先での情報をもとに，後日院内で，医師，看護師，MSW，退院支援看護師，リハ

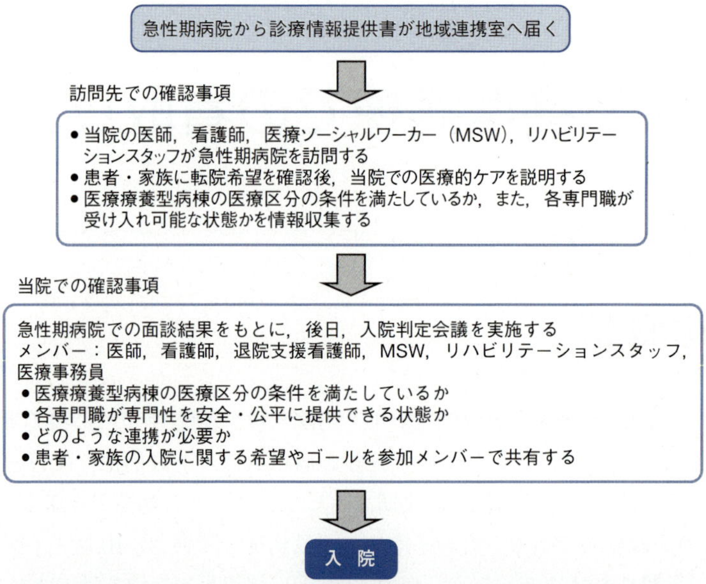

図4-1 入院前の意思決定支援の例（急性期病院から当院の医療療養型病棟への転院のプロセス）

スタッフ，医療事務員で入院判定会議を行う。数々の患者情報をもとに行われる入院判定会議では，まず医療療養型病棟での医療区分の条件を満たしているかを確認する。各専門職者は，患者受け入れに関して，各々の専門性を安全・公平に提供できる状態か判断する。併せて，どのような職種とどのような連携が必要になるかなども検討する。事前に，薬剤の種類や医療材料などが院内使用のものかを確認し，不足しているものは入院日までに取り寄せる。

入院時初期評価

入院後は，入院当日に各専門職（医師，看護師，薬剤師，栄養士，リハスタッフ）がそれぞれ入院前の情報をもとにベッドサイドで患者・家族と直接会話し，課題や必要な支援を把握する。この評価によって，医療チームは入院時から医療的ケアを開始する。

意思決定支援

患者・家族の意思決定は，あらゆる場面において求められる。本人が意思決定できない場合は，本人の意思を最も理解している家族に確認する。家族が高齢者で判断が困難な場合は，医療者が専門的視点からその家族の背景を踏まえて最善と考えられる選択肢を提案し，一緒に対策を考えるという姿勢で支援していく。この先に訪れる患者の死を意識した家族の意思決定は，その一つひとつが重責になるため，後に家族に自責の念が生じないように，医療者が意思決定のプロセスに寄り添い，家族の精神的負担を軽減する。

医療的ケア

医療療養型病棟で提供される医療的ケアとしては，人工呼吸管理から中心静脈栄養など

の輸液管理，経鼻経管栄養や経皮内視鏡的胃瘻造設術（percutaneous endoscopic gastrostomy：PEG）などの栄養管理，創傷処置などを行っている。入院患者の60％が経管栄養であり，吸引を要する患者が77％，気管切開患者が40％，酸素療法中の患者が20％である。合併症を予防し安全なケアを提供するために，注入前後の患者の状態を把握し，注入速度の管理や清潔操作，排便コントロールなどを行う。

　加齢に伴い身体の防御機能が低下する高齢者では，肺炎の再燃が多く，対症療法として抗菌薬の使用頻度も高くなる。メチシリン耐性黄色ブドウ球菌（methicillin-resistant Staphylococcus aureus：MRSA）や多剤耐性菌などの感染症の発生頻度も高く，感染防止委員会のICT（infection control team）ラウンドで，マニュアルどおりの運用の徹底を指導し，予防策実施状況の評価など，ケアの質の保障を行っている。創傷管理や褥瘡予防については，褥瘡委員会が定期的にベッドサイドへのラウンドを行い，予防および治療に関する指示を出し，適切なケアを提供している。このように，医療的ケアは各種委員会および多職種で行い，患者の生活の質（QOL）向上に努めている。

　合併症の回避は，死にゆく過程において苦痛が増悪しないように最優先すべきケアである。

苦痛の緩和

　苦痛の緩和は，日常のケアにおいて常に配慮しなければならない（図4-2）。特に，意思表示ができない状態にある患者は，表情から苦痛を判断し，安楽な姿勢や清潔（入浴，清拭，マウスケア，部分浴など）ケア，排泄ケア，栄養管理など基本的な欲求が満たされるように環境を整える。意識障害の有無にかかわらず，吸引や清潔ケアなどの介入時には，患者の人格を尊重して名前を呼んでから行う。

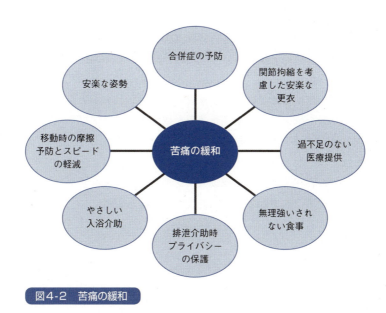

図4-2　苦痛の緩和

医療職と介護職との役割分担，体制

　医療療養型病棟の看護師と介護職の体制は，病棟50床に対して，日勤は看護師4～5人，介護職4～5人で，看護師1人に対して患者約8～10人を担当している。夜勤は看護師2人と介護職1人の3人体制である。看護の体制は固定チームナーシングで，看護師はA・Bの2チーム，介護職はCチームとして，合計3チームで運営している。

　役割分担について，看護師は輸液管理，栄養管理，創傷処置，吸引，マウスケアなどを中心に行い，介護職は環境整備，入浴介助，おむつ交換，シーツ交換，搬送介助などを看護師と共に行っている。

看護師と介護職の情報共有

　看護師と介護職が情報を共有することが，安全なケアの提供につながる。情報共有の場として，仕事開始時のショートミーティング，昼のカンファレンス，夕方のミーティングと1日3回設けている。看護師からの情報提供だけでなく，介護職からの情報も積極的に受け，双方の情報を共有し，ケアの見直しをタイムリーに行っている。

家族へのケア

　医療療養型病棟では，入院が長期化することが珍しくない。それにより，家族も疲弊し面会の足が遠のくため，家族へのケアも重要となる。看護師および介護士がそれぞれの立場で家族との関係性を築くことがケアにつながる。家族の思いを傾聴し，その日のケア内容や患者の反応を伝えるなど，家族の気持ちが患者から離れないように支援する。

医師と看護師の連携での問題

　医師と看護師との連携では，時にすれ違いが生じる場合がある。たとえば，患者の血液検査の結果が低値を示したとき，そこに苦痛などの症状が発生していなくても，医師は検査値の改善を目的として治療を優先し，看護師は，患者にとってその治療は苦痛の増強につながると考えている場合である。意思表示できない患者の苦痛緩和において，過不足のない医療提供は重要なポイントである。医療者は，患者の代弁者となる家族へ医療処置のメリットとデメリットを伝え，コンセンサスを形成できるようアプローチしていく。

　緩やかに生理的機能が低下する高齢者では，そこに疾患が加わることで，さらに自由が奪われ，意思を伝えることも困難な状態になっていく。高齢者にとって，死は1日1日の生活の積み重ねの先に存在することを認識し，あらゆる側面から苦痛緩和へのアプローチを必要とする看取りケアは，患者の残された生への支援となる。

事例展開 「医療療養型病棟での看取りケア」

患者の概要

　患者は70代の男性で，3年前に筋萎縮性側索硬化症（amyotrophic lateral sclerosis：ALS）と診断され，非侵襲的陽圧換気（noninvasive positive pressure ventilation：NPPV）を行っている。

　患者はALSを発症し自宅で療養していた。自宅では胃瘻による栄養管理を行っていたが，経口摂取をしたいという強い思いをもっていたため，前医で，誤嚥予防のための喉頭全摘出術を施行した。胃瘻からの栄養剤の注入と並行して，ゼリーやプリンの経口摂取が可能となり，当院に療養目的で紹介された。

　医師，看護師，MSW，理学療法士が，急性期病院で面談を実施した。「トイレで排泄したい」「身体が動く間は少しでも動きたい」と筆談で希望した。キーパーソンである長女は，「本人の意思を尊重したい」と述べた。その後，入院判定会議（図4-1参照）を経て，医療療養型病棟に入院となった。

入院時，入院後のチーム体制構築

　入院時初期評価において意思を確認したが，訪問面談時と変化はなかったため，各医療者は介入の必要性を判断するとともに，今後予測される変化を共有し，連携していくことを確認した。患者にかかわる医療者のチーム体制を図4-3に示す。

1）排泄への援助

　患者の「トイレで排泄したい」という希望に対して，医師，看護師，介護職，理学療法士を含めた多職種でカンファレンスを行った。カンファレンスでは，安全なケアの方法に

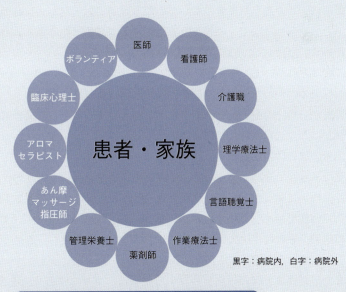

図4-3　患者を取り巻く医療者のチーム体制構築

ついて話し合い，患者の希望を尊重し，NPPVを装着したままトイレで排泄する方法を理学療法士と共に考えた。看護師は，介護職と共に，ベッドの位置の変更などの環境整備，個別性に応じた安全な移動方法，リクライニング車椅子への移乗方法などで介入した。その結果，NPPVを装着した状態でトイレでの排泄が実現した。

2) 外出への援助

入院時は，付き添いがあれば歩行が可能な状態であったが，入院経過とともに歩行が困難となり，リクライニング車椅子での移動になった。日常的に環境整備や入浴介助，おむつ交換などでかかわっている介護職から，患者に「外出したい」との希望があると情報を得た。

当院では，日々のコミュニケーションのなかから意思をくみ取るだけでなく，患者の状態に変化が生じたときに，患者・家族への意思の再確認の場を設けている。そこで，看護師が再度意思を確認すると，患者は「動ける間に外出したい」と希望したため，医師へ働きかけ，患者と長女を交えて話し合う場を設けた。

まず，医師が外出に伴うリスクを説明した。看護師は，医療者からの一方的な説明にならないように，また患者や家族が思いを表出しやすいように質問がないか確認し，医師と患者・家族の橋渡し役となった。話し合いの後，長女から「リスクを伴っても外出したい」と希望があったため，看護師は患者の外出に向けて必要な専門職に相談した。医師は頸椎装具の着用を提案し，理学療法士はリクライニング車椅子や座位保持装置を手配した。その後，患者が行きたかった場所への外出が実現した。

帰院後の患者は，今までの入院生活では見たことがない柔和な表情をしており，筆談で「最高」と表現した。この反応から，精神的苦痛が緩和されたことを実感した。

3) 胃瘻からの栄養中止に対する自己決定への援助

その後，患者は「胃瘻からの栄養を中止したい」「口から食べるだけでいい」と訴えた。看護師は，この意思が患者の本心なのかと疑問に思ったため，時間をかけて丁寧に訴えを聴いた。患者は筆談で「できないことが増えて身体は悪くなる。つらい。胃瘻からの注入をやめる」「自分らしい最期を迎えたい」と訴えた。

このことについて，多職種でカンファレンスを行い，以下の点を確認することになった。
①医療者のかかわりが不十分なために悲観的になっていないか。
②胃瘻からの注入中止は死を招くおそれがあるが，果たして最善策なのか。
③長女はこの意思に対してどう考えているか。
④患者の思いは揺れるので，迷いが生じていないか。
⑤意思決定ができなくなった場合，誰が代理に意思決定を行うのか。

以上の点に関して，チームで方向性を確認した。これらを踏まえ，医師，看護師，患者，長女で何度も話し合う場を設け，胃瘻からの注入を中止することのデメリットを伝えた。その結果，患者は「注入は水だけにしてほしい」と希望し，胃瘻からの栄養剤の注入を中止し，水分のみを投与することになった。

また，最期まで経口摂取を希望する患者は，プリンやゼリーを少量ずつ摂取していた。看取りが近づき，経口摂取ができなくなったときには，口唇を湿らすなど，口腔内に不快感が生じないようケアを行った。

看取り

　重症化に伴い，きめ細やかな意思確認の必要性を感じ，ケアのたびに確認した。患者は「気持ちがいい。寝ているよう」と筆談で気持ちを表現した。意思を尊重したケアを続けるなか，穏やかな看取りを迎えた。長女から「父の意思を尊重した最期を迎えることができました」という発言が聞かれた。

事例のポイント

　今回，患者・家族へのアプローチに偏りが生じないように，病院外の有識者にも意見を求めた。患者の意思が最大限に尊重されるケアを考え，多職種で合意し，そのプロセスを経て介入した。

　胃瘻からの栄養中止という生命に影響する意思決定への支援は，医療者にとって苦悩や葛藤が生じる。しかし，このプロセスを踏むことが，患者の人としての尊厳を守り，その人らしいケアへとつながるため，どの話し合いも省くことはできない。ケアへの近道はないということを実感した事例である。

●文　献

1）佐竹昭介（2017）．フレイルを理解する．看護技術，63（13）：1276-1280．
2）中山和弘，岩本 貴（編）（2011）．患者中心の意思決定支援―納得して決めるためのケア．中央法規出版．

5 介護医療院での看取りケア

介護医療院とは

　介護療養型医療施設は，医療療養病床よりも比較的医療の必要性は低いものの，認知症などを含め様々な病態を有し，寝たきりなど重度の介護を要する高齢者が多く入院している[1]。このような状況から，介護療養型医療施設は，看取りや終末期ケアを視野に入れた長期療養の場として，喀痰吸引，経管栄養などの医療処置を行う施設という機能を担っており，人員配置は，看護職員，介護職員それぞれ患者6人に対し1人以上の配置となっている[2]。また，介護療養型医療施設は，医療法上は医療提供施設として法的に位置づけられているが，介護保険法上の介護保険施設となっている。2006年の医療保険制度改革における医療と介護の住み分けによって，介護老人保健施設への転換が進められるとともに，2017年度末までに廃止に向けての検討がなされてきた[3]。

　しかし今後，増加が見込まれる慢性期の医療と介護のニーズを併せもつ高齢者への対応，地域包括ケアシステムの構築に向けて，廃止ではなく，新たな転換先として2018年4月から介護医療院が新設されることになった[4]。人員配置は，患者像に合わせて柔軟に配置できるよう，現行の介護療養型医療施設相当あるいは介護老人保健施設相当以上の2パターンが想定されている（表5-1）[4]。

　介護医療院は，介護療養型医療施設がもつ医療，介護，生活支援に加え，住まいの機能

表5-1　介護医療院の概要

	介護医療院	
	医療内包型施設サービスⅠ	医療内包型施設サービスⅡ
基本的性格	要介護高齢者の長期療養・生活施設	
設置根拠（法律）	介護保険法 ※生活施設としての機能重視を明確化 ※医療を提供するため，医療法の医療提供施設にする	
主な利用者像	重篤な身体疾患を有する者および身体合併症を有する認知症高齢者　など	左記と比べて，容体は比較的安定した者
施設基準*（最低基準）	介護療養型医療施設相当 医師　48対1（3人以上） 看護　6対1 介護　6対1	老人保健施設相当以上 医師　100対1（1人以上） 看護] 3対1 介護 ※うち看護2/7程度
面積	老健施設相当（8.0m²/床）	

＊医療法における人員配置。患者〇人に対し医師，看護職員，介護職員が1人以上配置されるという意味。
藤森敏雄（2017）．新設される介護医療院―医療・介護療養病床の転換と在宅医療へのつなぎを．生活福祉研究，94：50-57．を参考に作成

をもった長期療養を目的としており，在宅復帰を目指すことが主目的の施設ではないことが特徴である[5]。つまり，日常的な医療的ケア，看取りや終末期ケアなどの機能と生活施設としての機能を兼ね備えているといえる[3]。

苦痛の緩和

　患者が訴える苦痛の多くは，加齢に伴う変化や，関節疾患や障害，廃用から生じる腰部，膝，股関節，肩などの慢性的な痛みである。看護職員や介護職員は，患者の状態に応じて温罨法や冷罨法，マッサージ，ポジショニングなどのケアを行うほか，リハビリテーションスタッフ（以下，リハスタッフ）と協働しながら生活のなかにリハビリテーションやレクリエーションを取り入れ，自立支援とともに廃用による痛みの予防および改善に取り組んでいる。薬物療法としては，医師の指示のもとで非ステロイド性抗炎症薬などの内服や坐薬の挿入，湿布の貼用，軟膏やクリームの塗布などを実施している。

　時には，がん終末期の要介護者が入院してくることもあり，その疼痛に対しては麻薬を使ってコントロールすることもある。現状では，介護療養型医療施設の多くは麻薬を必要とする患者を入院の対象外にしており，介護療養型医療施設420施設を対象にした調査では，がん患者へ麻薬を使用している施設は4.0%であったという報告がある[6]。

　また，患者は，入院による生活環境の変化に大きなストレスと不安を抱えており，療養生活の心細さや寂しさから，夜間に何度となくナースコールを押す患者もいる。さらに，加齢に伴う生理的な変化や認知症などの影響もあり，夜間の不眠，抑うつ状態，さらにはせん妄状態に陥る患者もいる。そうした患者の不安や「寂しい」という心の痛みを受け入れ，患者の心に寄り添うケアが重要となる。夜眠れない患者には，気持ちが落ち着くまで一緒に過ごしたり，日中でのかかわりを増やしたりしながら，患者との関係づくりに努め，安心して療養生活が送れるような環境を目指している。

　緩和ケア認定看護師がいる施設では，緩和ケア認定看護師がリーダーとなって，患者の苦痛をアセスメントしケアを実践している。患者の身体面だけでなく，患者自身がどのような医療を望んでいるのか，どのような療養生活を送っていきたいのか，その希望に沿いながら，時には家族も巻き込んでケアを提供しており，心身ともに慢性的な苦痛に対するケアを提供している。

提供される医療的ケア

　介護療養型医療施設で提供される医療的ケアは，すべて看護職員が実施している。主なケアとして，中心静脈カテーテルや輸液の管理，静脈注射，気管切開の管理，酸素療法，吸引，吸入，胃瘻および経鼻胃管カテーテル・経管栄養の管理，膀胱留置カテーテルの管理，褥瘡の管理，ストーマの管理，浣腸・摘便，服薬管理，点眼，湿布貼付，軟膏塗布，坐薬挿入，皮下注射，バイタルサイン測定などがある。

たとえば，呼吸管理に関しては，脳卒中の後遺症などによる呼吸機能の低下から気管切開をしている患者には，上気道感染に注意しながら気管切開の管理を行うとともに，必要時には酸素療法や吸引，吸入，口腔ケア，ポジショニングを行い，呼吸状態の安定に努めている。

食事に関しては，摂食嚥下機能の低下から経口摂取ができず，経鼻胃管カテーテルや胃瘻から栄養を摂っている患者には，経管栄養の実施と管理を行っている。経鼻胃管カテーテルの場合は，カテーテル交換も行う。加齢とともに徐々に摂食嚥下機能が低下し経口摂取が難しくなってきた患者には，脱水予防のための点滴や，血管のもろさから点滴が困難になってきた場合には，皮下点滴注射を実施することもある。

排泄に関しては，排尿機能の低下による神経因性膀胱などで膀胱留置カテーテルのある患者や，膀胱瘻やウロストミーを造設している患者には，尿路感染症に注意しながらカテーテルなどの管理を行っている。また，排便機能の低下により，自然排便が困難な便秘の患者には，水分補給や腰背部温罨法などのケアと併せて坐薬の挿入，浣腸や摘便を行う。ストーマを造設している患者には，その管理も行う。

様々な理由から皮膚の機能低下により褥瘡を生じた患者には，栄養状態の改善や体圧分散などのケアと並行し，医師の指示に基づいて褥瘡の処置を行っている。その他，白癬や老人性皮膚瘙痒症などへの予防的なスキンケアとともに，皮膚トラブルを生じた場合には医師の指示に基づいて軟膏処置などを行う。

その他，痛みのある患者への注射，坐薬の挿入，軟膏塗布，湿布の貼付などを医師の指示のもとで行ったり，眼脂が多かったり白内障や緑内障などの眼病をもつ患者に対して，点眼・眼軟膏処置，糖尿病のある患者にはインスリン注射と血糖管理などを行っている。

意思決定支援

患者の状態が変化し，意思の疎通が難しくなってからでは，患者の意思を確認することはできない。そのため，看護師は，療養生活でのかかわりのなかで，患者と意思の疎通が図れるうちから，患者が治療に対してどのような思いを抱いているのか，どのような治療を望んでいるのか，どのような療養生活を送りたいのかなどを積極的に聴いている。そこで得られた情報を，医師やスタッフ，家族と共有し，患者の思いを代弁する役割を担うように心がけている。

一般病床と比べて患者の在院日数が長い分，看護師は患者や家族と濃厚にかかわることができ，患者や家族をより理解できる強みがあるので，できるだけ患者の思いに沿った治療やケアが提供できるように話し合い，家族の思いも確認しながら調整し実施している。患者が発熱して活気がなくなったり，食事が食べられない，覚醒が悪いなどの変化があった場合，看護師はカンファレンスを開催し，リーダーシップをとっていく。そして，患者がこれまでどのような治療やケアを望んでいたのかをチームで確認し，その思いを尊重するように働きかけていく。

このような過程のなかで，看護師は，家族に対してもその思いを聴き，必要時，間に入っ

て患者の思いとのすり合わせを行い調整している。また，家族が病状および治療に対して疑問を感じた際には，医師との間に入って直接意見が伝えられるようにサポートしている。

医療職と介護職との役割分担，体制

医師との連携

　熊谷生協病院（以下，当院）では，48床の病棟に担当の医師が1人配属されており，医師とは，患者と家族の思いを尊重しながら治療方針についての話し合いを行っている。医師と看護師の間で治療についての意見が分かれることもあるが，まず患者と家族の思いを中心に据え，その思いに沿った方向性になるよう医師の考えを尊重しながら納得できるまで話し合う。

　たとえば，自然で安楽な看取りを望む患者や家族のために，「点滴を1日1本（500mL）にしたほうがよい」と考える医師と，「点滴がかえって患者のQOLを低下させるのではないか」と考える看護師の間で意見が分かれることがある。この場合，双方とも患者と家族の望みをかなえるために何が最善かと考えている点は一致している。どちらが正しいというよりも，患者と家族の望みに近づけて多方向の視点から模索していく姿勢が重要である。もちろん，点滴によって患者に浮腫が出てくるような場合では，明らかに患者への負担が大きいと考えられるので，医師は点滴を中止するよう指示を出す。そして，医師から家族への看取りに向けたインフォームドコンセントが行われる際には，看護師は家族と予定を調整し同席し，情報を共有する。

介護職との連携

　介護職員は，病棟に看護師と同じ人数が配置されていることや，患者のケースカンファレンスや病棟会議，職員の勉強会なども一緒に行っており，看護師にとって最も身近な他職種である。医療的ケアに関しては看護師がすべて実施するが，療養上の世話に関しては介護職と連携しながら一緒に行っている。そのため，看護師からは，患者ごとの具体的なケア方法について介護職にタイムリーに伝えやすい状況にあり，介護職からは，患者の些細な変化を感じた際に，速やかに看護師に報告しやすい状況にある。介護職の気づきが患者の異常の早期発見につながることも多く，看護師は介護職の観察力や気づきをとても大切にしている。

　看取りが近づいてきた患者には，看護師がリーダーシップをとって食事や入浴など日常生活行動の援助の変更点や家族へのケアについて判断し，きめ細やかに連携して行っていく。看取った後のエンゼルケアやお見送りも連携して行っている。また，看取り後1週間くらいを目途に医師も参加してデスカンファレンスを行い，ケア時のエピソードなどを語り合いながら次のステップにつなげている。

リハビリテーションスタッフとの連携

　リハスタッフとは，定期的に多職種合同のカンファレンスを行い，多職種間の情報共有

病棟のケア体制

朝の申し送り時に，介護職のリーダーとリハスタッフが参加し，患者の夜間の様子や諸連絡など情報を共有している。介護職のリーダーは，介護職用の日誌を用いて患者に関することや連絡事項など，介護職全体に必要な情報が行き届くようにしている。

日中のケアは，2チームに分かれて，リーダーの看護師がバイタルサイン測定や患者の状態を観察し，他の看護師は介護職と一緒に，口腔ケア，食事介助，排泄ケア，入浴介助など機能別にケアをしている。特に口腔ケアは，上気道感染や誤嚥の予防のため，重視して取り組んでいる。

夜間のケアは，看護師と介護職が共にチームを組んで行うので，双方で役割分担を確認し，適宜，報告，連絡，相談をしながら行っている。

事例展開 「老衰による誤嚥性肺炎で入院中の患者の看取り」

事例の概要

患者は98歳の男性で，老衰による誤嚥性肺炎を繰り返し，一般病床の病院に入院し治療している。肺炎の症状は改善したが，いつまた肺炎を起こすかわからない状態であり，患者が重度の要介護状態にあるため，同居している長男家族は患者を自宅で介護することに消極的であった。特に，患者が自宅に戻れば，初老の嫁が中心となって介護を担うことになるので，それは心身ともに嫁の大きな負担となっていた。そこで，患者は介護療養型医療施設のある当院に転院することになった。

介護療養型医療施設への転院

患者が一般病床から介護療養型医療施設に転院してしばらくは，状態は落ち着いていた。しかし，数か月が経った頃，食事量が少しずつ減っていき，ついには食事の摂取が難しくなり，脱水予防の点滴が1日1本（500mL）開始されることになった。また，患者の日中の覚醒状態は悪く，浅眠状態で過ごすことが増えていった。

さっそく患者についてのケースカンファレンスを開催し，以前，患者が看護師に「家に帰ってみたい」と話していたことについて話し合った。医師も看護師も，今の機会を逃すと患者が家に帰るのは難しくなるだろうと考えていた。そこで看護師は，家に連れて帰ることに消極的な家族に，患者が家に帰りたいと話していたこと，看取りの時期が近づいていることを伝えた。その一方で，看護師は自分たちの積極的な看取りケアが，家族への押し付けになっていないか，自己満足になっていないかと何度も内省し，患者とその家族の生活や人生に大きく介入する責任の重さを感じていた。

5 介護医療院での看取りケア

　看護師のアプローチを受けて患者の息子は，「おそらく最後になる桜を父親に見せてやりたい」と言い，嫁も看取りの時期が近い患者の願いをかなえたいと思うようになり，患者は念願だった自分の家に帰宅することになった。患者の自宅は2年前に立て直しており，患者の部屋の窓からは公園が見え，そこには春になると桜がきれい咲いて，とても良い眺めだった。桜の開花のタイミングと患者の状態を心配しながらも，看護長は退院に向けての調整を進めていった。

▍自宅への一時退院，看取り

　当院は，デイケアが隣接しているため，デイケアの送迎車の貸し出しが可能である。また，訪問診療や訪問看護など，在宅医療・ケアを巻き込んだ柔軟な対応がスムーズにできる環境が整っている。患者の情報を提供し相談したところ，訪問診療や訪問看護ステーションと連携することができ，桜の開花の時期に一時退院となった。

　自宅に到着後，公園に咲いている桜の木の下で記念写真を撮ろうと看護師は計画していたが，当日はあいにくの強風で，患者を車椅子に乗せて外出するには患者の体力では難しい状況であった。そのため，自宅の部屋の窓から桜を眺めることにした。患者が玄関に入ると愛犬が近寄ってきて大喜びしているのを見て，同行した看護師は，患者が本来の居場所に帰ってきたと感じた。桜を眺めることができた翌日，患者は自宅で静かに息を引き取った。

▍事例のポイント

　当院は，以前は，看取りケアに関しては，できるだけ自然なかたちでの死を支えるという方針だった。それは，療養生活のなかで死を肯定的に受け入れながら日々の決められたケアを提供していくという，やや消極的なものであった。総看護長は，これが患者の思いにこたえているケアなのか，患者本人がどのような治療や療養生活を望んでいるのかを尊

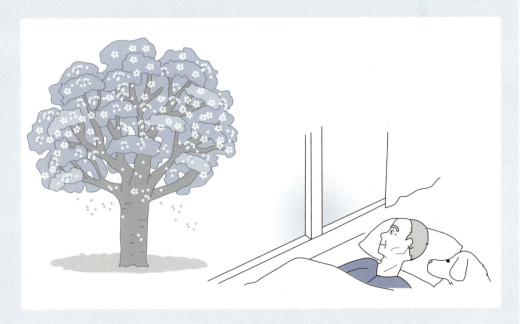

重してケアしていく必要があるのではないかと考えていた。そのような総看護長のもと，同じ思いをもつ介護療養型医療施設の看護長を中心として，積極的な看取りケアに取り組むようになった。医師もこの取り組みに賛同し，全面的に支援した。在宅医療の経験がある看護長は，在宅でのケアがイメージできるよう，新人看護師や若手の看護師を巻き込み，ケースカンファレンスでは患者がどのように考えているのかを話し合い，自分たちのケアの振り返りを行いながら，積極的な看取りケアのon-the-job trainingに力を入れていった。

　本事例では，患者は難しい状況ではあったが一時帰宅の希望をかなえることができ，また家族は，患者を最期に家に連れて帰れたことに満足している。家族は，在宅医療のサポートによって家で看取れたことに感無量の様子だった。患者の思いに沿った看護師からの看取りのアプローチによって，患者だけでなく家族にとっても満足のいく看取りになった。

●文献

1）みずほ情報総研（2014）．平成25年度 老人保健事業推進費等補助金 老人保健健康増進等事業．長期療養高齢者の看取りの実態に関する横断調査事業報告書．
　＜ http://www.mizuho-ir.co.jp/case/research/pdf/mhlw_kaigo2014_04.pdf ＞［2017. September 20］

2）厚生労働省（2016）．慢性期の医療・介護ニーズに対応したサービスのあり方．
　＜ http://www.mhlw.go.jp/file/05-Shingikai-12601000-Seisakutoukatsukan-Sanjikanshitsu_Shakaihoshoutantou/0000112918_1.pdf ＞［2017. September 20］

3）厚生労働省（2017）．介護療養型医療施設及び介護医療院（参考資料）．
　＜ http://www.mhlw.go.jp/file/05-Shingikai-12601000-Seisakutoukatsukan-Sanjikanshitsu_Shakaihoshoutantou/0000174013.pdf ＞［2017. September 20］

4）藤森敏雄（2017）．新設される介護医療院―医療・介護療養病床の転換と在宅医療へのつなぎを．生活福祉研究，94：50-57．

5）四病院団体協議会（2017）．介護医療院について．
　＜ http://www.mhlw.go.jp/file/05-Shingikai-12601000-Seisakutoukatsukan-Sanjikanshitsu_Shakaihoshoutantou/0000177210.pdf ＞［2017. Novmnber 10］

6）日本慢性期医療協会（2015）．平成26年度 老人保健事業推進費等補助金 老人保健健康増進等事業．がん患者等の介護保険施設等における療養の実態に関する横断的な調査研究事業．
　＜ https://jamcf.jp/enquete/2015/enquete_09181003roken_finalreport.pdf ＞［2017. September 20］

6 グループホームでの看取りケア

グループホームとは

　グループホームは認知症高齢者の共同生活の場であり，介護保険においては認知症対応型共同生活介護として給付対象になっている。グループホームでは，基本的な日常生活を営むうえで必要な介護を受けながら，それまでの生活を尊重し，自尊感情を維持して生活できるよう配慮される。

　グループホームが介護保険制度に位置づけられた当初は，認知症が比較的軽度で，身体機能が保たれた状態の入居者に対して，自立を促す活動や外出機会の増加など，生活の活動性を上げることが中心的な取り組み課題となっていた。その後，入居者の高齢化と機能低下に伴い，衰弱が避けられない看取り期における対応が，大きな課題となりつつある。

　平成24 (2012) 年度の外部評価情報の調査結果では，重度化や終末期に向けた方針の整備を目標達成計画に挙げる事業所が多くなっており[1]，広く組織上の課題になっていることがうかがえる。看取りケアについては，対応不可能として協力病院に入院して病院で最期を迎える体制をとるグループホームが存在する一方，生活の延長線上で死を迎えると考え，入居者の人生の最期を看取ることを重視するグループホームが増加している。対象層や質問項目によって増減はあるが，全国の半数程度のグループホームは看取りにかかわっていることが推定される[2)-4)]。

グループホームでの看取りケアの始まり

　グループホームで看取りケアが始まったきっかけとしては，長期利用でなじみの関係になった入居者やその家族の希望にこたえ，手探りの状態で始めることが多い。この場合，初めて看取ったケースで培ったネットワークや知識，技術をベースにして方針をつくり，体制を構築することになる。

　たとえば，筆者の経験であるが，末期がんの患者本人がグループホームでの看取りを強く望んで実現したのが最初のケースであった（グループホームの概要は後述）。当時は看取りケア体制が構築されておらず，またこのケースでは疼痛緩和が必要であったため，その体制づくりは緩和ケア医との新規のネットワークづくりにまで及んだ。スタッフだけでなく，管理者自身の不安も大きかったが，これまで本人の生活を支え続けたという自負心から，その延長線上に看取りがあると考え，受ける覚悟を決めたという経緯がある。

看取りケア検討会の開催

その後いくつかの看取りの経験を経た後、これらの経験を次につなげるために、振り返りのためのシートを用いた看取りケア検討会[5]を開き、職員間で故人をしのぶ時間を設けた。この検討会の実施には、以下の利点がある。

- 看取りケアを振り返り文章にすることで、介護者自身が心の整理がしやすくなる（自己分析）。
- シートを集計・要約することで、管理者がスタッフの思いを知ることができる（部下の理解）。
- 集計表を閲覧することで、知らなかったその人の一面や他スタッフとのかかわりを知り、よりチームメンバーを理解できるようになる（個人のスキルアップやチームワークの形成）。
- 検討会で他者からの理解や共感を受け、自分だけでは整理のつかなかった感情を、肯定的で前向きな感情に転換するきっかけになる（スタッフのメンタルケア）。

看取りケアは死に向き合う対象へのケアであるため、かかわる人の精神的な負担が大きい。看取り後のスタッフへの対応次第で、スタッフの成長につながるか、苦痛な経験を残すだけかの違いが生じる。すなわち、この対応がうまくいけば、グループホームでの看取りケアは、スタッフやチームを成長させる経験となる。

苦痛の緩和，提供される医療的ケア，意思決定支援

苦痛の緩和，提供される医療的ケア

グループホームの入居者は、基本的な疾患として認知症を有している。認知症の原因疾患により現れる症状は多様であるが、いずれの疾患でも終末期には活動量と嚥下機能の低下が生じ、食事が摂取できなくなることが多い。その他の疾患を合併している場合には、それらの身体症状が重なり、呼吸苦、むくみ、皮膚の乾燥などの症状が生じる。これらを緩和するために、医療的・非医療的ケアを行う。

1）医療的ケアによる苦痛の緩和

入居者のかかりつけ医や訪問看護師の考え方や力量など、グループホームごとで構築している医療連携体制により、提供できるケアには幅がある。たとえば、看取りに対して消極的な医療者であると、グループホームでできる医療は限定的となり、医療依存度の高い入居者には入院を勧めることになる。生活の場での看取りに理解のある医療者であれば、積極的な治療をどこまで行うかについて家族との相談にもかかわり、スタッフに助言しながら看取りをサポートする。さらに、在宅での疼痛緩和のできる医療者がかかわれば、がん性疼痛をコントロールしながら、最期までグループホームで過ごすこともできる。

2）非医療的ケアによる苦痛の緩和

一方、非医療的ケアは、外部の医療者との連携や助言を受けながら、グループホーム内の介護士により行われる。認知症高齢者の自宅での生活からの連続性を考慮し、尊厳を保

ち，自律性を維持しようと介護してきたグループホームでは，最期までその理念を反映したケアプランを立てることができる。どのような生活環境がその人の最期にとって必要なのかを考え，ケアを提供することが苦痛の緩和につながる。

身体的苦痛に対しては，マッサージなどを通じて触れることや，体の向きを工夫し，清潔を維持し，皮膚の乾燥を防ぐためのクリームの塗布などのケアを提供する。

意思決定支援

認知症は進行性の疾患であるため，いずれ必ず，どこで最期を迎えるのがよいかを考える機会が訪れる。理想的には，本人の選択による決定であるが，実際には本人よりも家族に説明する機会が多く，入居者本人は説明を受けたとしても理解していないこともある[6]。特に，最期の迎え方については，事前に入居者本人が決めておくことは難しいことが多く，看取り期には決めた時点では想定していなかった事態が生じることもあり，本人の意思の理解の仕方については，議論のあるところである[7]。

しかし，最期の医療や場所などの項目立てはなくても，入居者本人の暮らし方，心地よいと思うこと，大事にしたいことなど，生活における優先順位を整理し，生活の延長線上に看取り期を位置づけることによって，入居者にとってどのような最期の生活を選択するのがよいかを検討することはできる。グループホームにおいては，本人の言葉などの言語的，論理的な側面からの理解だけでなく，その人がホームで暮らしてきた生活ぶりなどナラティブな側面からの理解によって，医療やケア環境の決定を支援することができる。

医療職と介護職との役割分担，体制

グループホームにおける看取りケア提供体制は，法人内の医療機関の有無や標榜する診療科，訪問看護の有無などから様々である。

医師との連携

グループホーム内には医療者の配置が義務づけられていないため，医療の提供については外部との連携体制となる。かかりつけ医は，グループホーム入居前からの医師に担当してもらうこともあるし，グループホームスタッフとの連携を考慮して変わる場合もある。

看取りケアを視野に入れた体制を整備する場合は，看取りに対応できる医師の選択が求められる。また，がん性疼痛の管理や透析など，かかりつけ医が対応困難な場合には，必要な医療機関と連携し対応する。グループホームが有する医療連携体制では十分に対応ができない場合は，対応が可能な施設を選択する。

看護師との連携

グループホームには看護師の配置は義務づけられていないが，配置しているグループホームもある。2014年の全国調査によれば，看護師が勤務しているグループホームは47.8%，看護師が夜勤しているのは24.2%であるが，それらの体制は看取りケア実践の促

進要因にはなっていない[4]｡看護師が勤務していたとしても,看取りケアを担うには十分ではなく,必要性を満たすためには,訪問看護との連携が不可欠である｡

グループホームスタッフの役割

グループホームは,介護サービス付きの居住施設であり,制度上,自宅と同様のサービスとして位置づけられる｡したがって,かかりつけ医や訪問看護師は,グループホームを入居者の家として訪問し,家族の代役であるグループホームスタッフに助言して,ケア体制を個別に調整する｡医療的ケアについては,グループホームスタッフの力量に応じて,調整する必要があるといえる｡

家族の役割

グループホームでは,家族もケアチームの一員として,入居者本人のケアにかかわるという体制にしている所が多い｡認知症高齢者の介護は経過が長く,認知症発症当初やその後のBPSD(behavioral and psychological symptoms of dementia:認知症に伴う行動障害と精神症状)への対応で疲弊している介護者も少なくない｡

看取り期は,入居者と介護者との関係を再構築する最後のチャンスであり,それまでの心理的障壁を除去しやすい時期といえる｡関係性の葛藤なども含め,最終的に家族にかかわってもらうことで,入居者本人は穏やかな時間を獲得でき,看取る家族にとっては死後の後悔を解消することができる場合もある｡

施設の概要

医療法人博光会(以下,当グループホーム)の看取り事例を紹介するにあたり,当グループホームの概要を以下に記述する｡
- 医療法人であり,提携病院とほぼ同一敷地内に設置されている｡
- 小規模多機能型居宅介護,訪問看護ステーション,認知症対応型通所介護が同一建物に併設されている｡
- 2ユニット(18人入居)
- 1ユニット当たりの人員配置:管理者(1人),計画作成者(1人),看護師(1人),介護職(常勤:3人,非常勤2人)
- 夜勤:1ユニットごとに1人配置
- 主治医:同法人の医師(希望に応じて入居前の主治医を変更しないこともできるが,ほとんどは同法人の医師に主治医を変更する)｡夜間急変時は,病院の当直医が診療を行う体制をとっている｡
- 看取り期には,訪問看護ステーションと連携体制をとる｡状態を観察し,変化を主治医に報告する｡グループホームスタッフは,介助方法や観察の視点などについて助言を受ける｡
- 介護職は日々の状態を観察し,様子を主治医へ報告する｡

- 末期がんの看取り期では，必要に応じて外部の緩和ケア医の往診で対応する。

看取りケアチームの体制

1) カンファレンス

状態が変化するたびに，家族，かかりつけ医，グループホーム管理者，介護部長でカンファレンスを行う。看取りケアの方針が決定した後も，家族の気持ちは揺れ動くことを前提に話し合う。親族間の意見を統一するよう，家族に依頼する。

2) 医療との連携体制

グループホームスタッフが，バイタルサイン，食事摂取状況，反応などの状態の変化を把握し，定期受診時に主治医に報告する。緊急性のある変化がみられた際には適宜受診し，必要な検査や治療を実施するが，病状の悪化や加齢による衰弱で回復の見込みがなく，治療困難となった場合，主治医が家族に病状を説明する。グループホーム管理者を交えて話し合いのうえ，看取り期への移行を判断する。家族がグループホームでの看取りを希望し，引き続き回復困難な状態であれば，積極的な治療は行わない。グループホームでは，居住者本人の負担とならないよう留意しながら，普段の生活を継続する。

看取り期には，かかりつけ医の往診体制をとる。カンファレンスでは，かかりつけ医を交えて家族と話し合い，現状と予後について説明し，治療ができなくなった場合，どのように看取りを行うのかについて話し合う。訪問看護師が定期的に状態を観察し，グループホームスタッフへ状況を説明し，ケアについて助言する。

3) 看取り期にグループホームスタッフが実施する看取りケア

以下の状態を観察する。

- バイタルサインの測定（体温，血圧，脈拍，血中酸素濃度）
- 皮膚の状態の観察（浮腫，手足のチアノーゼ，発赤・傷・褥瘡の有無）
- 排泄物の観察（尿の量・色・におい，便の量・色・においなど）
- 呼吸状態の確認（努力呼吸，下顎呼吸になっていないか）
- 意識状態の確認

入居者は，可能な限りそれまでと同様の生活を続ける。体調が良ければ，リクライニング式車椅子に乗りリビングで過ごす。入浴も実施する。

管理者は，時間に関係なく連絡可能で，駆けつけられる体制をとる。

4) 呼吸停止・心停止後のケア

その場に居合わせたグループホームスタッフが上司に報告し，管理者がホームに駆けつける。医師に状態や呼吸停止・心停止の時間を伝え，家族への連絡について指示を受ける。家族に連絡し，状態を説明し，ホームに来てもらう。

死亡診断後，グループホームの介護職がエンゼルケアを行う。看取りに取り組み始めた頃は，訪問看護ステーション看護師や他の介護事業所内の看護師が行っていたが，看取りの経験が増えるにつれて介護職が行うようになった。そのためのマニュアルも作成している。看取りの経験が少ない介護職にも参加してもらい，意識的に経験を積ませる。家族が間に合えば，死に水，化粧など，家族の意向を聞きながら共に実施する。衣服を着替え，特に首から上が華やかになるように整える。

居室で線香をたく。家族と思い出話などしながら，葬儀社の迎えを待つ。

事例展開　事例1「疎遠な親族がキーパーソンであった事例の看取り」

事例の概要

患者は93歳の女性で，子宮がん，両下肢の閉塞性動脈硬化症，左下肢のリンパ浮腫，左下肢の蜂窩織炎。入居期間は1年3か月。

入居前

60歳代で夫と死別し，子どもはなく，一戸建て住宅で一人暮らしをしていた。介護する親族はいない。ホームヘルパーを利用しながら91歳まで自宅での生活を続けていた。

ホームヘルパーが訪問時に自宅で倒れている患者を発見し，緊急入院となる。左下肢の傷から細菌感染を起こし，高熱と左下肢の腫脹が認められ，蜂窩織炎と診断される。

入院，治療によって回復したが，これまでの生活は困難との医師の判断により，主治医，医療ソーシャルワーカー，担当ケアマネジャー，訪問看護管理者，介護部長，小規模多機能型居宅介護事業所管理者，姪（身元引受人）とで退院時カンファレンスを開催する。退院後は小規模多機能型居宅介護事業所を利用し，また訪問看護による病状管理を行いながら，在宅生活することになった。

本人は訪問看護の必要性を理解できず，鍵を閉めて訪問看護師を家に入れなかった。その結果，入退院を繰り返し日常生活活動（ADL）が徐々に低下した。本人が在宅での独居生活の限界を感じ，グループホームへの入居を希望する。

入居直後

同一法人の居宅関連サービスを利用しており，顔見知りの入居者やスタッフがいたためか，特に戸惑うことなく落ち着いて過ごしていた。本人の自宅とグループホームは同じ地域にあり，親交の深い人が時々面会に訪れた。

バリアフリー環境下であるホーム内では，ふらつきはあったが，シルバーカー歩行による移動は自立しており，身支度も問題なく行えた。

自尊心やこだわりが強く，介助を受け入れてもらうまでに時間がかかった。人を拒絶するような態度をとることが多かったが，入居後はそれが徐々になくなってきた。

入居直後の介護上の課題として，①清潔保持（腹圧性尿失禁にて常に尿汚染がある。失禁を認めず，介助拒否が多い。蜂窩織炎の原因にもなる），②転倒の危険性が高い（左足のリンパ浮腫により歩行時のバランスが悪い）が挙がった。

その後，生活のリズムにも慣れ，徐々に介助拒否が減っていった。買い物などで外出することが好きで，特定のスタッフには心を開き，ケアプランでもある外食を楽しみにしていた。

ほかの入居者と会話をすることがあるが，積極的にはかかわらず，他者の言動に批判的

な態度を示すことが多い。

看取り期

入居から1年後，食事量が減り，ソファーに座り傾眠している姿が目立つようになった。高カロリードリンク（エンシュア®リキッド）を使用し補食を提供した。また，便失禁や歩行の不安定さが目立ち，車椅子で移動することが増えた。

1）入院時

定期受診時に，高熱は出ていなかったが肺炎を起こしていることから入院となった。検査したところ，転移性の肝臓がんが見つかった。主治医，介護部長，グループホーム管理者，姪とでカンファレンスを実施した。

主治医が，がんはステージⅣで治療が困難であることを伝えた。グループホームでの看取り体制について説明した後，姪は「できるだけ痛みがないようにして，グループホームで最期まで過ごしてほしい。自分は叔母との関係性も乏しく，定期的に見舞うことはできない。本人の妹たちも高齢のため力になれない。すべてお任せします」と話し，グループホームでの看取りを希望した。また，本人への告知は行わないことになり，看取り同意書に署名してもらった。同意書は病院カルテにもファイリングして，看取り希望であることを院内でも把握できるようにした。3週間後，肺炎の症状が改善したため退院となる。

2）退院後

スタッフ会議を開催し，患者の病状を説明し，看取りケアを開始することや支援する内容について話し合った。看取りケアプランを作成し，姪の同意を得た。

退院後も患者の体力は回復せず，ベッド中心の生活となった。水分の飲み込みが悪く，のど奥でゴロ音が聴かれ，息苦しさを訴えた。グループホーム看護師や喀痰吸引の資格をもった介護職が痰の吸引を実施した。

腰と背中に痛みが出現し，特に体位変換時に痛みが強まった。左側臥位で背中をさすると息づかいが穏やかになった。低反発マットからエアマットへ変更し，痛みが強いときには坐薬にて疼痛コントロールを行った。

食事や水分が摂れなくなり，点滴を施行した。姪と親族が見舞いにきた際に，管理者が看取りが近づいている状況を話したところ，「暑い時期を乗り切れば，もう少し元気になると思っていた」とこたえた。病状についての認識のずれがあったため，再度，現状を伝えてホームでの看取りについて説明した。

亡くなる2週間前，日中・夜間ともに浅眠状態で，声かけへの反応も乏しく，声も出なかった。酸素飽和度が下がったため（SpO$_2$ 80～94％），主治医に相談して酸素療法を開始した。視線が合わなくなり，左右の目が違う方向を向くようになった。血尿や水様便が続き，息づかいは荒く，時折10秒ほどの無呼吸状態があった。

亡くなる1週間前，足先や足裏のチアノーゼが強くみられた。血管が細くなり，点滴が漏れることが多くなった。姪に点滴ができなくなっていることを伝え，点滴中止の同意を得て中止した。

末期がんが見つかってから2か月後，右下肢（ふくらはぎ裏と膝裏）に水疱ができ，左手は脱力していた。その日の夜間，息を引き取った。

事例のポイント

夫が死亡し子どもがいないため，関係の深い身内がいない事例である。元気なうちは意思がはっきりしており，本人の意向を尊重してケアを行ったが，終末期に近づくとともに本人の意見が聞けなくなり，判断に迷うことが増えた。

元気なうちに，最期をどう過ごしたいか本人と話すことが必要であった。キーパーソンや成年後見人との連絡や役割調整など，家族が密にかかわることができない人をどう看取ったらよいのかを考えさせられる事例であった。

事例展開　事例2「認知症の進行とともに緩やかに機能が低下した事例の看取り」

事例の概要

患者は86歳の女性で，アルツハイマー型認知症，糖尿病，狭心症，高血圧症，頸動脈硬化症，右足第二趾切断。入居期間は11年3か月。

入居前

患者は自営業を営み病弱な夫と生活していたが，認知症の発症により廃業した。患者の夫が介護を担っていたが，徐々に認知症が悪化し，家庭生活に支障が出てきた。患者が自宅からいなくなり警察に捜索してもらうこともあった。娘が3人いるが，遠方に住んでいるため常時介護にかかわれず，夫と娘の希望によりグループホームへ入居することになった。

入居直後

重度の認知症で理解力は乏しいが，年が若く（70歳代）運動能力は高い。社交的な性格であるが会話の内容はちぐはぐである。植物が好きで，外出したときに花壇の花を勝手に摘むことがあった。

スタッフに見つからないよう音を立てずに玄関から出ていくことが何度も続いた。警察と消防へ連絡し，スタッフ総出で捜索することもあった。行方不明になった際の行動に規則性はなく，毎回別の場所で発見される。その際は，両手いっぱいに花や草を抱えていることが多い。

入浴を嫌がり暴れるため，スタッフ1人では介助できない。排泄の失敗があったときには，叩く，ける，かみつくなどし，介助への抵抗が激しい。小柄であるが，力は非常に強い。

入居直後の介護上の課題として，①離設（徘徊）に対する対応，②病状管理（血糖コントロール），③介助拒否への対応が挙がった。

離設への対応として，常に所在を確認し，玄関が見えるリビングにスタッフを配置した。血糖コントロールのためのインスリン注射は，グループホーム看護師，訪問看護師，外来看護師などが協力して行った。介助拒否に対しては，本人のタイミングをみながら，無理

強いすることなく介助することを基本に，試行錯誤し，そのつど対策を講じた。

入居5～10年後

徐々に脚力が弱まり独歩が難しくなり，移動は車椅子となった。日中も寝て過ごすことが増え，食事の自力摂取もできず，常時介助が必要であった。食物を口腔内にため込み，嚥下しないため，食事介助が1時間半ほどかかるようになった。インスリン注射のため食事摂取量が課題となり，主治医に相談した。インスリンの種類を変更したり，食事摂取量に応じてインスリンの単位を変えるなどで対応したが，低血糖や高血糖で意識消失することが時折みられた。

下肢の血行不良と低栄養のため，右第二足趾に潰瘍ができ，その後悪化した。足趾の壊疽から敗血症を生じる可能性があるため，主治医，娘，介護部長，グループホーム管理者でカンファレンスを開催した。

主治医が壊疽に伴うリスクと手術について説明した。また，胃瘻造設や看取りについても話し合った。胃瘻造設については，夫，娘共に行わない方向を考えていると話した。今後，食事がとれなくなっても，食べられるだけ食べ，長年暮らしてきたグループホームで看取ってほしいと希望したため，看取り同意書に署名してもらった。同意書は，病院カルテにもファイリングして看取り希望であることを院内でも把握できるようにした。足趾の壊疽部は，右第二足趾を切断し，その後の経過は良好であった。

殿部の皮膚の状態が悪くなり，改善と悪化を繰り返したため，グループホーム看護師の指導で介護職も薬の塗布やガーゼ交換を行った。状態の悪化がみられたらすぐに外来を受診した。

娘と孫は2～3か月に1回は面会したが，夫は自分の病気療養のため面会に訪れなかった。

看取り期

入居後11年が経ち，食事や水分がほとんど摂取できなくなり，点滴を開始した。夫と娘と面談し，看取りについて再度確認したところ，グループホームで自然なかたちで最期を過ごさせたいと，以前と変わらず希望した。スタッフ会議を開催し，看取りケアの開始と支援内容について話し合った。看取りケアプランを作成し，家族の同意を得た。

点滴開始から1か月後，点滴針が血管に入らなくなり，家族同意のうえ点滴を中止した。熱発が続き，手足のチアノーゼが強まった。娘に看取りが近いことを伝え，危篤の際は遠方のために最期に間に合わない可能性があることを話し，今のうちに会わせたい親族などがあれば面会に来るよう勧めた。居室には家族の写真や好きな花を飾り，面会に来て話しやすいようにソファーを置くなどして整備した。娘と孫が面会に来て，夫も娘に促され面会することができた。

点滴中止から2週間後，娘と孫，夫が面会に来た日の夜，死去した。

事例のポイント

徐々に機能が低下していき，いつから看取りとして対応すればよいのかがわかりにくい

> 事例であったが,問題があればそのつど対策を講じ,長期間の療養生活を支えることができた。娘が遠方に住んでいたため,面会時はいつでもゆっくり居室でコミュニケーションがとれるよう環境を整えた。看取る直前に,娘や孫に会え,家族が満足できる看取りであった。

●文献

1) 渡辺康文(2015). 認知症対応型共同生活介護・小規模多機能型居宅介護事業所の地域密着型外部評価結果における問題点・課題と改善の考察. 厚生の指標, 62(4):17-25.
2) 岸田研作, 谷垣靜子(2015). グループホーム入居者の退去先の決定要因. 厚生の指標, 62(5):15-19.
3) 小長谷陽子, 鷲見幸彦(2015). 認知症対応型生活介護(グループホーム)における看取りの実態と課題―運営法人別の特徴について. 厚生の指標, 62(8):29-34.
4) 平松万由子, 新野直明(2016). グループホームにおける終末期ケア実践に関連する要因の検討―管理職に対する調査から. 老年社会科学, 37(4):397-405.
5) 島田千穂(2016). 看取りの振り返りを有効に実施するためのガイド―反照的習熟プログラムのすすめ. 東京都健康長寿医療センター研究所.
  < http://www.tmghig.jp/J_TMIG/kenkyu/team/pdf/syumatsuki_care20160807_02.pdf > [2017. December 5]
6) 金子さゆり, 濃沼信夫, 伊藤道哉, 他(2010). 居住系施設における医療のあり方と看取りに関する研究. 厚生の指標, 57(15):26-31.
7) Shimada C, Hirayama R, Wakui T, et al (2016). Reconsidering long-term care in the end-of-life context in Japan. Geriatrics & Gerontology International, 16(Suppl 1):132-139.

7 看護小規模多機能型居宅介護での看取りケア

　看護小規模多機能型居宅介護（以下，看多機）は，平成24（2012）年度の介護報酬改定で，訪問看護と小規模多機能型居宅介護を組み合わせて提供する複合型サービスとして誕生した。その後，平成27（2015）年度にはサービス内容をよりわかりやすくするために，看護小規模多機能型居宅介護という名称に変更され，現在全国で357事業所ある[1]。

　今後，地域包括ケアシステムで大きな役割を担うサービスとして期待されているが，筆者自身も管理者として，多職種が密接にかかわるこのサービスの有用性を実感している。特に看取りに関しては，同一事業所において看護と介護が一体で支えていけるため，「自宅で最期まで暮らしたい」と願う療養者であれば，疾患や医療デバイスに関係なく受け入れることが可能である。また，看多機は地域密着型サービスのため，地域住民の協力を得ながら互助の機能を発揮して，その人がこれまで培ってきた絆のなかで，よりその人らしい最期を迎えることができるという利点もある。

看護小規模多機能型居宅介護の特徴

対象

　看多機は市区町村の管轄で運営されるため，基本的には療養者はその市区町村在住でなければならない。要介護度1～5の人を対象にし，料金体制は月額包括報酬で，報酬額は要介護度によって異なる。訪問看護師が配置されているため，がん末期や難病などの病状の変化が予測される患者や，吸引や胃瘻など医療依存度の高い患者の受け入れが可能であり，病状の管理や予防まで行うことができる。

看護・介護の一体的な対応

　看多機は，訪問看護，訪問介護，通い，泊まり，相談支援などのサービス（図7-1）[2]を1つの事業所で提供できるため，療養者や家族の状態に柔軟に対応することができる。制度上，利用回数や時間の制限がない。通常のデイサービスのように，決められた時間までいるということがなく，療養者の身体状況や目的に合った時間で「通い」に来ることができるため，自立支援につながっている。顔なじみのスタッフがかかわることで，認知症患者などは不安が軽減することがある。

　また，通常の居宅介護支援だけではカバーすることができないその人の生きがいをサポートすること（たとえば，墓参り，家族の臨終の場に立ち会うなど）も，地域の人を巻

第Ⅵ章 施設等での看取りケア

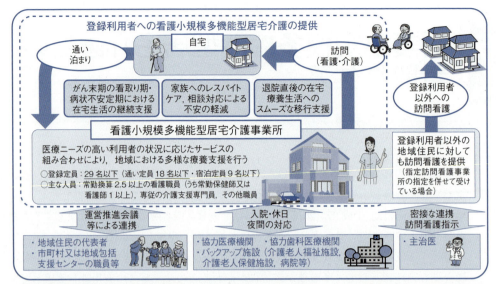

図7-1 看護小規模多機能型居宅介護の概要

厚生労働省．看護小規模多機能型居宅介護（複合型サービス）について．看護小規模多機能型居宅介護の概要（平成27年度）．

き込みながら行うことができる。

24時間365日の安心を柔軟なサービスで提供

「訪問看護」が24時間対応しているため，夜間の緊急対応が必要な場合には看護師が訪問し，適切に医療機関と連携を図ることができる。主介護者の家族が，病気や冠婚葬祭などで急に自宅を不在にする場合に「泊まり」で対応することもできる。体調が悪いときには「通い」の予定を「訪問看護」に切り替えることができる。病院退院後に直接看多機の「宿泊」を利用して，自宅に近い場所で家族が在宅ケアの指導を受けてから在宅療養を開始することもできる。

このように，即時的にプランを発行することで，療養者の状態に合わせて柔軟に対応できるのが看多機の特徴である。

地域住民を対象としたサービス

看多機を通常利用するときには，ケアマネジャー（サービス計画作成担当）を同事業所に変更しなくてはならないため，ケアマネジャーを変更したくない療養者は通常利用はできない。しかし，平成27（2015）年度の介護報酬改定で「看護小規模多機能型居宅介護・短期利用」という事業所の登録定員に空きがあり，緊急でやむをえない場合など一定の要件を満たした場合に，「通い」や「宿泊」を7日だけ（やむをえない事情がある場合は14日）

7 看護小規模多機能型居宅介護での看取りケア

限定的に利用できるようになった。

看護小規模多機能型居宅介護の看取りに関する特徴

　看多機は居宅サービスのため，在宅で使用できる薬剤や医療デバイスについて，基本的には取り扱うことができるが，それを指示する在宅医とのかかわりは非常に重要である。また，看護と介護が一体的にケアに取り組むため，互いにできることとできないことを常に確認する必要がある。

　筆者の所属する看多機，まちのナースステーション八千代（以下，当ステーション）では，医療的行為が必要な療養者が多いため，厚生労働省が平成17（2005）年に通知した「医師法第17条，歯科医師法第17条及び保健師助産師看護師法第31条の解釈について（通知）」の内容に準じ，介護職員（以下，介護士）が行える医療行為について定期的にスタッフと確認し合い，介護士の意識を高めている[3]。終末期のケアの内容については，カテーテルの管理，喀痰吸引，酸素療法，静脈内注射などの医学的なケアの実施割合が高いという報告もある（図7-2）[4]。

　以下，具体的に，苦痛の緩和に関してどのようにかかわっているのか紹介する。

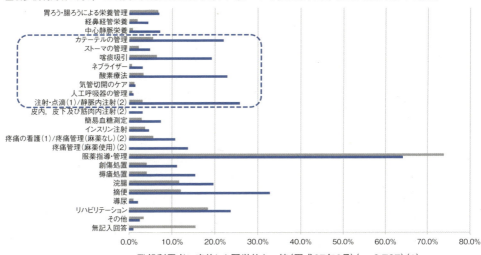

図7-2　終末期のケアの内容

厚生労働省（2017）．看護小規模多機能型居宅介護の報酬・基準について．社保審-介護給付費分科会，第150回（H29.11.8），資料6．

苦痛の緩和

1) 疼痛

「通い」や「泊まり」でオピオイドを使用する場合，自分で内服できない場合は看護師が投与する．同様に，持続皮下注射のPCA（patient-controlled analgesia）ポンプでのオピオイド投与も看護師が対応する．自宅では本人か家族が投与するが，独居の療養者が自宅で過ごす際には，本人の状況に応じて，自分で服薬管理をしてもらう．認知症や自力での投与が困難な療養者に関しては，看護師が適宜訪問して投与している．介護士と看護師が密に連携することで，どのような疼痛の状況なのかを把握し，タイムリーに対応することができる．

2) 呼吸困難

酸素療法が必要になった場合，在宅酸素療法を行う．「通い」や「泊まり」のときに酸素ボンベでは対応できないこともあるため，医師からの指示を受け酸素濃縮器を自宅と施設と2台設置し，施設でも酸素供給ができる体制をとっている．

3) その他の症状

オピオイドや劇薬である坐薬の投与は家族および看護師が行うが，そのほかに便秘時の下剤や発熱時の解熱薬（NSAIDs）などの坐薬は介護士が投与している．

医療的ケア

吸引などの研修を受けた介護士は，吸引や胃瘻の実施も可能である．当ステーションは痰の吸引など第3号研修（特定の者に対する研修）の研修機関であり，介護士全員が第3号研修を受講している．そうすることで，筋萎縮性側索硬化症（amyotrophic lateral sclerosis：ALS）やがん末期で吸引や胃瘻注入が必要な療養者にも実地研修を速やかに行い，対応することができている．また，終末期に患者・家族が輸液を希望した場合，その効果を説明し，自宅，「通い」や「泊まり」のときも看護師が行っている．

意思決定支援

居宅サービスである看多機では，「泊まり」や「泊まりを伴う通い」も居宅とみなされるため，症状が落ち着かず家族が自宅でみることができないときは，看多機の「泊まり」を使い，在宅医と連携して最期までの時間を過ごすことができる．

療養者や家族の意思決定の際には，療養者にかかわる関係者で話し合い，病状の変化でゆれる気持ちに寄り添いながら最期を迎える準備をする．独居で身寄りのない療養者については，医療・介護関係者だけでなく，弁護士を含めて今後の利用や療養先について検討している．

医療職と介護職との役割分担，体制

看多機で療養者を主に支えているのは介護士である．しかし，医療的なニーズが高い療養者にかかわるのは介護士にとって精神的な負担になることがあるため，看護師と密なコミュニケーションがとれるように工夫する．医療的なニーズの高い療養者の「泊まり」で

も，介護士が主に当直を行うが，麻薬などの緊急に医療的ケアが必要な療養者の場合は，看護師が担当となる。

介護士は，徐々に食べられなくなってきている療養者に少しでも好きなものを食べてもらうなどの工夫を看護師と協働して行ったり，好きな曲を流したり，看取りのための環境を整えていくなどの役割がある。介護士は，特に密接に療養者とかかわるため，家族のような気持ちになることが多い。そのため，看取りの時期には，看護師から介護士に何度もこれからの過ごし方について説明し，思いが開示できるように働きかける。

また，看取りのときや症状コントロールが困難で医師の対応が必要なときには，在宅医へ施設への訪問を依頼する。基本的には訪問看護のときと同様，在宅医からの指示を受けて看護師が対応する。

事例展開　事例1「施設に泊まりのまま看取りをした事例」

事例の概要

患者は60代の女性で，肺がん末期。60代の夫と2人暮らしで子どもはいない。看多機利用期間は27日。

サービス開始前

肺がん末期で予後数週間となり，緩和ケア病棟に入っていたが，少しでも自宅で過ごしたいと緩和ケア病棟からの退院となった。退院したい理由は「夫は家事がまったくできないから，自分が死ぬまでに料理や掃除などを教えるため」ということだった。夫は仕事をしており週2〜3日は出勤していたため，不在時は介護士が入り食事作り，夫がいるときに看護師と一緒に食事を作るなどの生活援助を行ってほしいということだった。

初めは訪問看護と訪問介護の介入であったが，「同じように介護士や看護師が入ってくれて，宿泊もできるのであれば看多機を利用したい」との希望があり，看多機の利用となった。肺がん末期だったので，訪問看護は医療保険となった。

サービス開始直後

看多機のサービス内容は，以前利用していた回数をそのまま移行しての開始となった（表7-1）。開始当初は在宅酸素療法を利用しており，トイレまでは歩行可能であった。しかし，

表7-1　サービス内容（開始時：介護保険申請中）

	月	火	水	木	金	土	日
訪問看護	●			●			
訪問介護	●	●	●	●	●	●	
通い							
泊まり							

希望していたように，台所に立つことはできなかったため，介護士へ自らのレシピを伝えて食事を作ってもらった．そのかたわらで夫はメモをしながら作り方を覚えていた．

患者は気の強い女性で，今まで自分ですべてを決めてきており，葬儀や墓に関してもすべて決めていると話していた．看多機の利用開始後，自宅で過ごせるなら緩和ケア病棟に戻りたくないという患者の思いを聞き，夫も「そうできるならば力を借りながら頑張りたい」と言った．自宅で最期まで過ごすために訪問診療も介入した．また，患者が以前ボランティア活動をしていたときの友人も定期的に訪問し，食事を作ったり洗濯を取り込んだりしてくれた．

サービス開始後のチーム体制構築

看多機の利用を開始して，介護士が昼頃に連日訪問介護で訪れて食事を作り，訪問看護が入れないときは清潔ケアも行った．連日入る介護士から徐々に体調が落ちてきて，食事量も少なくなってきており，体重減少も著明と報告を受け，訪問看護を週3回に増やして状態を観察した（表7-2）．疼痛はなく，呼吸困難のみで，特に不安が強いときは，夜間訪問看護師を呼ぶこともあった．在宅医が抗不安薬などを処方し，経過をみていたが，夫がどうしてもはずせない仕事が入ったため，「泊まり」の希望があった．

表7-2 サービス内容（状態が衰弱してきたとき：要介護3）

	月	火	水	木	金	土	日
訪問看護	●		●		●		
訪問介護	●	●	●	●	●	●	
通 い							
泊まり							

看取り

「泊まり」の希望があって調整したときには，患者は動くのもやっとで車椅子にようやく座れるという状況だった．酸素供給業者に，移動用の酸素ボンベと酸素濃縮器を施設に設置してもらい，宿泊環境を整えた．施設には特に問題なく到着し，介護士が本人から聞いたレシピで作った食事を摂り，酸素を使用して介護士や看護師の介助で入浴した（表7-3）．

夫は22時頃に仕事が終わって施設にきて泊まり，朝は家に帰ってから出勤していた．夫の介護での疲労がみられたため「泊まり」を開始したが，「いつでも来てよいのであれ

表7-3 サービス内容（看取り時：要介護3）

	月	火	水	木	金	土	日
訪問看護	●		●		●		
訪問介護							
通 い	●	●	●	●	●	●	●
泊まり	●	●	●	●	●	●	●

ばそばにいたい」という希望があったため，いつでも来てよいことを伝えた。

滞在5日目頃から徐々に眠ることが多くなってきた。在宅医に連絡をして，状況を確認した。在宅医から夫へ「もう長くない」という話があり，夫も覚悟を決めていた。自宅で看取るのであれば，いつでも自宅に帰ることができると話したが，本人も夫も「ここにいたい」ということだったので，看取りに備えた。

特に酸素流量の変更も必要なく，オピオイドも使用していなかったため，介護士が対応し，緊急時には訪問看護のオンコール対応者が対応することになった。宿泊開始から7日目の朝，夫に見守られながら死亡した。在宅医の死亡確認後，夫は介護士，看護師とエンゼルケアを行い，葬儀社が本人の決めた寺に連れて行った。

事例展開　事例2「独居の認知症高齢者を自宅で看取った事例」

事例の概要

患者は80代の男性で，認知症，糖尿病，肺がん（サービス開始後に診断）。半年前に妻が亡くなり独居であった。看多機利用期間は2年間。

地域包括支援センターから「病院からしばらく糖尿病外来に来ていないので大丈夫かと連絡が入り，自宅へ訪問したら認知症を発症していた。インスリンも必要なので，看多機でお願いしたい」と依頼があった。

サービス開始直後

初見では患者は穏やかに受け答えができていたが，1分後には忘れて同じことを聞いてくる状態であった。妻が半年前に亡くなったことについても「どこかに行ってしまった。いつ帰ってくるかわからない」と話した。妻とは再婚で子どもはおらず，親戚とも交流がなかった。

サービス開始当初は，妻の姪に看多機の契約や認知症外来の同行をしてもらったが，「自分も持病があり，叔母もいないのに血縁関係のない叔父の面倒をみることはできない」と言われたため，弁護士を立てて成年後見人を依頼した。しかし，本人の意識がはっきりしていること，認知症ではあるが自分で買い物や食事に行くことができるため，任意後見人となった。

金銭の管理は弁護士に行ってもらい，生活は看多機でサポートすることになった（表7-4）。毎日徘徊するため，弁護士と相談し，よく行く場所や近くの交番に本人と一緒に行って挨拶をし，施設の連絡先と本人の写真を一緒に渡した。

表7-4　サービス内容（開始時：要介護1）

	月	火	水	木	金	土	日
訪問看護		隔週					
訪問介護				●			
通い	●		●		●		
泊まり							

サービス開始後のチーム体制構築

開始後1年して咳が出るということで，かかりつけの病院に患者が自ら受診した。検査後，肺に影があり呼吸器内科を紹介され，精査が必要ということで入院となった。入院日の夜，徘徊し「帰る」と叫ぶため，翌日，病院看護師から連絡があり退院となった。

その後は外来での内服の化学療法が始まったが，食欲がなくなりやせてきた。食事を工夫したが，家で寝ていることが多くなった。病院医師と相談し，内服を中止して積極的な治療はしないことになった。その後食欲が回復し，徘徊が始まった。数か月後，肺がんの末期で数か月の状態であると在宅医から宣告された。それに伴い介護保険の区分変更の申請を行った（表7-5）。

表7-5　サービス内容（サービス開始後：要介護3）

	月	火	水	木	金	土	日
訪問看護		●					
訪問介護				●		●	
通 い	●		●		●		
泊まり							

看取り

弁護士とも話し，本人も今施設に入っても入院と同じような状況になると答えたため，このまま看多機でみていくことに決まった。ホームヘルパーから「自分が訪問したときにどう対応してよいのか不安」と言われたため，看護師から介護士へ患者が今後どのような状態になっていくか，訪問時に死亡していた場合などの対応について話した。在宅医も介入し，自宅での看取りの体制を整えた（表7-6）。訪問看護は医療保険での訪問に変わった。

末期の状態でも徘徊は続いており，再度ケアマネジャーが本人と一緒に行きつけの場所に挨拶に行った。「通い」や「訪問」時以外の患者の状況がわからないため，患者が来て気になることがあったら連絡してもらうようにお願いした。中華料理店の店主から「食欲がないと言われたので，小皿に盛りました。半分食べられました」という報告や，コンビニエンスストアの店員から「家の場所がわからない様子だったので，後ろから見守っていたら自宅に戻られました」など，何度か地域の人からの報告があった。近隣住民の目で見守られながら，患者は体力がある限り徘徊することができた。また，地域包括支援センターに連絡をして，葬儀について相談した。

表7-6　サービス内容（看取りの体制を整えたとき：要介護5）

	月	火	水	木	金	土	日
訪問看護	●		●		●		
訪問介護							
通 い	●	●	●	●	●	●	●
泊まり	●	●	●	●	●	●	●

その後、数か月は「通い」と「訪問」で様子をみていた。徐々に体重減少も著明で食事量も減り、いつ施設に連れてくるかをスタッフで考えていた。また、自宅の玄関を施錠する習慣があったので、何かあったときにどうするかを検討し、裏口の合い鍵を作成した。

ある朝、介護士が訪問するとドアを自ら開けており、「待っていました」と涙ぐんだ。認知症であっても、2年かかわっている看多機のスタッフのことは理解しており、頼りにしていたことがわかった。不安も強いため「泊まり」を開始した。

宿泊後、状態が安定してきたとき、「自宅に帰りたい」という希望が強くなったため、自宅で最期を迎える体制を整えた。そのとき数人の介護士が、「一人のときに息を引き取ったらかわいそう」「誰かがいる施設のほうが私たちは安心」と看取りに対する思いを打ち明けてくれた。そこで、どうしたら患者らしく最期を迎えられるかについてみんなで意見を出し合い、結局、自宅で最期を迎えるという結論を出した。

自宅に帰ってからは寝ていることが多く、4～5時間ごとに夜間も含めて訪問して様子をみていた。自宅に戻って5日目に徐々に呼吸状態が悪化し、看護師は「今晩くらいに亡くなるかもしれない」と判断した。そのため、介護士が自宅を訪問し夜勤をして付き添った。翌朝患者は介護士や看護師に見守られながら息を引き取った。

事例展開　事例3「ALSで延命をしないと決めた事例」

事例の概要

患者は73歳の男性で、ALS。利用開始当初は長女と2人暮らしで、自力での歩行が困難になってきたため、長男宅に移り、そのまま最期を迎えた。看多機利用期間は3か月。

サービス開始直後

患者は杖を使用して歩行可能であったが会話をすることはできず、手を挙上できない状況だった。筆談でのコミュニケーションはとれていたが、胃瘻を勧められても「行わない」と答えていた。患者にどんな暮らしを望んでいるのかを尋ねたが、「あまり生きたくない、早く死にたい」と訴えた。そこで、どのくらい生きられると考えているのかを尋ねると、「あと3年くらいかな」と答え、あまり状況を把握していない様子であった。看多機利用開始時には、日中仕事をしている長女と暮らしていたため、毎日誰かが安否確認できるように計画を立てた（表7-7）。

表7-7　サービス内容（開始当初：要介護2）

	月	火	水	木	金	土	日
訪問看護		●		●			
訪問介護	●×2	●	●×2	●	●×2	●	●
通い		●		●		●	
泊まり			●	●			

サービス開始後のチーム体制構築

　徐々に歩行ができなくなり呼吸状態も悪化していったため，非侵襲的陽圧換気や非侵襲的排痰補助装置の利用を考えた。そこで，在宅医と看多機で一緒にカンファレンスを行った。家族へ医療的ケアの手技を伝える必要があったため，長女や長男の嫁が仕事を終えた時間帯を選び，「泊まり」の際に指導した。

看取り

　その後，長女が自分ではみることができないと訴えたため，入院や入所はしたくないという本人の希望を踏まえて，長男宅に引っ越しをした（**表7-8**）。その後は，嫁の仕事や孫の行事の状況に応じて「泊まり」を利用した。患者は，長男宅に移り「泊まり」が増えてイライラすることが多かったため，家族との時間をもてるように，またできるだけ自宅での暮らしが続けられるようにサポートしていった。

表7-8　サービス内容（長男宅へ引っ越したとき：要介護4）

	月	火	水	木	金	土	日
訪問看護	●		●	●	●		
訪問介護	●	●	●	●	●	●	●
通い	●	●	●	●	●		
泊まり	●	●	●	●	●		

　徐々にベッド上での生活となり，首も座らず移動の車に乗ることも困難になったため「通い」や「泊まり」は入れず，自宅で生活できるようにプランを変更した（**表7-9**）。徐々に呼吸が困難になり，食事もほとんど摂取ができなくなり，自宅で家族に看取られた。

表7-9　サービス内容（自宅療養に切り替わったとき：要介護4）

	月	火	水	木	金	土	日
訪問看護	●	●	●	●	●		
訪問介護	●×2	●×2	●×2	●×2	●×2	●	●
通い							
泊まり							

3事例のポイント

　これらの3事例は，医療的なニーズが高く，家族などの協力体制が十分に得られないなど，医療的にも社会的にもサポートが必要な療養者であった。通常では，デイサービスやショートステイなどで断られ，本人が希望しても在宅療養を断念せざるをえないケースかもしれないが，医療と介護の連携のもと，顔なじみのスタッフが一丸となって支え続けることで「その人らしさ」を尊重し，住み慣れた地域で最期を迎えることができた。これは，地域のなかに看多機がある強みと考える。

看護小規模多機能型居宅介護の看取りに関する課題

　看多機は，医療的なニーズが高い患者や独居など，あらゆる状況の療養者を受け入れることができるため，自宅や自分の住み慣れた地域で最期まで暮らしたいと望む療養者にとっては，理想的な介護サービスといえる。一方で，少人数のスタッフでその人のすべてを把握し手厚くかかわるため，スタッフの確保や教育が重要になってくる。特に，家族のように密接にかかわっている介護士は，看取りの場面を重ねることで疲弊することもある。デスカンファレンスを行い，かかわったスタッフ全員で話し合ったり，話を聴くなど，丁寧に心理的なサポートをする必要がある。

●文　献
1) 厚生労働省（2017）．看護小規模多機能型居宅介護の所在地別指定事業所数．
　　＜ http://www.mhlw.go.jp/file/06-Seisakujouhou-12300000-Roukenkyoku/0000149367.pdf ＞［2017. November 10］
2) 厚生労働省（2015）．看護小規模多機能型居宅介護（複合型サービス）について．看護小規模多機能型居宅介護の概要（平成 27 年度）．
　　＜ http://www.mhlw.go.jp/file/06-Seisakujouhou-12300000-Roukenkyoku/0000091119.pdf ＞［2017. November 10］
3) 厚生労働省（2005）．医師法第 17 条，歯科医師法第 17 条及び保健師助産師看護師法第 31 条の解釈について（通知）．医政発第 0726005 号．
　　＜ http://www.mhlw.go.jp/stf2/shingi2/2r9852000000g3ig-att/2r9852000000iiut.pdf ＞［2017. November 10］
4) 厚生労働省（2017）．看護小規模多機能型居宅介護の報酬・基準について．社保審 - 介護給付費分科会，第 150 回（H29.11.8），資料 6．
　　＜ http://www.mhlw.go.jp/file/05-Shingikai-12601000-Seisakutoukatsukan-Sanjikanshitsu_Shakaihoshoutantou/0000184014.pdf ＞［2017. November 10］．

第VII章 臨死期のケア

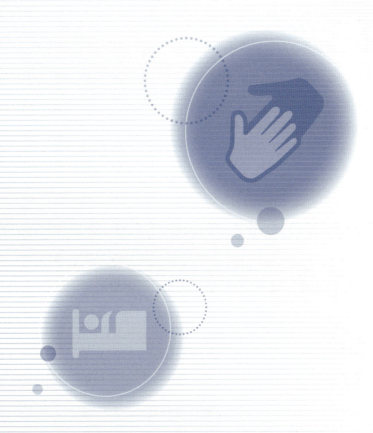

1 死にゆく過程でなすべき看取りケア

臨死期とは

　臨死状態とは，「疾患に対して行いうるすべての適切な治療を行った場合であっても回復の可能性がなく，かつ，死期が切迫していると判定された状態」である。死が切迫する原因となる疾病は様々であり[1]，患者の状態から臨死期における予後予測を共通に行うことは，個別性が高いため困難である（第Ⅲ章の**図2-2**，p.68を参照）。

　一般的には，数日後，数時間後に死が迫っている，あるいは予後数日または1週間[2]の時期とされている。

　Liverpool Care Pathway（LCP）では，臨死期を**表1-1**[3]のように定めている。

　また，臨死期には個別の疾患の病態の進行だけでなく，死にゆく過程における徴候として全身に変化が現れる（**表1-2**）[4)-6)]。

　本稿では，臨死期を死が1週間以内に迫っていると予測される状態と定義し，臨死期のケアについて概観する。

在宅での看取り：予後予測を生かした臨死期のケア

　がん患者の場合，死亡の1週間前まで日常生活活動（ADL）が自立しているという特徴がある。医療者は，住み慣れた自宅で様々な注意転換法（楽しいことや好きなことに集中することで痛みを和らげる方法）を用いて自律して過ごす患者や家族のもつ力を信じ，見守っていくかかわりが主となる。こうした患者や家族のもつ力を支持し，死亡する前日までトイレまで歩いて行く，食べる，話すなどができるように援助し，また大切な家族に別れの言葉を伝える機会をつくる。住み慣れた自宅で自由に様々な体験をすることを通じ，

表1-1　Liverpool Care Pathway（LCP）による臨死期の定義

予後数日または1週間程度と判断し，かつ以下の項目のうち2項目以上が当てはまる場合を臨死期とする
　①患者が終日臥床状態である
　②半昏睡／意識低下が認められる
　③経口摂取がほとんどできない
　④錠剤の内服が困難である
・現在の症状について，可能性のある改善策を考慮しつくしていることを前提とする
・予後の判断は，患者にかかわる多職種チームが行う

LCP日本語版，2006．より引用

1 死にゆく過程でなすべき看取りケア

表1-2 臨死期に出現する身体症状と全身状態の変化

	週単位	日単位	数日	数時間
全身状態 身体症状	・症状の増強 ・全身倦怠感 ・浮腫の出現・増強 ・発熱 ・口腔内乾燥	・痛みや他の症状がさらに増強 ・倦怠感の増強 ・浮腫の持続 ・発熱の持続 ・口腔内乾燥の増強	・悪液質、臓器不全の進行 ・強い倦怠感 ・疼痛 ・悪心、嘔吐 ・浮腫の増強・持続 ・発熱、解熱しないこともある ・口腔内乾燥の持続	・全身衰弱 ・浮腫は消失することもある ・高熱が持続することもある ・四肢のチアノーゼ ・橈骨動脈の拍動消失
摂食嚥下	・食事摂取量の低下	・ほとんど水分のみ ・錠剤の内服が困難	・ごく少量の水分のみ	・水分摂取も困難
呼吸	・呼吸苦を訴えることがある	・呼吸苦の持続	・喘鳴の出現	・努力呼吸、下顎呼吸
ADL（排泄）	・室内トイレ歩行困難	・トイレ介助が必要	・尿失禁、床上排泄	・便失禁
意識状態 コミュニケーション	・傾眠 ・せん妄 ・声が弱くなる	・数日眠っていることが多くなる ・せん妄が悪化 ・声が出にくくなる	・呼名反応がほとんどない ・せん妄の持続 ・興奮 ・声が出ないことがある	・昏睡

表1-3 臨死期のケアのポイント

・一日一日、階段を下りるように全身状態が変化する時期である。苦痛な身体症状や死が近づく苦悩の緩和に努め、患者の安楽を保証する
・今まで当たり前にできていたことが日を追ってできなくなるが、「できること」に注目しケアに生かす

患者は自分の命があとわずかであることを実感する。この時間を看護師も共に体験しながら、不安や悲しみ、気持ちの揺れに寄り添っていく。

在宅における臨死期のケアでは、医療者は「わが家で、自分らしさをいかに発揮して過ごすか（過ごしたいか）」ということを考慮し、個別性やこれまでの経過を踏まえ、本人・家族の意向に沿って支援し続ける姿勢が重要である。そのためには、身体症状やADLの状態から予後予測を話し合い、「患者と家族の希望を実現させるにはどうすればよいか」に焦点を当て、それぞれの時期に合った適切なケアを提供していく（表1-3）。

以下、臨死期にあるがん患者の在宅療養を想定して記述する。

治療・ケアの方針の決定

●ケアの目標：患者・家族が納得できる決断をし、限りある生を生ききることができる。

1）患者・家族の意思決定支援

訪問看護導入の時点で、または症状が変化したタイミングで、患者・家族の気持ちを確認しながらアドバンスケアプランニング（ACP）を展開していく。

「今、お体の様子をどのように感じていますか」「万が一のときのことを考えたことがありますか」などの言葉をかけ、丁寧に気持ちを確認する。どこで、どのように生ききるかを事前に話し合い、意向を確認することが、患者・家族の尊厳を遵守するための臨死期の基本的なケア姿勢となる。自宅での過ごし方は多種多様であり、どんなかたちでも患者の意思表示が明確であればその人らしく生きることができる。

しかし、療養する患者・家族がすべて、自宅で看取ることがよいわけではない。自宅で

最期まで過ごしたいと希望する家族には，家族だけで看取ることができること，救急車を呼ばないこと，看取りの希望，エンゼルケア，葬儀の手配など，より具体的なことを事前に話し合っておく．病院での看取りを希望する家族には，どのような状況まで自宅で過ごしたいかを尋ね，入院のタイミングを検討する．

看取りについての意思決定は，日々の状態の変化や症状によって大きく揺れ動く．大切なのは，家族がどのような選択をしても，医療者は承認するという姿勢である．

2）患者・家族，医療者，ケアマネジャー，介護職との連携と合意の形成

特に全身状態が日々変化し介護する家族の不安もピークを迎える臨死期では，医師はもとより，福祉との連携が欠かせない．ADLの変化に応じた福祉用具の変更やケア方法の工夫について，療養の場を支援するケアマネジャーやホームヘルパーと相談し，状態に合わせて臨機応変に対応する．患者・家族のもつ力に合わせ，意思を尊重し，医療・福祉チームが同じ目標をもってケアしていけるよう調整役となる．

3）医学的適応の検討：積極的治療の差し控え

在宅支援チームの大きな役割の一つが，医学的適応の検討である．臨死期は原病の進行による臓器障害や治療に伴う有害事象などのため，原疾患に対する積極的治療や輸液は，時に患者に苦痛をもたらし不利益となる可能性があるため，積極的治療の中止の時期を見きわめなければならない．

使用中の薬剤に関しても，確実に投与できる経路の選択，与薬に伴う苦痛ができるだけ少ない方法への見直しを検討する．

患者の安楽へのケア

●ケアの目標：①患者が身体的，精神的に穏やかに過ごせる，②患者が尊厳をもって過ごせる．

1）身体症状，精神症状の緩和

臨死期には，疼痛，呼吸困難，悪心・嘔吐，気道分泌亢進，死前喘鳴，排尿障害，倦怠感，食欲不振，口腔乾燥，便秘，身のおきどころのないほどの倦怠感など，様々な身体症状や，せん妄や不穏などの精神症状が現れる．患者の苦痛に対しては，他の時期と同様に患者の意向や希望を尊重して対処する．

在宅療養では，医療者が不在の時間にも患者の状態は刻々と変化する．医師と連携して症状を緩和する対策についてあらかじめ話し合い，家族が対応できるように準備する．具体的には，出現しうる症状を予測して，症状ごとに鎮痛薬，解熱薬，抗不安薬などが使えるように準備しておくことである．準備不足による対応の遅れは，患者の苦痛や家族の不安に直結するため，今後起こりうる症状と対策を検討し，できるだけ簡便で家族が対応できる方法を検討する．

また，起こりうる急変の可能性（出血，窒息，呼吸不全，消化管穿孔，心不全，脳血管障害など）と対応方法についても，あらかじめ家族に説明しておく．ケアの詳細は，第Ⅶ章2，3で解説する．

2）精神的・スピリチュアルな苦悩に対するケア

死に向かい身体症状や精神症状を体感することで患者は，痛みでもがき苦しむのではな

いか，自分の意向や希望に沿った療養生活がかなうケアが行われるか，家族の負担になっているのではないかなど様々な気がかりが増えていく。このような精神的・スピリチュアルな苦悩に対して，意向や希望，現在行っている治療やケアに伴う苦痛，死や死の過程へのおそれについて表現する患者も少なくない。

看護師はいつもオープンな姿勢で，①死について語る準備があること，②不安や気になることがあったときは，いつでもその気がかりについて話してほしいこと，③その気がかりや不安について一緒に考えたいと思っていることを患者に伝える。

在宅療養では，患者の言葉を受け止めるのが家族やホームヘルパー，ケアマネジャーなど身近な人物になることが多い。時には怒りをぶつけられるということもある。患者の言葉を真摯に傾聴しかかわる家族の心や気がかり，その他の職種の気持ちにも配慮する。

医療者が患者や家族の不安に寄り添い，ただかたわらにいることが重要なケアになることがある。また，どんな状況であっても患者の尊厳を守り，希望を支えることがすべてのケアの支柱となる。多くの患者の希望は特別なことではなく，日常を営むことのなかにある。医療者は，日々の生活のなかで日常を感じられる瞬間，一瞬でも家族と共に笑ったり，楽しんだり，喜んだりする心地良い空間や時間をつくるために在宅支援チーム一丸となって支援していく。

3) 安楽なケアの提供の継続

表1-2に示したように，がん患者は臨死期に入ると自力での移動が難しくなり，排泄の方法も変更を余儀なくされる。しかし，最期までトイレに歩いて行きたいと望む患者は多く，患者の尊厳に配慮し動作の方法を工夫することも重要なケアである。

また，口腔ケアや清潔ケアも自分ではできなくなることが多いが，清潔が保てなくなることも患者の尊厳に大きくかかわる。家族と共に口腔ケアを行うことは，最期の時間を濃密に過ごすためにも重要である。そのときの患者に合った方法で，心地良いケアを提供することが生きる喜びに，ひいては家族ケアにもつながる。

家族に対する予期悲嘆のケア

●ケアの目標：最愛の人との別れのプロセスと，家族の再出発を支援する。

大切な人を失うことに伴う心の痛みは，患者の死後に始まるのではなく，がんの告知や病状の進行など，死を予見させる様々なエピソードをきっかけに，予期悲嘆として経験される。予期悲嘆は単なる反応としてだけでなく，病や死に対処し，適応していく過程ととらえることができる。家族が患者の死を受け入れ適応していくために，予期悲嘆を抱える家族の心理的状況やニードに沿って支援を考えていく。

終末期患者の家族は，表1-4[7)8)]のようなニードをもつことが明らかになっている。

1) 起こりうる症状や対処方法の説明

訪問看護導入時から最期まで自宅で過ごすと決めている家族，最期まであきらめず頑張りたいと希望する患者・家族など，そのありようは様々である。大切なのは心の準備状態を見きわめ，それに合わせて説明することである。

一般的な身体の変化や今後起こりうること，その対処方法が書いてあるパンフレットなどを利用し，家族へ「これからのことが知りたいと思ったときに，そのタイミングでお読

表1-4 終末期患者の家族のもつニード

- 患者の状態を知りたい
- 患者の側にいたい
- 患者の役に立ちたい
- 感情を表出したい
- 医療従事者から受容と支持となぐさめを得たい
- 患者の安楽を保証してほしい
- 家族員からのなぐさめと支持を得たい
- 死期が近づいたことを知りたい[7]
- 患者-家族間で対話の時間をもちたい
- 自分自身を保ちたい[8]

みください」「いつでも心配なことがあれば何度でも私たちに連絡をください」と伝える。
　具体的には，以下のように，家族の心に寄り添いながら伝えるとよい。
- これから起こることのほとんどは自然な過程である。
- つらい症状に対しては，苦痛緩和を保障する。
- 自分の家にいて，家族の声がする，みそ汁の香りがする，テレビの音が聞こえるなど，何気ない日常のなかに家族と共に自分が存在していると感じられることが安心感につながる。
- 日常生活を送ることが安心感につながり，これは家族にしかできない最大のケアである。

2）家族の力を信じ承認するかかわり

　臨死期にある患者の家族は，これからどのように経過していくのか，常に不安を抱えている。「本人の希望どおり自宅で最期まで面倒をみてあげたいが，自分にできるのか」と多くの家族が話す。不安が大きいときこそ，医療者は一つひとつできたことを言葉に出して承認するなど，患者・家族の力を信じてかかわる。自宅で一緒に生活しているため，家

Column
旅立ちのときを前に

　筆者は「旅立つ瞬間は本人が決めるんだそうです」という言葉を必ず家族に伝えている。

　「どんなにその場に立ち会いたくても，本人が決めるので私たちにはコントロール不可能です」「もしもどうしても立ち合いたいときは，生前から本人にしっかりお伝えくださいね」「どんなときに旅立つか，それはご本人が自分で決めたことなので，その自律したゆき方を尊重しましょう」と話し，そして「今この瞬間，目の前で共に生きている時間を大切にしていきましょう」と伝えている。

　住み慣れた場所で生き，そしてゆく姿は，最期の瞬間まで力強く，りりしく，人の力，家族の力，そして家の力を感じずにはいられない。主人公はその人自身であり，そして共に過ごしてきた家族の歴史そのものである。だからこそ，最期まで自分として生ききり，自分の手で，最愛の家族に命のバトンをしっかりつなぐことができるのだろう。

族は患者の様子がわかってくる．何をするとつらくなり，何をすると楽になるのか，家で過ごしながら試行錯誤することで「何となくわかってきた」と対処方法を習得していく．そして「もう大丈夫」と目を輝かせる家族もいる．医療者にできることは，患者・家族の成長していく力を「信じて見守ること」に尽きる．

●文 献

1）Lunney JR, Lynn J, Hogan C（2002）. Profiles of older medicare decedents. Journal of the American Geriatrics Society, 50（6）：1108-1112.
2）Lacey J（2015）. Management of the actively dying patient. In N Cherny, M Fallon, S Kaasa, et al（Eds）, Oxford Textbook of Palliative Medicine, 5th ed, Oxford Medicine, p.1125-1133.
3）LCP（Liverpool Care Pathway）日本語版．http://www.lcp.umin.jp [2017. December 5]
4）恒藤 暁，池永昌之，細井 順，他（1996）．末期がん患者の現状に関する研究．ターミナルケア，6（6）：482-490.
5）Nauck F（2001）. Symptom control in the terminal phase. Schmerz, 15（5）：362–369.
6）Lichter I, Hunt E（1990）. The last 48 hours of life. Journal of Palliative Care. 6（4）：7-15.
7）Hampe SO（著），中西睦子，浅岡明子（訳）（1977）．病院における終末期患者及び死亡患者の配偶者のニード．看護研究，10（5）：386-397.
8）鈴木志津枝（1988）．終末期の夫をもつ妻への看護—死亡前・死亡後の妻の心理過程を通して援助を考える．看護研究，21（5）：399-410.

2 死に向かう身体症状への安楽なケア

　終末期の患者は，死が近づくとともに複数の苦痛を体験し，がん患者では亡くなる2週間前には，食欲不振が約8割，痛みが7割出現するといわれている。また，経過が進むにつれ，体力の低下や症状の出現に伴い日常生活活動（ADL）が低下し，ほとんどベッド上での生活となる。身体的苦痛は，患者の本来の生活を阻害するため，臨死期においては患者と家族の意向や希望を尊重し，安楽と安心に配慮したケアを提供していく。

疼　痛

臨死期の疼痛緩和

　がん，神経難病，慢性閉塞性肺疾患（chronic obstructive pulmonary disease：COPD）など，がん以外の疾患や認知症など，疾患自体による痛み，全身衰弱に伴う痛み，同一姿勢の保持や褥瘡，口内炎，便秘による痛みなど，臨死期には様々な痛みが出現する。

　臨死期になると，患者の多くは意識障害があり，痛みを表現できないことがある。医療者は，患者の痛みに関連した微妙な表情の変化，息づかいや反応の変化，発する言葉や声の様子，身体の動き，バイタルサインなど，態度や不快な様子を観察し，痛みの有無を推測して疼痛緩和の原因に応じて対応する。

1）鎮痛薬の準備
　在宅療養では，医療者が不在のときにも患者の状態は刻々と変化する。予測される痛みに対し，あらかじめ医師と話し合い，家族が対応できるように鎮痛薬を準備しておく。

2）がん性疼痛
　がんの痛みは，WHO方式3段階除痛ラダー（第V章の図1-3，p.133参照）に沿った治療が基本である。臨死期になってからオピオイドを導入し，使用するケースも多い。すでにオピオイドを使用している患者は，患者の全身状態や在宅移行などの状況に応じて，薬物の投与内容と方法が適切かどうか，オピオイドスイッチングを行い，貼付薬，坐薬，持続注射などへの変更を考慮する。臨死期になると，腎機能や肝機能の低下により，代謝物の蓄積が生じやすいため，副作用をモニタリングする。

3）非がん患者
　がん以外の慢性疼痛がある患者では，臨死期であっても，原疾患の治療継続が疼痛緩和につながる場合が多い。非がん性慢性疼痛の患者は，非ステロイド性抗炎症薬（nonsteroidal anti-inflammatory drugs：NSAIDs）と鎮痛補助薬を使用し，オピオイドは最終手段とし

疼痛の看護

1）痛みの閾値を上昇させるケア

（1）温罨法：ホットパック，湯たんぽ，入浴，足浴，手浴

局所の血行を促して組織への栄養や酸素の供給を増やし，発痛物質の排泄を促進して疼痛を緩和する。筋緊張を緩和し，精神的緊張を和らげる。

（2）マッサージ：さする，もむ，軽く叩くなど

痛みがあると血管や筋肉が収縮し，発痛物質が蓄積され痛みを助長する。また，痛みに伴う不安や緊張が，さらに痛みを助長する。人の手が患者の身体に触れるだけでも安心感や信頼感，癒しをもたらすことができる。筋緊張の緩和や関節可動域の改善，血行促進，不安やストレスが軽減できる。

（3）安楽な体位：ポジショニング

安楽な体位を工夫することで，血液循環を促し，筋肉や神経などへの刺激を軽減する。また，適切なポジショニングは褥瘡予防になる。患者の希望や反応を確認しながら体幹をねじらない四肢の位置や，筋肉の緊張を和らげる関節の角度を探っていく。安楽枕やクッションなどを用いて最も安楽な体位がとれるよう工夫する。

2）家族への指導とケア

疼痛緩和において，家族は大きな役割を担うことになる。臨死期になると，患者の意識レベルが低下し，家族がオピオイド鎮痛薬などを管理することになるため，薬剤の投与方法やレスキュードーズの使用方法を指導する。介護に慣れていない家族の不安や負担は大きく，どのような方法が家族にとってよいのかを一緒に検討し，いつでも相談できる連絡体制を整えておく。

食欲の喪失

臨死期の食事支援の考え方

食べられなくなることは，命を絶つことにつながるため，口から食べたい（食べさせたい）という欲求は最期まで存在している。臨死期は全身機能が低下し，ほとんどの患者が経口摂取できなくなり，やがて水分の摂取も難しくなり，また誤嚥や窒息のリスクが高まる。胃瘻などの経腸栄養を長期間行っていた患者も同様であり，臨死期においては誤嚥や窒息のリスクが高まるため，中止する時期については，輸液と同様に慎重に検討する。

同時に，口腔や咽頭の乾燥がひどくなり，剝離した上皮や乾燥した痰の付着が増加する。家族は経口摂取できない患者の状態を目の当たりにして，何もしてあげられないと自責感をもち，輸液を希望することもある。この時期における輸液の医学的なメリット・デメリットなど，患者と家族にとっての輸液の意味を説明し，患者の食べたいという気持ちや家族の食べてもらいたいという気持ちにも配慮する。

食欲不振，経口摂取量の低下に対する看護

1) 食べたいときに，食べたいものを食べる

患者の希望に合わせ，無理に勧めず，「栄養を摂る」ことよりも「食べる楽しみ」に焦点を当てる。患者は，好きな食べ物や飲み物を少量でも口にすることで満足し，家族が患者の満足を共有できることが大切である。

2) 食事内容・形態・量の工夫

誤嚥が予測される場合は食事の内容や形態を工夫し，患者が好む体位を考慮して誤嚥予防の体位をとる。

3) ポジショニング

患者の食べる機能が引き出せる姿勢をとり，誤嚥に注意する。

4) 口腔ケア

食事量が減ることで唾液腺からの唾液の分泌が低下し，口腔内の清浄作用が弱まり，口腔内が不衛生になる。口腔ケアは，食べられる口を維持するために行う。また，口渇の緩和にも口腔ケアを行うことが推奨されている。

①口腔内に付着した剥離した上皮，痰，舌苔を除去する。
②口腔内の乾燥がみられれば，室内を加湿し，唾液腺マッサージを行い，保湿剤を使用する。

口腔内の乾燥がひどければ保湿剤は頻回に使う。保湿剤を使う場合，定期的な口腔ケアをしないと逆に喀痰などが保湿剤で固まって剥離上皮となることが多いので注意する。

③口腔カンジダ症に対処する。

がん患者の場合，症状緩和のために長期間ステロイドを使用していることが多い。この時期になると免疫機能が低下し，日和見感染で口腔カンジダ症を発症しやすいため，医師と相談のうえ，抗菌薬の使用を検討する。

5) 家族へのケア

- 「何もしてあげられない」と感じている家族の無力感と自責感を和らげるようかかわる。
- 食べられないから死を迎えるのではなく，死を迎えるから食べられなくなることを伝える。
- 終末期の輸液に関して，適切な情報を提供する。
- 家族に誤嚥のリスクを説明し，安全な方法で介助できるよう支援する。

呼吸困難

呼吸困難とは

呼吸困難は「呼吸時の不快な感覚」と定義される主観的な症状である。それに対して，呼吸不全は「低酸素症（$PaO_2 \leq 60Torr, SpO_2 \leq 90$）」と定義される客観的な症状である。がん患者および非がん患者ともに，臨死期には高い頻度で出現する最もつらい身体症状の一つである。

呼吸困難は，終末期がん患者の46〜59％に認められる。原疾患や病態の悪化，衰弱による呼吸筋疲労，臥床による肺野の縮小，筋力低下による痰の喀出困難・貯留，死への不安など，呼吸困難には様々な原因がある。呼吸困難と呼吸不全の状態による患者の病状と症状の訴えは必ずしも一致しないが，患者の苦しさを受け止め，それを緩和し患者・家族が穏やかに過ごせるよう援助する。

呼吸困難の治療

呼吸困難は，薬物療法だけでは症状緩和が難しいことが多い。非薬物療法と組み合わせて行うことで症状緩和が図れる可能性がある。

1）在宅酸素療法の導入

SpO_2 が90％以下であれば酸素投与の適応であるが，在宅酸素療法については，医師と患者の状態を検討したうえで導入する。酸素流量は SpO_2 の値を目安に調整するが，投与方法（鼻カニューレ，酸素マスク）は，患者の苦痛の程度や家族の対処力に応じて選択する。

2）薬物療法

呼吸困難での第1選択薬はオピオイド（モルヒネ）である。モルヒネの効果には，呼吸困難での中枢神経系での知覚の低下，延髄にある呼吸中枢の CO_2 に対する感受性の低下や呼吸リズムを抑制し呼吸数を減少させることによる呼吸仕事量の軽減，有効な深呼吸の確保，抗不安効果などが関与している[1]。モルヒネ以外では，オピオイドのオキシコドンにも呼吸困難を軽減させる薬理作用がある。

モルヒネを使うときには，がん患者，非がん患者にかかわらず，モルヒネが有効な病態を確認したうえで使用する。

また，モルヒネに対する誤解から，薬剤使用に抵抗感を示す患者・家族もいる。臨死期においてモルヒネ導入の際には，十分な説明をしたうえで理解を得て使用する。

その他の薬物に，コルチコステロイド，ベンゾジアゼピン系（セルシン®，ドルミカム®）があり，適宜，併用する。

呼吸困難を緩和する非薬物療法と看護

1）安楽の保持，患者が好む体位の工夫

患者は，痛みや呼吸困難により自分が好む姿勢をとっている。患者の好む姿勢をもとに，患者の快適性を考慮した体位変換を行う。

2）褥瘡ケア

がん終末期患者に特徴的な褥瘡発生要因として，痛みと呼吸困難がある。症状を和らげるためや，増強を防ぐために同一体位で過ごすことが褥瘡発生に影響している。在宅療養では，体位変換は家族が行うため，病院や施設のような対応は困難である。患者の身体状態を予測して，ケアマネジャーなどと連携して体圧分散用具の使用を検討する。

除圧・減圧のための体圧分散用具には，体圧分散マットレスやポジショニングクッションなどがある。

3) スキンケア

発汗による皮膚の湿潤や，反対に脱水による皮膚の乾燥により皮膚の生理的な防御機能が低下し，褥瘡が生じやすい。臨死期であっても患者の状態や家族の希望に合わせながら，清潔ケア（訪問入浴，全身・部分清拭，足浴，手浴）を行う。

褥瘡が発生しやすい骨突出部やその周囲の皮膚を観察する。

全身機能の低下により，皮膚が脆弱で水分保持が破綻した状態にある。皮膚が乾燥しやすく，化学的刺激や物理的刺激により損傷しやすいため，保湿クリームや撥水機能のあるクリームを塗布する。

環境の整備

室温は低め（18〜20℃）に設定する。風が顔に当たることで呼吸が楽になることがあるため，窓を開け，扇風機の利用やうちわであおいで空気の流れをつくる。湿度は50〜70％程度に保ち，酸素投与による口腔内の乾燥を軽減する。締め付けない衣類を選択し，軽い寝具を使うなど，家族の協力を得る。

鎮　静

複数の症状が出現し，薬物療法や非薬物療法，ケアを行っても苦痛緩和が困難な場合がある。臨死期における鎮静は，苦痛緩和に有効であり，呼吸困難は鎮静が適応となる代表的な症状である。在宅での看取りの場合，患者の苦痛緩和と併行して家族が安心して看取れることが目標となる。患者が苦しそうな様子でいると，みている家族はつらく，看取りへの不安が高まり，死別後の悲嘆や喪失感につながる。鎮静を開始する場合，「がん患者の呼吸器症状緩和に関するガイドライン」[1]に沿って説明し，患者・家族の意思決定を支援する。

鎮静の第1選択薬はミダゾラム（ドルミカム®）であるが，在宅での使用は難しい。在宅での鎮静で家族もできる簡便な方法としては（すでにオピオイドを使用していれば），アンペック®坐剤や貼付薬（フェントス®テープなど）に，セニラン®坐剤やダイアップ®坐剤などを併用する。

開始後は，苦痛の程度，意識レベル，有害事象と家族の希望の変化を定期的に評価し，薬剤の投与量を調整する。

気道分泌亢進，死前喘鳴

気道分泌亢進による苦痛

気道分泌亢進は死前喘鳴ともいい，「死期が迫った患者において聞かれる呼吸に伴う不快な音」と定義される。死亡直前に生じる頻度の高い症状であり，がん患者の23〜92％に認められる。気道分泌亢進は，死期が近づいて患者の意識が低下すると唾液を嚥下できなくなり，下咽頭から喉頭にかけ「ゴロゴロ」という喘鳴が呼気時に聞こえる状態である。気道分泌亢進は，機序から2つのタイプに分類される（**表2-1**）[2]。

表2-1　気道分泌亢進の分類

	機　序	特　徴	薬物療法
Type 1 真性死前喘鳴	嚥下機能が低下し，唾液が貯留して生じる（＝唾液）	死亡数時間前に生じることが多い	抗コリン薬が有効
Type 2 偽性死前喘鳴	咳反射が弱くなり，気管分泌物が貯留して音を生じる（＝喀痰）	意識が保たれているときから生じ，持続時間が長い	薬物療法の反応が乏しい

森田達也（2015）．気道分泌―死前喘鳴．森田達也，白土明美，死亡直前と看取りエビデンス，医学書院，p.147.
より作成

　真性死前喘鳴においては，患者の意識は低下していることが多く，患者はあまり苦痛を感じていないことが多い．在宅で付き添っている家族には，呼吸をするたびにゴロゴロと音がするので，患者が苦しがっているように見えるため，家族に患者があまり苦痛を感じていないことを伝える．

死前喘鳴に対する看護

1）体位の調整
　舌根沈下があると喘鳴が強くなるため，頭を高くし，側臥位や顔を横に向けるなどして音を少なくする．

2）吸　引
　基本的には吸引は行うべきではないが，吸引が必要であるかどうか家族と話し合ったうえで行う．
　偽性死前喘鳴では，全身状態の悪化や衰弱のために肺炎や肺水腫などから気道内分泌物が増加し気道閉塞を生じる可能性があるため，喀痰の吸引を行う．

3）口腔ケア
　口腔内に貯留した唾液が咽頭部に垂れ込まないようにすることで咽頭部へ唾液の貯留を軽減し，喘鳴の改善を図る．また，口腔ケアは誤嚥性肺炎予防にもなる．
　口の中をスポンジなどで湿らせたり拭き取るなど，家族ができるケアを伝える．

4）薬剤の使用
　輸液量の調整や必要時，スコポラミン（ハイスコ®），ブチルスコポラミン（ブスコパン®），アトロピンなどの薬剤使用を検討する．

5）家族への説明
　死前喘鳴が生じている理由や，患者は意識が低下しており苦しくないこと，必要以上の吸引は苦痛をもたらすことを家族に説明し，理解を得る．

● 文　献
1）日本緩和医療学会（編）（2016）．がん患者の呼吸器症状緩和に関するガイドライン．2016年版，金原出版，p.14-50.
2）森田達也（2015）．気道分泌―死前喘鳴．森田達也，白土明美，死亡直前と看取りエビデンス，医学書院，p.147.
3）森田達也，白土明美（2016）．エビデンスからわかる　患者と家族に届く緩和ケア．医学書院，p.104-118, 146-155.
4）野原幹司（編）（2016）．特集／最期まで食べることを支える終末期患者への食支援．看護技術，62（10）：8-54.
5）宮下光令（編）（2012）．ナーシング・グラフィカ成人看護学7 緩和ケア．メディカ出版，p.47-67, 91-97.

第Ⅶ章　臨死期のケア

6）前掲書2），p.104-118，146-155.
7）高木良重（2015）．がん終末期における褥瘡ケア．看護技術，61（2）：141-147.
8）小田切拓也，福田かおり，森田達也（2014）．気道分泌・死前喘鳴のマネジメント．緩和ケア，24（4）：276-281.
9）余宮きのみ（2013）．痛み．内科，112（6）：1184-1189.
10）田中桂子（2013）．呼吸困難．内科，112（6）：1190-1194.
11）宮田乃有，高野めぐみ，中島朋子，他（2013）．がんの在宅ターミナルケアのプロセス．訪問看護が支えるがんの在宅ターミナルケア．日本看護協会出版会，p.32-51，84-90，94-98.
12）日本褥瘡学会（編）（2012）．褥瘡ガイドブック．照林社，p.110-113.
13）日本緩和医療学会緩和医療ガイドライン作成委員会（編）（2010）．苦痛緩和のための鎮静に関するガイドライン．金原出版.

3 死に向かう精神症状への安楽なケア

　本稿では，死に向かう精神症状として発生する主なものとして，せん妄について解説する。

　せん妄は，発熱や衰弱，薬物など様々な原因によって終末期に現れる意識障害である。終末期がん患者の発病率は20〜40％と推定されているが，死期が近づくにつれて頻度が増え80〜90％に達するとの報告がある。

　終末期の早い段階において発生するせん妄のほとんどは，治療し改善の可能性が十分に残されているが，死亡前24〜48時間で全身状態の回復が困難となった結果生じる終末期せん妄は，改善の見込みが乏しい。そのような場合でも，看護師は患者の状態をアセスメントし，精神的に安楽なケアを提供していく。

せん妄とは

　現実にないものがあたかも存在するように認識されたり（幻覚），実際にあったことを違って理解したり（錯覚，混乱），実際にはないものが見え（幻視）意味もなく手足を動かしたり，異常に興奮し暴言をはいたりするなど，意識状態が変わることをいう。「急におかしなことを言うようになった」「今日が何日かわからない」「いない人がそこにいると言う」などという状態である。独り言を言うこともある。

せん妄の診断基準

　米国精神医学会の診断基準によると，表3-1，2，3の条件をすべて満たす場合，せん妄と診断する[1]。

せん妄のタイプ

　せん妄の分類には，落ち着きがなく大声をあげたり，不穏や幻覚を認める過活動型，傾眠傾向で静穏，反応が乏しく発語の少ない低活動型，2つの特性を併せもつ混合型がある（表3-4）。

表3-1 せん妄の診断基準

A	注意の障害（注意の集中や維持の低下）と，意識の障害（環境認識の低下）がある
B	短期間で出現し（通常数時間から数日），日内変動がある
C	認知の障害（記憶障害，見当識障害，知覚障害など）がある
D	AとCの障害は認知症ではうまく説明されない
E	身体疾患や物質中毒・離脱などの直接的な生理学的結果により引き起こされたという証拠がある

米国精神医学会（2013），DSM-5より作成

A：注意の集中や維持が難しく，落ち着きがなく安静が保てなかったりする。
B：日中は比較的落ち着くものの，夕方から夜間に悪化する（夜間せん妄）。昼夜が逆転することがある。アルツハイマー型認知症など多くの認知症では，緩やかな発症で慢性の経過をたどり日内変動はない（表3-2）。
C：記憶ができない（記憶障害）。日付や時間，場所がわからない（見当識障害）などの症状に加え，錯覚など視覚認知の障害や，幻覚，妄想などの知覚障害が現れることもある。
D：せん妄は認知機能の低下など認知症の症状と似ているが，日内変動の有無や発症経過などをもとに鑑別する（表3-2）。
E：せん妄の原因は，身体疾患や薬剤が主なものである。物質とは薬剤やアルコールのことである（表3-3）。

表3-2 せん妄と認知症の鑑別

診断項目	せん妄	認知症
発症様式	急激	緩徐
初発症状	錯覚，幻覚，妄想，興奮	記憶力低下
日内変動	夜間に悪化	なし
期間	数日〜数週間	永続的
身体疾患	合併していることが多い	時にある
薬剤の影響	しばしばある	なし
環境要因	関与する場合が多い	なし

表3-3 せん妄の原因

中枢神経	脳転移，脳血管障害
臓器不全	肝不全，腎不全，呼吸不全，心不全
代謝	電解質異常（特に高カルシウム血症），血糖異常，肝性脳症，尿毒症，脱水
栄養障害	低栄養，ビタミン欠乏（ビタミンB_1/B_{12}など）
薬物	オピオイド鎮痛薬，向精神薬，抗コリン作動薬，ベンゾジアゼピン系薬剤
感染症	敗血症，脳炎，肺炎，発熱
低酸素血症	心不全，呼吸不全，貧血など
その他	疼痛などの不快感，かゆみ，便秘，手術後，頭部外傷

表3-4 せん妄のタイプ

過活動型	不穏，幻覚，大声をあげる→離脱症候群，抗コリン薬
低活動型	嗜眠状態，無関心，静穏，→肝不全，腎不全，低酸素血症
混合型	上記の2つの特徴を併せもつ→オピオイド

　低活動型は，状態が悪いにもかかわらず診断が遅れたり見落とされたり，しばしばうつ病と間違えられる。低活動型せん妄は，見当識障害が大きくずれるが，うつ病は思考力が落ちたりレスポンスが遅くても日付や場所の感覚が大きくずれることはないといわれている。

治療方針と看護ケア

　せん妄は，発生する原因により治療の見込み，看護ケアが変わってくる（表3-5）。
　臨死期においては，全身状態の悪化や苦痛の緩和のため使用する麻薬などにより，意識レベルの低下，意識の混濁，傾眠がすでに起きている状況も多い。病気の進行による不可逆性のせん妄は回復の可能性が低い。

表3-5 可逆性せん妄と不可逆性せん妄

	可逆性せん妄	不可逆性せん妄
治療の可能性	高い	低い
典型的な原因	脱水，感染，高カルシウム血症，薬剤性	肝不全，腎不全，脳転移
目標	せん妄からの回復	不眠，不穏の緩和
薬物療法	向精神薬など	鎮静を目的とした向精神薬とベンゾジアゼピンの併用
ケアの内容	見当識障害の回復，生活リズムの補正，家族のケア	不穏症状の緩和，睡眠確保，家族のケア

　看護師は，診断基準やせん妄のタイプから認知症やうつ病と鑑別し，せん妄の原因に留意し，患者の身体症状と言動を観察する。そのうえで，患者の安全性に配慮し，身体的・精神的安楽に対するケアを行う。

せん妄の環境因子

　がんをはじめとする終末期の患者は，診断から治療までの経過を通じて，また痛みなどの苦痛や全身状態の悪化に伴って心理的なストレスが高まり，死に対する恐怖も強くなっていく。このような死と直面している苦悩や身体的・精神的な問題が要因となり，せん妄やうつ病を発症する。また，重症度が高く，それに伴って頻回なケアを受ける環境におかれた患者は，そのケアにより，良質な睡眠が妨げられ，昼夜逆転の状態になることも多い。
　看護師は，このような環境因子を念頭において，死に向かう患者に寄り添って心理的ストレスの緩和を図り，薬物療法により疼痛や睡眠のコントロールをしていく。

臨死期におけるせん妄の患者の看護

　死に向かう患者の精神症状への安楽なケアのポイントは，臨死期のせん妄の状態や原因，影響因子についてのアセスメントをし，身体の安全・安楽を確保することと，患者の意向や希望を尊重し，精神的な安心がもてるよう看護ケアを提供することである。
- **観察項目**：患者の言動・表情・変化，せん妄の原因，せん妄時の状況，失見当識・幻覚などの有無，意識レベル，バイタルサイン，ADL，痛みや息苦しさなどの苦痛の有無・程度，覚醒と睡眠のバランス，薬物療法，患者の安全な環境の有無，家族の協力体制。
以下，具体的なケアについて述べる。

不穏症状の緩和とコミュニケーション

- 時間や場所，状況などを説明し，安心感を与える（見当識の回復の支援）。
- いつもと違ったものが見えたり，普段と違うように感じられるか聞く（幻覚は平常時との比較によって判断する）。

- 妄想や幻覚を否定しない（興奮を助長するような不用意な言動は避ける）。
- 身体の調子が悪いときに幻覚などが見えることがあることや，おかしなことではないことを説明する。
- 言動のすべてを受け止め支持する。
- 発言した内容について，否定も肯定もしない。
- 常に聞いていることを伝え，意識を向け続ける。
- 患者が感じていることや思っていることを大切にし，何を伝えようとしているのか理解する姿勢を示し傾聴する。
- 必要なときは，家族を交えて，患者のそれまでの経過のなかから真意を探る。
- 必要なときはいつでも看護師に尋ねてよいことを伝える。
- 病院は安心・安全な場所であることを伝える。
- タッチングを取り入れ，落ち着くことができるように声をかける。

睡眠の確保

- 身体症状に合わせた苦痛の軽減に努め，オピオイドなどの薬物の効果を評価し調整する。
- 日中の語りかけなどで覚醒を促し，夜間の休息・睡眠環境を整える。

安全への配慮

- 患者の身の回りに刃物や鋭利なもの，火気などの危険物を置かない。
- 酸素や点滴ルート，電源コードなどを整理し，ベッドサイド周辺の環境を整える。
- 家族の声や存在，見慣れた環境が患者の精神的安定につながる。家族が常にそばにいる環境を整え，患者が使っていた身の回りのものをベッドサイドに置くなど工夫し，患者にとって落ち着ける環境づくりを心がける。

家族へのケア

　家族は，せん妄状態の患者を前にし「頭がおかしくなってしまった」「自分たちのことがわからなくなってしまった」と不安を感じ，患者が自分らしさを失った姿に直面し，ショック，悲しみ，戸惑いを抱く。ショックにより感情にふたをしてしまい，表出できない家族もいる。看護師は，臨死期の患者の9割にせん妄が起きることを伝え，患者同様，家族を支えケアしていく。

- 患者に安全な環境を確保し，安心できるケアを提供することを家族に伝え，共に患者を支えていくよう協力を求める。
- 不安，ショック，悲しみ，戸惑いなどの心理状態にある家族の言動を傾聴し，受け止める。家族の気持ちに焦点を当て，要約し，フィードバックしながら共感的に寄り添う。
- せん妄状態にある患者には，そのように見え，感じていることを説明し，否定せず受け止めるように伝える。
- 慣れ親しんだ家族の声や触れ合いが患者の安心につながるため，そばに寄り添い，安心

できるような声かけとタッチングを勧める。男性は女性に比べて，感情を表出することやタッチングを苦手とする傾向があるため，「手や足先をさすって安心させてください」「足に保湿クリームを塗りながら大丈夫と声をかけてください」など，ケアの目的と具体的な行動を指示する。
- 家族の身体的・精神的疲労を観察し，交代できる家族がいるときは交代を依頼したり，看護師に任せるなどして休息の時間がつくれるよう工夫をする。

　もう間もなく旅立つ患者を前にし，予期悲嘆を抱える家族へのケアは欠かせない。患者が安楽であること，かつ，家族が患者のケアを共に体験したという実感をもてることが，その後の家族のグリーフワークに大きな影響を与えることを念頭におき，看護師は家族の精神的なよき支えとなるよう援助する。

　なお，以上の家族へのケアで述べたことは，看取りケア経験の浅い介護職にも該当する事柄である。看護師は，介護職も十分な情報を伝える相手と考えることも重要となる。

●文　献

1) 井上真一郎（2015）．せん妄って何？①診断基準を知ろう．
　　< https://nursepress.jp/220444 > [2017. December 27]
2) 梅田 恵，田村恵子，川村三希子（編著）（2015）．事例で理解する最新緩和ケア．看護の科学社，p.69-77.
3) 武田雅俊（監），小川朝生，篠崎和弘（編）（2015）．認知症の緩和ケア―診断時から始まる患者と家族の支援．新興医学出版社，p.48-50.
4) 高丸 慶（2016）．家族で看取るおくりびとの心得10．学研プラス，p.132-133.
5) 田村恵子（編）（2010）．がんの症状緩和ベストナーシング．学研メディカル秀潤社．
6) 上村恵一（2013）．認知症・せん妄・うつ病の違いを知ろう―症状の違い．看護技術，59（5）：445-458.
7) 北田志郎（2015）．せん妄．井上真一郎，在宅医療テキスト，第3版，第2章 在宅医療の臨床課題 Ⅱ在宅急性期の課題，在宅医療助成 勇美記念財団，p.90-91.
　　< http://www.zaitakuiryo-yuumizaidan.com/textbook/pdf/2-2_4.pdf > [2017. December 27]

4 死に向かう人との対話：お別れを言う準備

看取りケアを行う看護師に必要なこと

　患者が終焉を迎えるときに，在宅ケアの現場では医療従事者が不在の場合も多い。そのため，それまでの期間において，適切なタイミングで患者・家族との話し合い（看取りや看取り後の対応も含めて）を実施できていることが最善である。生活の視点をもつ医療専門職として，看護師がイニシアチブをとることが多い場面でもある。

　しかし，退院調整や患者自身の急激な衰弱などの問題により，がん患者が在宅療養を開始後の訪問看護介入期間は，7日以内，14日以内というケースが，それぞれ15％を占めている[1]。従来からかかわっている患者であれば，看護師との十分な信頼関係も構築できているが，臨死期の時期に出会った場合は，関係性を密に形成していかなくてはならない困難さを抱えることになる。看護師には，死にゆく患者の過程をアセスメントし，家族の精神状況も含めた観察が求められる。

　臨死期のケアには，刻々と変化する患者の身体状況に照らし合わせながら，そのつどの対話が迫られる。飯塚らは「訪問看護師は，訪問看護導入時に身体的な症状アセスメントをしながら『症状緩和を最優先として療養者の希望をさぐる』ケアをしていた。在宅看取りケアは，がん療養者の希望を探ることが基軸となり，がん療養者と家族の『生活習慣に配慮して信頼関係を築く』ことがなされていた。がん療養者の"その人らしさ"を表すものは，長年生活を共にした家族と共に存在することそのものである。訪問看護師の姿勢は『その人らしさ』を取り巻く環境を大切にしている」[2]と述べている。

　患者・家族の生活そのものを受け入れ，思いを聴き，心に寄り添う。また，患者の死に対する思いや胸中を占めるものに触れたいと願う。そのなかで生まれる対話は唯一無二なものとなり，患者と看護師である前に，一人の人対人としての絆が結ばれる。これは看取りを支える看護の醍醐味であるといえる。一方で，かかわりの深さや単独訪問や単独判断の重圧から，在宅や施設の看護師の抱えるストレスは大きい。故に，看護師には，逃げずに真摯に患者と向き合える強さや，成長し続ける姿勢が求められる。

　さらに，患者と共にかたわらで介護している介護者や家族との対話は，在宅もしくは施設での看取りを可能にするものとして，看護師の大切な役割である。大切な人を失うという大きな悲嘆を前にして，介護者や家族が抱える不安に寄り添いながら，患者の安楽なケアを共に考え，行っていくことが看取りにつながっていく。

死に向かう人との対話で必要な知識と技術

　筆者は，看護師として経験を重ねるごとに，また訪問看護師となってからはさらに，患者・家族を含めた多職種とのチームケアを実践するうえで，コミュニケーションスキル向上の必要性を痛感するようになった。患者との信頼関係構築のためにも，欠かすことのできないスキルと考える。

　コミュニケーションスキルを向上させるために，まずは普段行っている自身のコミュニケーションの傾向を知る必要がある。誰のため，何のためのコミュニケーションかを意識しながら話すことは，自身の傾向への気づきとなる。たとえば，沈黙を避けるために質問を繰り返しているような場合は，自身の情報収集に偏り，患者の思いの表出を妨げる結果となる。死に向かう人との対話において，患者が語りたいときに十分に思いを語ってもらうためには，関係性はもちろんのこと，受け止める覚悟をもって，語りの邪魔になることは避けなければならない[3]。語りを促す技法として，沈黙，復唱，言い換えがある（**図4-1**）。

　また，川崎らは[4]看護師がかかわったスピリチュアルケアにおいて，患者が語ったスピリチュアルペイン（第Ⅱ章の図1-3，p.23を参照）で一番多かったものは死に関することであり，スピリチュアルケアには，看護師の人生観，死生観が求められると述べている。患者自身が身体的な自覚として，死が避けられない現実性を帯びたものであると感じている時期に，死について語り合うことは，患者の心の慰安へとつながるのではないだろうか。看護師として，死にゆく人と接する機会を多く経験する立場であるがゆえに，人間性の幅を広げ，人生や生死についての考えを個々で深めておきたい（**表4-1**）[5]。

事例をとおしての学び

　筆者は，新人看護師の頃に漠然と「死にゆく人への看護ができてこそ，看護師として一人前」と考えていた。死にゆくその人の人生のフィナーレに寄り添うことができ，ケアを行える看護師になりたいと思った。それから30年近くたった今もなお学びの途中であり，患者・介護者に寄り添うことの意味を問い続けている。患者や介護者の思いに気づき，そ

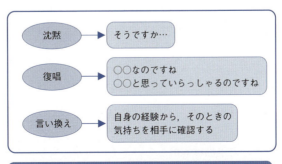

図4-1　相手の語りを促すコミュニケーションスキル

第Ⅶ章 臨死期のケア

表4-1 療養者と死について語る意味

死にゆく人と死について話をする

1.	場に入り，信頼関係をつくる	直接的な看護ケアで距離を縮める 自分自身をオープンにする
2.	時期を見きわめる	療養者の置かれている状況（病期・病状・ニーズ・身体的な条件・前後の文脈）から判断する
3.	きっかけをつくる	体験している身体について話してもらうなかで，変化などをとらえて率直に関心を示す
4.	具体的な表現方法を提供する	日記や手記，子どもたちへのメッセージ（録音・カード），家族や友人へのメッセージ
5.	話を聴く時間を保証する	時間・場所を約束する
6.	話してくれたことに感謝する	あなたの思いがわかりました
7.	療養者の表現スタイルを尊重し，療養者のもつ力を信じる	
8.	周囲のサポートを用意する	スーパーバイズを受ける

阿部まゆみ（2005）．臨死期のケアと看取り．より引用

の思いを受け入れ，認めていることが患者や介護者に伝わっていると感じられた瞬間は，訪問看護師として，何ものにも代えがたい喜びを感じている。

以下，筆者が出会った事例をもとに，死にゆく人との対話について考えてみたい。

介護者の日常生活の延長線上で迎えた看取りの事例

筆者が最初に訪問看護師として経験した看取りの場面では，意識が遠のき傾眠している患者を前に，動転している主介護者の家族に対して，どのように対応すればいいのか，無我夢中であった。しかし，主介護者が落ち着きを取り戻し，普段どおりの生活をするという結論に至るまでじっくり話し合うことができた。患者はもちろんであるが，介護者の入浴する，眠る，食事をするという普段の生活の延長線上に家族の終焉がある，それが自然な死であることを実感した事例であった。

腎臓がん末期であった患者は，数か月寝たきりの状況であったが，意識は清明で会話は可能であった。その日に訪問した介護士から「いつもより痛そうな様子で，手足が冷たい」と報告を受けた。看護師は家族に連絡し，緊急訪問をした。患者は「食べることも命がけだ」と話した。「そうですか…」と看護師は患者の腕をさすりながら答えた（この場面は図4-1の沈黙にあたる）。

少し間をあけ患者は「いつもより痛い。何とかしてほしい」と訴えた。「痛いのはおつらいですね。医師に往診に来ていただきましょうか」との問いかけに患者はうなずいた。これは，痛みがあるときの経験から，そのときの気持ちを確認している（図4-1の言い換えにあたる）。

主介護者は「患者のことは，みている自分が一番よく知っている。だけど，自分はこの人しか知らないので，看護師さんには自分の背中を押してほしい」と話していた。このように終末期の家族は，医療者に対して「肯定的な評価がほしい」「慰安がほしい」というニーズをもっている。

医師から，痛み止めの追加は覚醒しないままの最期となる可能性があること，その期間には個人差があり，数時間か数日か特定は困難であることなどの説明を聞き，主介護者で

ある家族は「ここまであらゆるものを犠牲にして痛みをとってきたのだから，痛みで苦しむのはかわいそう。痛み止めを使ってください」と決断した。家族は，話しながら看護師のほうへ確認するように顔を向けた。看護師は無言で介護者の目を見ながら2，3度うなずいた。この場面は医療者からの肯定的な評価を表している。

在宅医により，痛み止めが追加された後，患者は眠りはじめた。家族はようやく落ち着きを取り戻し，この後，普段どおりに入浴し，自分も眠ることにすると話した。看護師も賛同し，翌朝に再度訪問することを伝えた。そして，患者は数時間後に永眠した。後に，介護者は「大変だったけどこれでよかったと思う。達成感のようなものを感じている」と話した。

患者と死について語り合えた事例

患者は60代で乳がんの終末期を迎え，余命3か月の状態で退院した。主なケアの目的は自壊した皮膚の傷の処置で，訪問看護が導入された。

退院当初から月単位の終末期であり，病状も告知されていたが，絶えず穏やかな表情で過ごしている患者に，あるとき話しかけてみた。「いつも穏やかな表情をされていますね。信仰をおもちだからでしょうか」と尋ねた。患者はほぼベッド上に寝たきりの状態となっており，看護師との関係性も確立できたと思われる時期であった。また，その前の会話で家族の話題が出ていたこともあり，このタイミングだと判断した（**表4-1**の「時期を見きわめる」）。看護師は，患者の部屋の状況を観察し，患者の信仰心にふれている（**表4-1**の「きっかけをつくる」）。看護師は，心に迫っている不安や苦痛はないのだろうか，今行えることは何だろうかと考えていた。

患者はベッドに横になったまま，「最初は，なぜ私が？　どんな悪いことをしたんだろう？　と思った。様々な葛藤があったし，子どもとも別れなければならない。信仰している宗教に出会えたこともあるけれど，今は輪廻転生を信じているから，今の私としての人生は終わるけど，魂は生き続けると信じられるから，大丈夫よ」と微笑みながら語った。

看護師は「話してくださってありがとうございます。○○さんの思いを受け取りました。輪廻転生を私も信じます」と返答した（**表4-1**の「話してくれたことに感謝する」）。

いよいよ臨終が近くなった頃には，終始傾眠傾向であったが，その表情は優しく穏やかな母親の顔のままであった。亡くなった後，家族に伝えると「母が満足して納得していたなら幸せです」と語った。

死への恐怖を表現した事例

患者は60代の男性で，肺がんの末期で，余命1か月で退院した。息苦しさはあるものの，歩行時の酸素もまだ必要のない状況であった。看護師への遠慮から，シャワー介助や排便コントロールなどのケアにはなかなか至らなかった。疼痛コントロールを図り，レスキュー薬を服用することもあまりなく2〜3週間が経過した。しかし，その頃から痛みや息苦しさ，全身の倦怠感を訴えることが多くなり，主治医へオピオイド増量の検討を打診した。また，食事が思うようにとれないことを話す機会が多くなっていた。

定期の訪問に訪れた看護師に，患者は「ここ3日間くらいは，ベッド上で過ごした。息

苦しくなるのが嫌で。パニックみたいになるんだ。だから，今日はあなたに動き方を教えてもらおうと待っていました」と話した。

看護師は，足浴後に乾燥した皮膚へ保湿クリームを塗布しながらマッサージを行った。患者は気持ちよさそうに眼を閉じていたが，自分の足を眺め「こんなに細くなってしまって。考えられない」と話した。看護師はうなずきながらマッサージを続けた。「食べないと元気が出ないとわかっているんだけどね」という患者の言葉に，「食べられないので元気が出ないと思っていらっしゃるのですね」と看護師は返答した。

看護師は，しばらく無言のままマッサージを続け，それから睡眠状況を尋ねた。患者は「夜，電気を消すのが怖くて」と語りはじめた。「真っ暗にするなんて怖くて怖くて…闇に引きずり込まれそうで」と，患者は恐ろしそうに眉をひそめ，首を横に振りながら話した。看護師は肩をさすりながら相づちをうった。「明るくしていると安心して，眠気がくるから。若いときには真っ暗にしないと眠れなかったのに」。この場面では，看護師は図4-1の「沈黙」と「復唱」を繰り返している。

話し終えた後，患者は穏やかな表情となり，看護師と共に立位練習を行うことができ，果物を食べることができた。この状況で，看護師はスピリチュアルペインとして，死への恐怖が語られていることを受け止め，安易に言葉を挟むことは避け，患者の語りを促している。ただ，患者の話す「怖さ」の正体を表出するまでには至らなかった。

臨死期における患者との対話は様々であり，返答に窮する場面も多い。しかし，患者は死というぬぐいきれない恐怖のなかで，その瞬間を見据えながら生活している。看護師は，迷い，揺れ動くその感情を，ありのまま受け止めることが必要とされる。共に悩みながら，できうる限りの安心と安楽を提供するために何ができるのかを考え，患者と真摯に向き合う姿勢が，看護師には求められる。同時に，見守っている家族・介護者の精神状況をアセスメントし，心残りのないように配慮しながらの対話もまた，訪問看護師としての大きな役割といえる。

●文　献
1）中央社会保険医療協議会（2012）：平成24年度診療報酬改定の結果検証に係る特別調査（平成24年度調査）．訪問看護の実施状況及び効率的な訪問看護等に係る評価についての影響調査．
2）飯塚由美子，本田芳香（2015）：訪問看護師の在宅看取りケアの経験―悪化期から臨死期の短期間の関わりの分析．公益財団法人在宅医療助成 勇美記念財団 2014年度在宅医療助成（前期）一般公募「在宅医療研究への助成」完了報告書．
3）日本訪問看護振興財団（監），角田直枝（編）（2008）．訪問看護のための事例と解説から学ぶ在宅終末期ケア．中央法規出版．
4）川崎雅子，金子久美子，福岡幸子，他（2005）．終末期患者から学んだスピリチュアルペインとスピリチュアルケア―患者との会話場面を通して．新潟がんセンター病医誌，44（1）：27-31．
5）阿部まゆみ（2005）．臨死期のケアと看取り．
　< https://nippon.zaidan.info/seikabutsu/2004/00272/contents/0007.htm > [2017. December 5]

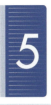

5 在宅・施設看取りにおける「死亡診断」

　患者が亡くなったときに，在宅や施設では医療従事者が不在の場合も多い。特に在宅では，患者を含め，家族の生活の延長線上に人の死が存在している。家族や親族に見守られて旅立つ場合もあれば，家族が就寝中や外出したその間に息を引き取る場合もある。筆者が今まで経験した看取りにも様々なケースがあり，予測が困難な場合も少なくない。そうであっても，患者の病状からおおまかな予測を立て，主治医とのタイムリーな連携・調整を図ることが，看護師の重要な役割の一つと考える。
　以下，それぞれの看取り事例から，死亡診断の流れについて確認する。

主治医がいる場合の死亡診断

死亡診断が滞りなく行われた事例

　患者は80代の女性で，糖尿病を患い，慢性腎不全末期の状態であった。独居であり，ホームヘルパーや訪問看護師の訪問により，自宅で療養生活を継続していた。高血圧もあったが，病院嫌いであり，唯一，2週間に1回の往診医を受け入れていた。内服薬も1日1回に調整し，スタッフが確実に内服することを確認していた。
　しかし，病期が進行していくなか，突然の急変も予測されたため，主治医に交渉し，家族への説明の場を設定した。家族は，本人の家にいたいという気持ちを優先したいとの意向を表明した。ケアスタッフにも，急変の際は，救急車を呼ばず，主治医か訪問看護事業所へ連絡をするように伝えた。
　それから1か月後，ヘルパーから訪問看護事業所へ急変の連絡が入った。すぐに主治医へ連絡し，緊急訪問した。訪問時，意識レベルはジャパンコーマスケール（以下，JCS）でⅢ-100，瞳孔不同がみられた。家族も駆けつけ，主治医から病状説明があり，このまま自宅で様子をみることになった。患者のかたわらに家族の誰かがいて，家族との時間を過ごせるようにし，何かあれば連絡を入れるように説明し，退去した。
　数時間後，呼吸が停止したと家族から連絡が入り，緊急訪問し，主治医は死亡診断書を記載した。
　本事例では，前もって急変時の対応をチームで共有できていたため，自宅でのスムーズな看取りが行えた。また，主治医が24時間以内に診察を行い，死亡診断書の交付も直ちに受けることができた。
　家族と共に死後の処置を行い，衣服を整えたところで，「母らしい最期を迎えられたと

思います。母も微笑んでいるようです」と家族は語った。本事例においても，もしホームヘルパーが訪問したときにすでに死亡していた場合は，動かさずに主治医への連絡が必要となる。診察を継続している主治医がいない場合は，警察への届け出が必要となる。

性急な調整によって，滞りなく死亡診断できた事例

患者は90代の男性で，前立腺がん，認知症であった。訪問看護導入後，3日目に死亡した事例である。

初回訪問で意識レベルはJCS Ⅱ-10，飲食はほとんどとれていない状況であった。主治医については，家族がインターネットで調べて決めていた。老々世帯であり，同居家族はホスピスへの入所も考えていた。

初回訪問で，看護師は患者の予後は日単位の状況であると予測し，直ちに主治医への面会のアポイントをとった。患者の状態は，ホスピス入所までもちそうにないため，自宅死亡の場合の死亡診断書の記載について調整した。

3日目の訪問時には，意識レベルはJCS Ⅲ-200，尿量減少，血圧測定も不可能な状態であり，主治医へ報告した。同居家族へ親族への連絡を依頼し，一両日中に死が訪れる可能性が高いこと，そのときにはあわてず訪問看護事業所へ連絡することなどを繰り返し説明し，退去した。

その日の深夜に呼吸停止の連絡があり，主治医へ連絡した。主治医は診察後，死亡診断書を交付した。

後日，グリーフケアを兼ねて訪問したときに，妻は「あらかじめ聞いていたのであわてずにすみました。あのまま自宅で看取れてよかった。主人も喜んでいると思います」と話した。このように，家族がこれから起こるであろうことを理解し，その対応に困らないように支援することで，その人の人生の終焉において家族間で十分な別れの時間がもてると考える。

あらかじめ主治医との最終確認を行い，調整していれば，その後の連絡や死亡診断書の発行まで問題なく速やかに行うことができる。患者の身体アセスメントや家族ケアだけでなく，医師との連携・調整における看護師の役割は大きいといえる。

筆者は，家族と共に看取りを行った事例で忘れられない場面がある。主治医の24時間以内の診察を受けていたが，主治医が到着する前に息を引きとっていたケースで，主治医は訪問看護師に最後の呼吸が止まったのはいつかを尋ね，家族に了承を得て，その時間を死亡時刻とした。それは，医師とのコミュニケーションが十分に図れており，普段からの信頼関係により認められていたからである。

訪問看護師の死後の処置

ここで，死亡診断と訪問看護師による死後の処置について触れておく。

訪問看護では，一定の要件を満たせば，医師の診察を待たなくても，先に死後の処置を実施することが可能である（医政医発0831第1号「医師法第20条ただし書の適切な運用について（通知）」）。原則としては，医師の診察があり死亡時刻の確認後に死後の処置を実施することになるが，医師の到着を待たなくても，看護師による死後の処置は始められ

5 在宅・施設看取りにおける「死亡診断」

```
●死亡の24時間以内に主治医の診察がある場合
・在宅で継続療養中である
・死期が近づいていることやその対応を家族・看護師で確認できている
・死亡に異常がない
・患者の尊厳，遺族への配慮のために，そのケアが求められている
          ↓
     訪問看護師が死亡の3徴候を観察
          ・心拍停止
          ・瞳孔散大
          ・自発呼吸の停止
          ↓
     医師に報告
この場合，医師の到着を待たなくても「死後の処置」を開始することができる
```

図5-1 死亡診断前の看護師の「死後の処置」

る。図5-1に示すように，家族や医師との間で病状の共通理解を得て，死亡を確認し報告すれば，死亡診断書発行前でも，適切な死後の処置を行うことが法的に可能である。これは，残された家族の慰安につながるものであり，制度を正しく理解し，調整を図っていく[1]。

主治医が不在の場合の死亡診断

　リードケアセンター（以下，当事業所）の訪問地域では，一部ではあるが，診療所の医師がネットワークをつくり，主治医が不在時，患者の死亡確認を補うシステムが構築されている。このようなシステムがなく，主治医不在時の患者の死亡も，当然のように発生する。施設によっては看取りへの準備がなく，患者の状態が悪化し，日もしくは時間単位となった時点で病院へ搬送し，死亡確認をしているところもある。図5-2[2]は，介護老人福祉施設，看護職の責任者にヒアリングした調査結果である。施設内で看取りが行えなかった理由として一番多くみられたのは「本人および家族が医療処置を希望したから」であるが，「施設が看取りを行わない方針だから」や「看取りケアに関する指針がないから」などの理由も含まれていることがわかる[2]。

家族・親族が希望する看取りではなかった事例

　患者は90代の男性で，脳梗塞後で認知症があり，自宅で寝たり起きたりの生活をしていた。親族は自宅での看取りを希望し，主治医および訪問看護師は状況について理解していた。毎日ホームヘルパーが支援しており，3つの事業所を利用していた。
　ある日，日曜日のみ入っている事業所のホームヘルパーが訪問したときに，ベッドで呼吸停止している患者を発見した。同居家族はいたものの，よく寝ていると思い，起こさなかったと話していた。あわてたホームヘルパーが救急車を呼んだ。救急隊員は呼吸停止，心停止している状況を確認し，警察に届け出た。監察医による死体検案のため患者は警察

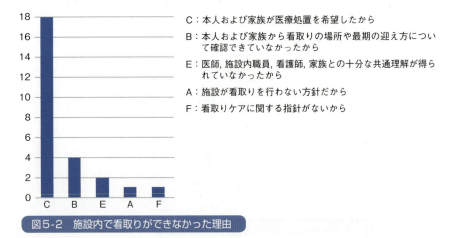

図5-2 施設内で看取りができなかった理由

高須久美子, 川端光代, 他（2013）：大阪府内介護老人福祉施設における看取りのケアの実態調査. 大阪府看護協会 看護師職能委員会Ⅱ 保健師・助産師・看護師合同集会報告集. p.82. より引用

に運ばれ，事件性がないとの判断で自宅に戻ったが，時間を要することとなり，親族は思いどおりの看取りではないと後悔していた。

主治医や訪問看護師に連絡が入ったのは，患者が戻ってきてからであった。チーム内で綿密な情報共有が行えていなかったために，家族の意向に沿うことができなかった。訪問看護師としての調整不足が，このような事態を招いてしまった。この場面は図5-1の「主治医がいる」にもかかわらず，「主治医がいない」流れをたどったことを表している。

本事例のように，まったく予想外に自宅などで急逝した患者はこのような経過をたどることになる。主治医がいても，往診が困難な場合は同様である。訪問看護師はあらゆる事態を予測し，最期のときを平穏に迎えられるよう体制を整えることが重要なことは本事例からも明らかである。

今後の死亡診断の流れ

死亡診断を取り巻く課題として，地域的な問題から早急な医師による確認が困難な事例や，遠い場所まで遺体を移動して死亡診断を行っている事例などが指摘されている（表5-1）[3]。このような課題解決のために，厚生労働省が示したガイドラインについて紹介する。

在宅等の領域において，死亡診断書の発行に際して在宅医療を推進するうえで，課題解決のため，情報通信機器（information and communication technology：ICT）を利用した死亡診断等ガイドラインが厚生労働省から2017（平成29）年に示されている。ICTを利用した死亡診断等を行う際の要件は，要約すると以下のとおりである。

(a) 医師による診察が死亡前14日以内に行われており，早晩死亡することが予測されていること。
(b) 終末期の際の取り決め（積極的な治療・延命措置を行わないこと等）が，医師，看護師，患者および家族と共通の認識が得られていること。
(c) 医師間や医療機関・介護施設間の連携に努めたとしても，医師が直接対面での死亡

5 在宅・施設看取りにおける「死亡診断」

表5-1 死亡診断等を取り巻く課題

- 我が国において，埋葬又は火葬を行おうとする者は，市町村長に死亡届を提出し埋葬又は火葬許可を得る必要がある（墓地，埋葬等に関する法律〈昭和23年法律第48号〉第5条第1項及び第2項）。この際，死亡届に死亡診断書（又は死体検案書）を添付しなければならない（戸籍法〈昭和22年法律第224号〉第86条第2項）。
- 医師は自ら診察しないで診断書を交付することが禁止されており，死亡診断書を交付する場合においても，医師は自ら診察することが義務付けられている（医師法〈昭和23年法律第201号〉第20条）。この趣旨は，死亡診断書に記載する内容（氏名，死亡時刻，死亡の原因等）の正確性を保障することにある。
- また，医師が死亡に立ち会えなかった場合においては，生前に診療にあたっていた医師が死亡後改めて診察を行い，生前に診療していた傷病に関連する死亡であると判定できる場合には，死亡診断書を交付することが認められる（「医師法第20条ただし書の適切な運用について（通知）」〈平成24年8月31日付け医政医発0831第1号厚生労働省医政局医事課長通知〉）。
- しかし，死亡時に，これまで診療にあたっていた医師が遠方にいるなどして，死亡後改めて診察を行うこと（以下「死後診察」という。）が困難な場合には，円滑に死亡診断書を交付し，埋火葬をおこなうことができない。このため，住み慣れた場所を離れ医療施設に入院したり，死亡後に遺体を長時間保存・長距離搬送したりしているとの指摘がある。

厚生労働省（2017）．情報通信機器（ICT）を利用した死亡診断等ガイドライン．より引用

診断等を行うまで，12時間以上を要することが見込まれること。

(d) 法医学等に関する一定の教育を受けた看護師が医師とあらかじめ取り決めた事項など，医師の判断に必要な情報を速やかに報告できること。

(e) 看護師からの報告を受けた医師が，テレビ電話装置等ICTを活用した通信手段を組み合わせて患者の状況を把握することなどにより，死亡の事実や異状がないと判断できること。

これらの要件をすべて満たし，死因にも特に異常がない場合に適応されることとなる。

特に要件（d）の看護師への一定の教育は，看護師実務経験5年以上で，その間に3例以上の患者の死亡に立ち会い，なおかつ，看護師として訪問看護や介護保険施設等において3年以上の実務経験を有し，その間患者5人に対し終末期ケアを行った看護師が対象となる。一定の教育を受けた在宅領域の看護師が，医師の指示を受けて死亡診断書作成の補助が行え，住み慣れた場所から遠方に遺体を運ぶことなく，埋葬または火葬の手続きが速やかに行えるよう検討されたものである。

2018（平成30）年度診療報酬改定の基本指針においても，国民の希望に応じた看取りの推進，医療機能の分化・強化，連携の推進として，このガイドラインの活用，普及が求められている。

今後ますます，在宅や施設などで増加する看取りが，患者と家族に心残りとならないためにも，死亡診断や死後の処置に関する制度や仕組みを熟知し，最善のケアを考えていきたい。

●文　献

1) 日本訪問看護振興財団（監），角田直枝（編）（2008）．訪問看護のための事例と解説から学ぶ在宅終末期ケア．中央法規出版．
2) 高須久美子，川端光代，他（2013）：大阪府内介護老人福祉施設における看取りのケアの実態調査．大阪府看護協会 看護師職能委員会Ⅱ 保健師・助産師・看護師合同集会報告集．p.82.
3) 厚生労働省（2017）．情報通信機器（ICT）を利用した死亡診断等ガイドライン．
　＜ http://www.city.yokohama.lg.jp/kenko/imuyakumu-jyouhou/data/imu/h29/i290912.pdf ＞ [2017. December 5]

第Ⅷ章 在宅での看取り後のケア

第Ⅷ章　在宅での看取り後のケア

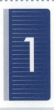

1 エンゼルケア

 エンゼルケアとは

　エンゼルケアとは，かねてから「死後の処置」とよばれてきたケアに関して，「死」という表現を忌避し暗喩として用いられてきた用語であった。死後の処置とは「死者の身体の修復と清潔をはかりながら容姿を整えること」[1]，「家族が最後の時間を過ごしたあと，遺体を清潔にし，生前の外観をできるだけ保ち，死によっておこる変化を目立たないようにするための処置」[2] などと定義されており，衛生面を意識した概念でもあった。近年は，エンゼルケアが単なる処置の範囲を超え，最期を迎える時期（看取り期）の家族とのコミュニケーションや，創傷・治療部位の処置，エンゼルメイク，グリーフケアなどを包括した広義の概念ととらえられるようになってきている。

　エンゼルケアの目的は，単なる遺体の清潔・衛生の保持だけでなく，死後に起こる身体の変化を理解したうえでケアを行い，残された家族が気持ちを表出できる時間と場をつくることにある。すなわち，①家族が死を受け入れ，療養者の人生を振り返ることや療養者への謝意を示すことで療養者からのファイナルギフト（最後の贈り物）を受け取る時間をつくること，②看取りという大きな仕事をやり遂げたという気持ちをもつこと，③死によって起こる外見上の変化を最小限にし，最期のお別れにふさわしい身支度を整えることなどがある。

　また，亡くなった直後から処置やケアを終える約2時間という時間を通じて，大事な人を亡くした苦痛が軽減され，死別の悲嘆から回復する一つの拠り所になるとも考えられる。

　特に，在宅での看取りでは場の移動がないため，こうしたエンゼルケアが生前からの延長として，一連の流れのなかで行われる。それゆえ，家族はまだ死を受け入れられず，療養者を見送るための心の準備をする時間となる。看護師は，「死者」「遺体」という表現を受け入れられない家族の気持ちに寄り添い，生前の本人の名前で呼ぶよう配慮する。また，看護師によるケアの後は葬儀社の担当者に引き継ぐのが一般的であり，引き継ぎをスムーズに行う必要がある。

　実際のケアは，生前の病状や身体の状況，死後の遺体の変化，ケアが遺体に与える影響だけでなく，本人・家族の意向や地域の風習（ならわし），信仰する宗教などによって変わってくる。特に，生前の本人や家族の意向を最優先してケアを行う。また，法律上の手続きも関連するため，地域の警察の対応や葬儀場の事情なども把握しておく。

エンゼルケアの基礎知識と手技

エンゼルケアに必要な遺体の知識

死後には様々な不可逆的変化が生じ，エンゼルケアの観点からは早期に現れる蒼白化や死斑，死後硬直などの変化のほか，その後に現れる現象にも着目して対応しなくてはならない。

1) 腐敗への対応

特に留意すべきは腐敗であり，死後6時間頃から始まる。腐敗により異臭が生じ，体内にガスが発生すると各所にガスが貯留するため，外見上の変化や漏液をもたらす。

腐敗の進行は温度が高い場合に進むため，保冷剤などで冷却し腐敗を起こす微生物の活動と体内の化学反応を抑える。一般的には発熱時に使用する蓄冷剤が用いられる。特に体温が高いのは胸腔と腹腔であるため，基本的な冷却のポイントは前胸部と前腹部となり，必要に応じて左右前頸部，左右腋下，左右鼠径部を追加することにより，冷却効果が期待できる[3]。在宅では，多くの蓄冷剤を準備できないため，氷などで代用する。

また，保冷のために室温を下げようと冷房装置（クーラー）を使用する場合，遺体は死後，急速に乾燥していくため，クーラーの風が直接当たらないようにする[4]。

2) 乾燥への対応

乾燥への対策として，早期からリップクリームや口紅の塗布，そのほかに顔や全身の皮膚には油分の多いクリームや食用油などを塗り体表からの乾燥を防ぐ。また，皮膚が傷つくと急速に乾燥が進み，皮膚が硬く茶褐色に変色するため（革皮様化とよばれる），ひげ剃りなどの際はできるだけ傷をつけないようにすること，表皮の欠損がある場合にはドレッシング材で被覆することで乾燥を防ぐ。

3) 感染対策

遺体に「穢れ」や「汚い」などの印象をもつ人は少なくないが，死亡直後の遺体が生前に比べて急激に感染症などのリスクが高まるということはない。生前と同様の対応で十分であることを理解し，家族にも説明して臨む。

ただし，結核については，療養者からの排菌はなくなるものの，室内に飛散するおそれがあるため，マスクの着用などの対応が必要である。在宅療養では，結核に関する検査を受けないまま死亡する可能性もあるため[3]，臨床症状なども踏まえて適切に対応する。

エンゼルケアの基本手技とその流れ

上述したようにエンゼルケアは多様であるが，以下，訪問看護ステーション夢で実施しているエンゼルケアを参考に，具体的な流れを紹介する。

1) 最期を迎える場所の確認

臨終の際にきれいな顔や身体でいられるように，生前からひげ剃りや口腔ケアを行っておく。苦痛が強く本人が望まなかった場合でも，意識レベルが下がり，ケアができるタイミングが見つかる場合もある。

看取りを目前にして，家族は「もうダメなんですね。できることはないんですね」など

と無力感を感じることがある．本人が気持ち良いと感じられるケアをすることが，家族の気持ちを支えることもある．身体の状態が最期に近づいていたとしても，入浴することで療養者の表情が和らぎ，家族も「気持ち良さそう．お風呂に入れてよかった」と落ち着くことも多い．

こうしたかかわりを経て，最終的に最期をどの場所で迎えるのかを確認し，最期に着る服についても家族で話し合ってもらう．

2) 看取りの進み方の説明

初めての看取りで不安が強い家族や介護者には，看取りは本人の自然なペースで徐々に死へと向かっていくこと，そのときが来るまで普段どおりの生活を送ることが本人の安心感につながることを説明する．

最期のときが近づくと，点滴や鎮痛薬の増量などの治療は効果がみられず，聴覚は最期のときまで機能しているので，話しかけながら寄り添うことが本人の苦痛を緩和するケアになることを説明する．

また，在宅での看取りでは，病院のように家族や医療者が立ち会っていない場合に最期のときを迎えることもしばしばみられる．ずっと見守っていなくてもよいことを説明し，家族の負担の軽減を図る．

3) いつでも連絡してよいことの保証

本人の病状についてだけでなく，家族の不安や困っていることにも対応するので，いつでも訪問看護ステーションに連絡してよいと伝える．

4) 訪問看護ステーションへの連絡の確認

家族が本人の呼吸停止を発見したら，まず訪問看護ステーションに連絡することを説明しておく．実際に電話がかかってきた際には，「これから伺いますが，心配しなくて大丈夫ですので，ゆっくりご家族で見守っていてください」と伝え，家族が安らかな気持ちでこのときを過ごせるように対応する．

5) 医師への連絡と死亡確認の準備

医師に呼吸停止を連絡し，死亡確認の方法と到着予定時刻を確認する．

遠方にいるなどの理由で医師の到着が遅れる場合は，看護師が療養者宅に到着した後に医師に電話を入れ，家族と直接話してもらうなどの方法を検討しておく．その際には，呼吸停止までの過程を家族から話してもらい，医師からは看護師が呼吸停止の確認をしたうえで，医師の到着前にエンゼルケアをする必要性を説明してもらう．

6) 医師による死亡確認とケアの開始

医師による死亡確認（または電話などでの説明）が終わった後に，本人が死亡したことを家族が理解して気持ちが落ち着いた頃に「お体をきれいにしましょうか」と声をかける．

7) 家族のケアへの参加意向の確認

看護師が，家族に共に保清や更衣などのケアを行うか意向を尋ねる．ケアを通じて看護師が本人への気持ちを表出することで，家族に対するねぎらいと感謝の気持ちを表すことができ，死に対するつらい気持ちの緩和につながる．

8) エンゼルケアの基本手技

(1) 洗　髪

　紙おむつを敷き，シャンプーを用いて洗髪する。「ずっと洗えていなかったから気持ち良さそうね」などと家族とのコミュニケーションをとりつつ，希望する髪型などを確認して整える。

(2) 顔のケア

　ひげ剃りは，電気カミソリを用いて，顔に傷をつけないように，こすらずに皮膚に軽く当てる感じで行う。

(3) 口腔ケア

　歯ブラシと歯磨き粉を使って磨く。においを抑えるために，マウスウォッシュなどがあれば，適宜使用する。

(4) 全身清拭

　通常の方法で清拭するが，側臥位をとった際に嘔吐する可能性があるので，紙おむつなどを当てておく。手浴や足浴は家族に一緒に実施するかを確認する。

(5) 排泄物の処理

　下腹部を軽く圧迫して排尿させ，肛門から触れる便塊は摘便を行う。その後，陰部および殿部を石けんを用いて洗浄する。

(6) 綿詰め

　現在では直腸などに綿を詰めることの意義はないとされているが，状況に応じて対応する（後述）。

(7) 更　衣

　身体がきれいになった後に，事前に確認してあった衣服を着用する。褥瘡などによる漏出液の心配があるときは紙おむつなどを当てておく。あごを閉じたり合掌させたりすると局所の浮腫を生じることがあるため，無理には行わない。

(8) エンゼルメイク

　顔に汚れがある場合は洗顔料などを用いて洗う。その後温かいタオルで拭き，顔をマッサージする。鼻腔などに綿を詰める場合は，外見を損なわないように留意する。頬がやせていることが気になる場合は，綿を詰めて補正する。チンカラー（閉口具）やゲル状の高分子吸収材の詰め物は使用しない（後述）。

　保湿の目的で，油分を多く含んだクリームを顔全体に塗る。ファンデーションや口紅もクリームを混ぜて使用するか，先に塗っておくとよい（詳細なメイク方法については文献[4][5]を参照のこと）。

9) 保　冷

　腹部を中心に保冷剤を当てて保冷する。特に夏場は空調も併用して低温を保つ。

10) 葬儀の準備

　家族が落ち着いたら，葬儀社と具体的な葬儀の準備について連絡してもらう。実施した処置の内容や引き継ぐべき内容をメモに書き，家族から葬儀社に渡してもらう。

エンゼルケアの基本手技の留意点

　以下，エンゼルケアの留意点について補足する。

1）綿詰め

これまで慣習的に行われてきた綿詰めについては，必要性がないという考え方が広まりつつある。腐敗による液体の流出については保冷が重要であり，肛門からの便の流出については，綿を詰めても出てきてしまうため，紙おむつや紙パッドを密着させ，適宜交換するほうがよい。鼻や口についても同様で，詰める必要性はないが，家族が風習として希望する場合には，軽く綿を詰めたり，葬儀社に対応してもらうように伝える。

ゲル状の高分子吸収材については，扱いが難しい場合や時間の経過とともに外に出てくるケースが報告されている[4]ことから，部位や状況に応じて慎重に利用する。

2）医療用テープによる損傷

医療用テープは，ドレッシング材に比べて強い粘着力をもっているため，反復の使用により角質層が薄くなることが報告されている[3]。本来であれば，看取りの時期に入ることが予想される段階で，同一部位への使用を避け，粘着力の弱いテープに切り替えるなど対応するべきである。表皮剥離が生じた場合は，乾燥防止のためのクリームやカバーメイクで対応する[6]。

特別なケアを要するエンゼルケア

在宅での看取りでは，医療機器の抜去時にタイミングよく医師が同席できるとは限らず，縫合が困難な場合も多いため，抜去しない方法や縫合糸を用いた縫合に変わって縫合テープを使用するなどの工夫が必要となる。創部や体に残した医療器具については，吸収パッドのついたポリウレタンフィルムドレッシング材などを貼付して見た目を整える。

以下に概要を示すが，より詳細な情報については文献[3,6,7]を参照のこと。

点滴

中心静脈カテーテルについては，死亡後にカテーテルを抜去すると抜去孔から血性の漿液が漏れ出し，数時間経ってから漏液や暗赤色の皮下浸潤が多くみられる。このため，刺入部から数cmのところで切断し，栓をしたうえでドレッシング材を貼る方法が提案されている[7]。抜去する場合には，抜去後にしっかりと圧迫止血したうえで縫合し，ガーゼとドレッシング材で圧迫固定する。

末梢静脈カテーテルは，中心静脈カテーテルよりも径が細いため，抜去後の漏液などのリスクは低く，テープでの圧迫止血やドレッシング材の貼付で対応する。

皮下埋め込み型中心静脈ポートは，本体，カテーテルともに火葬にて焼却できる。また，抜去には皮膚切開部および中心静脈からの漏液と皮下浸潤の両方のリスクを伴うことも考慮し，抜去せずに火葬することが望ましい。

気管切開

気管切開部については，気管カニューレを除去後に，皮膚や粘膜を傷つけないように留意して痰を吸引し，消毒綿などで周囲の汚れを落とす。開口部から臭気が漏れるため縫合

し，その上からドレッシング材を貼る。

ペースメーカー，除細動器

　ペースメーカーなどの本体に内蔵された電池は，火葬の際に破裂し，大きな音が生じ骨を損傷することがある。火葬炉壁やのぞき窓を破損させ，職員が負傷した事例があったため，以前は本体を抜去していた。現在は，火葬後 20 分以内にほとんどが破裂していることがわかっており[8]，火葬場への事前連絡により火葬炉の内部を目視しないなどの対策が講じられているため，多くの火葬場で本体を留置したままで火葬が可能となった。

　抜去する場合には，抜去部を縫合した後，ガーゼとドレッシング材で圧迫し漏液を防ぐ。

褥瘡部位

　死後は皮膚の再生能力がなくなり，褥瘡部の体温が下がりにくいため，細菌の繁殖が持続して異臭が発生しやすい。そこで，①創部を洗浄して汚れや滲出液を除去する，②深い褥瘡の場合，創部にガーゼや高分子吸収材などを詰める，③ドレッシング材で密閉する，の手順でケアをすることが提唱されている[6]。

　特に，背面の褥瘡の場合は滲出液が多くなるため，ドレッシング材に紙おむつを当てておき，適宜，交換する。

胃瘻，経鼻胃管

　胃瘻に用いられる PEG カテーテルは，火葬により焼却されるため抜去の必要はない。ボタン型のものはそのまま，チューブ型の場合は体表近くでカットして，ドレッシング材を貼付する。抜去する場合には器具の仕様を確認して抜去し，漏液予防のため抜去部を縫合したうえでドレッシング材で保護する。

　経鼻胃管については，抜去は容易であるが留置部位の接触による皮膚障害やテープによる表皮剥離の発生が多いため，留意してケアをする。

ストーマ

　ストーマは，死後に腐敗と漏液を起こしやすい部位であるため，対策として①閉鎖術を行い，縫合部位にドレッシング材を貼って漏液を予防する，②新しい装具を装着して対応する，の2つの方法がある。後者の場合，体温が低下すると面板の接着能力が発揮できないため，清拭後，保冷を開始する前に面板を交換するか，面板を外さずに袋のみを交換して使用するとよい。

小線源療法の放射性同位元素

　前立腺がんの治療に用いられるヨウ素 125（半減期 60 日）などの放射性同位元素を用いた小線源療法を行っていた場合，挿入後 1 年以内の場合は厚生労働省の通知により火葬前の解剖と除去が義務づけられている。治療を行った医療機関との連携が必要となる[9]。

その他の留意事項

1）費　用

在宅で訪問看護ステーションなどの看護師がエンゼルケアを実施する場合，診療報酬や介護報酬などの制度を利用できないため全額が自己負担となる．事前に必要物品や人件費などの実費を考慮した料金を定め，説明し同意を得ておく．

2）情報通信機器（ICT）を用いた死亡診断とエンゼルケア

2017年度から「情報通信機器（ICT）を利用した死亡診断等ガイドライン」に基づいた研修が開始され，研修を修了した看護師が遠隔地にいる医師の死亡診断を補助することができるようになった．まだ具体的な課題が明確になっているとはいえないが，厚生労働省からQ＆Aが示され，「患者の皮下又は血管内に点滴留置針等の医療器具が留置されている場合，医師による遠隔からの死亡確認後，当該器具を抜去しても差し支えないか」などの質問に対して，差し支えないと回答されており[10]，今後はこうした新たな状況にも対応する必要がある．

3）多文化，宗教への対応

近年，国際結婚などで改宗する日本人や外国籍の居住者が増え，日本とは文化的，宗教的に異なる背景をもつ療養者が増えてきている．宗派による相違や家ごとの風習があるのは日本人でも同様であるが，文化に根ざした思い込みやコミュニケーションによる誤解などから，要望にこたえられない場合がある点に留意する．

キリスト教においてカトリックでは，近年容認されつつあるが火葬が禁止されているほか，特に看護師が知っておきたい宗教上の特別な対応として，イスラム教徒（ムスリム）や，ユダヤ教徒の遺体の場合が挙げられている[7]．

（1）イスラム教

イスラム教の社会では，女性への医療を行うのは女性医師のみであり，同性の医師や看護師が対応するのが一般的である．遺体についても同性の家族が清めるのが原則となる．

日本では女性看護師が男性イスラム教徒のケアを行うことは容認されているが，イスラム教ではその後に宗教的に細かく定められた方法で同性の家族がやり直すことになる．わからない点については，看護師は手を触れず，家族に手順や物品を確認し，家族のケアの手伝いをする役割を担うことが望ましい．

イスラム教では，最終的には遺体は綿100％の白布にくるまれた状態で土葬される．

（2）ユダヤ教

ユダヤ教では，宗派によっては「遺体や葬儀に対する考えが非常に厳しい部分があり，国内の看護師の知識やエンゼルケアでは絶対に対応できません」[7]と述べられるほどである．これらの宗派では，更衣や化粧，整髪のほか，遺体に水をつけたり，刃物を当てることも禁止されており，メイクや血液などの汚れを拭うこともできない．この場合，看護師の対応としては，患者には手を触れず，家族を通じてユダヤ教の「葬儀委員」と連絡をとり，遺体を整えてもらう．

なお，ユダヤ教では死後24時間以内に土葬をすることになっているが，日本では法的に死後24時間を過ぎなければ火葬などが行えないので，24時間を経てから速やかに土葬

する。

　看護師にとっても，療養者の死はすぐに受け入れることが難しいものであるが，看護師は療養生活を通じて感じた療養者の尊厳をエンゼルケアのなかで表現することができる。また，家族の言葉を聞きながら自分の看護を振り返り評価することで一つの区切りとなり，次の看護への糧とすることができると考える。

　残念ながら，遺体の管理については国内で学問的に探求されているとはいえず，今回は限られた情報を集約してみたが，経験則で語られているケアという側面を残していることは否めない。今後もより良いエンゼルケアを目指して知見を集約していく必要がある。

● 文　献

1）日本看護科学学会 看護学学術用語検討委員会編（2005）．看護行為用語分類―看護行為の言語化と用語体系の構築．日本看護協会出版会，p.155.
2）厚生労働省 新たな看護のあり方に関する検討会（2002）．第7回資料2．在宅患者の死亡時における看護師等の関わり方について．
　　< http://www.mhlw.go.jp/shingi/2002/11/s1119-2b.html > [2018. March 5]
3）伊藤 茂（編著）（2013）．遺体管理の知識と技術―エンゼルケアからグリーフケアまで．中央法規出版．
4）小林光恵（2011）．説明できるエンゼルケア―40の声かけ・説明例．看護ワンテーマBOOK．医学書院．
5）小林光恵（2015）．ナースのためのエンゼルケア決定版．学研メディカル秀潤社，p.2-15.
6）梅木由紀（2013）．医療処置が施されている局所へのケア．消化器外科ナーシング，18（3）：263-273.
7）伊藤 茂（2015）．ご遺体への対応，実際はこうする！．エキスパートナース，31（13）：80-96.
8）横田 勇（2016）．厚生労働科学研究費補助金 健康安全・危機管理対策総合研究事業．火葬場の設置管理運営基準の見直しに関する研究．平成26・27年度 総合研究報告書．
　　< http://www.j-sec.jp/pdf/H26-27report.pdf > [2018. March 5]
9）日本放射線腫瘍学会，日本泌尿器学会，日本医学放射線学会，他（2011）．前立腺癌小線源療法後1年以内死亡時の対応マニュアル．Ver.1.1.
　　< https://www.jrias.or.jp/report/pdf/20110222-145841.pdf > [2018. March 5]
10）厚生労働省（2018）．「情報通信機器（ICT）を利用した死亡診断等ガイドライン」に関するQ&Aについて．医政医発0312第6号，平成30年3月12日．
　　< https://www.zenhokan.or.jp/wp-content/uploads/tuuti346.pdf > [2018. March 5]

2 家族へのグリーフケア

　自分にとって大切な人を看取った家族には，身近な人を失った深い悲しみ，すなわちグリーフ（grief，悲嘆）が生じる。グリーフとは，「死別を含む喪失に対するさまざまな心理的・身体的症状を含む，情動的反応であり，誰しも経験しうる正常な反応である」[1] とされている。ライフイベントにおけるストレス度としてみてみると，配偶者の死が100と最も高く，親族の死は63，自分の病気やけがは53と示されている[2]。このことから，自分自身の病気やけがと比して，家族を亡くすことのストレスは非常に大きいことがうかがわれる。なお，「喪（mourning）」は，大切な人の死に適応していく過程を指す場合に用いられている。

　グリーフは，家族以外の死（親しい人やペットの死），死別以外の喪失（慣れ親しんだ環境や身体機能の消失）などによっても生じるが，以下，家族を亡くした人へのグリーフケアについて述べる。なお，グリーフケアとは，大切な人との死別を経験した家族への支援を指す。日本では，ビリーブメントケア（bereavement care，死別ケア），遺族ケアなどが類似した言葉として用いられているが，本稿では，グリーフケアを用いる。

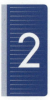 悲嘆による反応

　病的ではない通常の悲嘆反応について，ウォーデン（Worden, JW）は，感情，身体感覚（身体症状），認知，行動の側面に分類して提示した[3]。その概要を**表2-1**[3] に示す。
　悲嘆反応が急激に身体症状として現れた場合には，検査のために病院を訪ねることもある。その患者が大切な人を亡くしている場合は，医療者は，悲嘆による反応であることも考慮して対応する。
　なお，**表2-1**[3] に示した悲嘆反応は広範囲かつ多様であるが，すべての反応が一様に起こるわけではない。正常な悲嘆は次第に喪失の受容へ向かい，ほとんどの遺族で6か月〜2年以内に軽減し，回復するといわれている[4]。しかし，個人差や文化の差によって，悲嘆の回復に要する時間はこれよりも長かったり短かったりする。
　悲嘆に影響する個人的要因として，故人との続柄，性差，年齢差，宗教，仕事や趣味，パーソナリティ，故人との生前の関係性などが挙げられている[5]。このうち，仕事や趣味については，死別後に仕事や趣味に熱中することで孤独感が軽減されたり，社会的ネットワークとつながりやすかったりするとされている。
　NANDA（North American Nursing Diagnosis Association：北米看護診断協会）インター

表2-1 通常の悲嘆反応

反応の側面	具体例
感　情	悲しみ，怒り（死を防ぐために何もできなかったというフラストレーションに由来するものなど），罪悪感と自責の念，不安，孤独感，消耗感，無力感・孤立無援感，ショック・衝撃，思慕，解放感，安堵感，感情の麻痺
身体感覚 （身体症状）	空腹感，胸の締め付け感，のどのつかえ，音への過敏さ，離人感，息苦しさ，体力の衰え，エネルギーの欠乏，口渇
認　知	死を信じられない，混乱，故人へのとらわれ，故人がいるという感覚，幻覚
行　動	睡眠障害，食欲の障害（特に食欲不振），うわの空の行動，社会的引きこもり，故人の夢を見る，故人を思い出すものを回避する，故人を探し求め名前を呼ぶ，ため息をつく，休みなく働き続ける，泣く，ゆかりの地を訪れたり思い出の品を持ち歩く，故人の所有物を宝物にする

Worden JW (2008) /山本 力（監訳），上地雄一郎，桑原晴子，濱崎 碧（訳）(2011). 悲嘆カウンセリング―臨床実践ハンドブック. 誠信書房, p.16-32. より作成

ナショナルにおいては，悲嘆について，「情動面・身体面・スピリチュアル面・社会面・知的側面の反応と行動を含む正常で複雑なプロセスであり，実際の喪失，予測される喪失，または知覚した喪失を，個人や家族や地域社会が毎日の生活に組み込む手段となるプロセス」[6]としている。

複雑性悲嘆

通常の悲嘆反応に対し，複雑性悲嘆（complicated grief）がある。複雑性悲嘆とは，悲嘆反応の程度や期間が通常の範囲を超え，日常生活や社会生活を遂行することに困難を生じさせる状態で，精神的な治療やカウンセリングを必要とするものをいう[7][8]。以前は，病的悲嘆（pathological grief）などの用語が使用されてきた。

2014年に，日本で死別後の遺族（一般病院，ホスピス・緩和ケア病棟，在宅ケア）を対象に行われた調査によると，複雑性悲嘆は13％の遺族に認められた[9]。この調査では，複雑性悲嘆に関連する要因として，「患者が女性である」，遺族評価による「終末期に受けたケアに対する満足度が低い」，患者が「家族や友人と十分な時間を過ごすことができなかった」が挙げられている。

2013年に，米国精神医学会によるDSM-5（Diagnostic and Statistical Manual of Mental Disorders）において，「持続性複雑死別障害（persistent complex bereavement disorder）」という新たな疾患名が提案された[10]。しかし，根拠となるデータの不足により，公式な精神疾患の診断基準としての採用は見送られている[11]。

悲嘆に関する理論

悲嘆に関する理論は種々あるが，ここでは，最も包括的かつ影響力のあるモデルとされる[12]ストローブ（Stroebe, M）とシュット（Schut, H）による死別への対処の二重過程モデルおよびウォーデンによる課題モデルについて述べる。

ストローブとシュットによる死別への対処の二重過程モデル

ストローブとシュット[13]が示した死別への対処の二重過程モデル（図2-1）[13]は，認知的ストレス理論に基づいており，悲嘆に暮れる者（griever）は，喪失志向と回復志向の2つの対照的な対処様式の間を揺れ動くというものである。喪失志向の対処様式は，情動焦点型の対処法で，大切な人の喪失そのものに焦点を当てて対処する。一方，回復志向の対処様式は問題焦点型の対処法で，大切な人の喪失によって生じる様々な調整法（生活の変化や新たな役割）に焦点を当てて対処する。

ウォーデンによる課題モデル

課題モデル（task model）は，死別後の適応過程を一連の課題の達成と考えるものである[14]。ウォーデンは，喪失に適応するための喪の過程には，4つの課題が存在していると考えた[15]。その課題を表2-2[16]に示す。

喪の過程に影響する要因として，①亡くなった人が誰か（続柄，関係性），②愛着の性

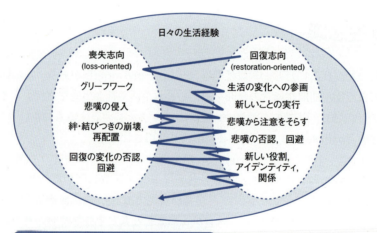

図2-1　死別への対処の二重過程モデル

Stroebe M, Schut H (1999). The dual process model of coping with bereavement: rationale and description. Death Studies, 23 (3): 197-224. より作成

表2-2　ウォーデンによる4つの喪の課題

課題1	喪失の現実を受け入れること
課題2	悲嘆の痛みを消化していくこと
課題3	故人のいない世界に適応すること ●外的適応：故人がいないまま日常生活をやっていく ●内的適応：私が何者で，どう生きていくのか―アイデンティティの問い ●スピリチュアルな適応：「想定された世界」を再構成する
課題4	新たな人生を歩み始める途上において，故人との永続的なつながりを見出すこと

Worden JW (2008)／山本 力（監訳），上地雄一郎，桑原晴子，濱崎 碧（訳）(2011). 悲嘆カウンセリング―臨床実践ハンドブック. 誠信書房, p.301. より作成

質（愛着の強さ，愛憎など），③どのように亡くなったか（自然死・不慮の死・自死・殺人死の別，亡くなった場所など），④過去の喪失経験や既往歴，⑤パーソナリティに関する変数（年齢と性別，コーピングスタイル，愛着スタイル，自我の強さなど），⑥社会的変数（ソーシャルサポート），⑦連鎖的ストレス（死別に続く変化や危機）が挙げられている[17]。

グリーフワーク

　グリーフケアとは，大切な人との死別を経験した家族への支援であり，家族のグリーフワーク（喪の仕事，喪の作業，悲嘆の作業などと訳される）が自然に進むように支援することをいう。グリーフワークとは，「喪失の事実を認め，さまざまな感情を開放し，心理的に適応していく内的過程」[18]をいう。すなわち，前述のウォーデンによる課題モデルにおける4つの課題（喪失の現実を受け入れること，悲嘆の痛みを消化していくこと，故人のいない世界に適応すること，新たな人生を歩み始める途上において，故人との永続的なつながりを見出すこと）の達成が，グリーフケアの目標ともいえる[16]。

　グリーフワークについては，「悲嘆の回避や抑圧は不適応的であるとみなされ，悲嘆に直面し，乗り越えることが適応的である」[19]とされ，遺族が大切な人の喪失について語ったり，泣いたりすることがグリーフワークにつながるとされている。

　葬送儀礼と悲嘆との関連については，日本における四十九日や一周忌がグリーフワークにつながるという考えが指摘されている[20]。葬儀や法事がグリーフケアとしての役割をもつのかを明らかにすることを目的に，14人の遺族に対してインタビュー調査を行った研究[21]では，葬儀が「死の受容」「死別の実感」に，法事が「死別の再確認」「心の整理」の役割をもち，別れや区切りとしての必要性が示されていた。

　また，有料老人ホームに入居する病気の妻を亡くした認知症高齢男性の事例において，記憶障害が妻の死の受け入れを困難にし，つらい死別体験に何度も直面するという苦悩が生じていた[22]。この事例への有料老人ホームスタッフの支援として，仏壇へのお供えや合掌，葬儀での妻との対面，納骨による別れなど仏事の活用が，グリーフワークの助けとなることが示されている。

　欧米においても，葬儀が遺族の悲嘆解消に大切な役割を果たすことが示されている。課題モデルを提唱したウォーデンは，葬儀は喪失（死）の事実を現実化あるいは社会化すること，葬儀サービスは遺族が故人への思いや感情を語る良い機会になること，葬儀は遺族とかかわりのある社会的なサポートネットワークとを結びつける効果があると述べている[23]。

　一方で，葬儀や納骨などの葬送儀礼は，その準備や弔問者への気づかいにより，遺族を疲弊させる場合があるため，看取りケアにかかわる看護師や介護職は葬儀前後の遺族の様子にも目を向ける必要がある。

表2-3　グリーフケアの内容

分類	具体例
情緒的サポート	・遺族の言葉にじっくり耳を傾ける ・遺族と共に故人をしのぶ
道具的サポート	・家事や育児，事務手続きなど，日常生活における現実的な問題に対して，直接的な援助を行う
情報的サポート	・通常の悲嘆反応や喪の過程についての知識の説明，サポートグループなど遺族のニーズに沿った社会資源や行政窓口を紹介する
治療的介入	・複雑性悲嘆やうつ病による障害など，通常の悲嘆を超える深刻な状況が生じている場合は，精神科医などの専門家の支援や治療につなげる

坂口幸弘（2010）．悲嘆学入門―死別の悲しみを学ぶ．昭和堂，p.118-128．を参考に作成

グリーフケアの分類

坂口[24]は，グリーフケア（遺族ケア）を狭義と広義に分けてとらえている。狭義の遺族ケアとは，「患者の死後，遺族への支援を意図した個人あるいは集団による態度や行動，活動のこと」であり，サポートグループや追悼会，個別カウンセリングなどのように「一定の形式の遺族ケア」と，家族や友人，知人，医療者などによる慰めや傾聴のような「形式ばらない遺族ケア」が含まれる。広義の遺族ケアとは，「遺族への直接的，意図的な支援だけではなく，患者の死の前後を問わず，結果として遺族の適応過程にとってなんらかの助けとなる行いのこと」である。

前述したように，複雑性悲嘆に関連する要因として，遺族評価による「終末期に受けたケアに対する満足度が低い」，患者が「家族や友人と十分な時間を過ごすことができなかった」が挙げられている[9]。すなわち，終末期ケアの質が遺族の悲嘆に関連することが示唆され，グリーフケアは患者の死後からではなく，生前から始まっているといえるだろう。

グリーフケアの内容は，情緒的サポート，道具的サポート，情報的サポート，治療的介入に分類されている。それぞれの内容を表2-3[25]に示す。

訪問看護師が行う家族へのグリーフケア

訪問看護師が行うグリーフケアは，診療報酬上の評価はないものの，日本の多くの訪問看護ステーションにおいて看護支援の一環として実施されている。

2008年に実施された全国調査（有効回答332件）では，看取り後のグリーフケアが業務として位置づけられている訪問看護ステーションは44.9％であった[26]。実施方法は，自宅訪問が98.7％，電話が37.6％，葬儀への参列が15.4％，弔電が14.8％，手紙・カードの送付が11.4％，遺族会の開催が2.7％であり，訪問の費用は無料が98.0％であった。

2014年に実施された全国調査（有効回答296件）によると，グリーフケア（遺族ケア）を積極的に実施している訪問看護ステーションは6.1％，必要時に実施している訪問看護ステーションが73.1％で，自宅訪問を91.4％が実施しており，ねぎらいの言葉をかける，家族の思いを傾聴するなどの情緒的サポートが主な実施内容であった[27]。

小野[28]は，グリーフケアについて，看取り後だけでなく，看取りの前，つまり療養生活開始期，終末期，臨終時，看取り後をとおして継続的に行うことの重要性を指摘している。在宅で看取った家族は，配偶者を失った喪失との折り合いをつけるなどの発達課題を克服しながら[29]，大切な人を看取った場所で生活し続けなければならない。残された家族においては，たとえば家事など亡くなった家族員が担っていた家族役割を他の家族員へ移行することや，家族の意見のとりまとめ役が変わるなど，家族の関係性が変化することを余儀なくされる。

訪問看護師は，療養生活開始期からかかわり，家族と共に看取りを経験し，家族の歴史や関係性，強みなどを知っているため，大切な人を亡くし危機的状況にある遺族のよき理解者，支援者となれる可能性を有している。家族発達理論によると，家族は結婚，育児，子どもの巣立ち（離家），介護，死別などのライフイベントを体験することによって，直面する発達上の課題に対するレパートリーを広げていく[29]。療養者が自宅で亡くなることができたのは家族の努力によるものが大きいことや，看取りのプロセスを通じた家族の成長について客観的に伝えて自信につなげることも，重要な支援である。

一方，訪問看護師の支援により，死別を想起し悲嘆が再燃することや，訪問看護師の介入による不快感などマイナスの影響をもたらすことがあるため[30]，慎重なかかわりを心がけるとともに，主治医，ケアマネジャー，ホームヘルパーなど，多職種でのアプローチも考慮する。

看取りケア中期（週単位）から後期（日単位・時間単位）のグリーフケア

訪問看護師は，看取りケア中期（週単位）の段階からグリーフケアを意識した支援，つまり，家族が死を受容し，後悔の少ない納得できる介護を行えるように，また療養者と家族が穏やかに最期まで自宅で過ごせるように支援していく。具体例を以下に挙げる。
- 家族に療養者の現在の病状を説明し，最期をどう迎えるかについて繰り返し話をする。
- 看取りのパンフレットを用いて死の徴候について説明し，急変時の対応を確認しておく。
- 主治医，ケアマネジャー，ホームヘルパーなどと連携して療養者の苦痛緩和と家族の介護負担の軽減を図る。
- 頻繁な訪問や電話対応によって，家族の不安軽減に努める。
- 療養者の衰退のプロセスをとらえ，療養者が会いたい人に会えるように手配することを家族に説明する。
- 臨終時は，療養者にふさわしい衣類に更衣する，湯かんをするなど，療養者と家族の意向を取り入れたエンゼルケアを行う。
- 療養者が自宅で亡くなることができて幸せだったことを伝える。

死別後のグリーフケア

訪問看護師が行う死別後のグリーフケアには，前述したように，自宅訪問，電話，葬儀（通夜，告別式）への参列，弔電，手紙・カードの送付（遺族を思いやる気持ちを伝える），遺族会の開催（遺族以外に医師，訪問看護師，ケアマネジャー，ホームヘルパー，ボランティアが参加する場合もある）などがある。

2008年に実施された全国調査（有効回答332件）によると，グリーフケアの実施時期は，自宅訪問（138件で実施）は2週間未満が32.0％，2週間～1か月未満が49.3％，1か月～6か月未満が27.5％，電話（50件で実施）は2週間未満が60.0％，2週間～1か月未満が32.0％，1か月～6か月未満が8.0％，手紙・カードの送付（15件で実施）は2週間～1か月未満が13.3％，1か月～6か月未満が53.3％，6か月～12か月未満が26.7％，12か月以降が6.7％，遺族会（3件で実施）は1か月～6か月未満，6か月～12か月未満，12か月以降で各1件ずつであった[26]。訪問看護ステーションでは，半年から1年間かけて家族へのグリーフケアを行うことが多いようである。

特に多く行われている自宅訪問においては，家族の言葉にじっくり耳を傾け，家族と共に故人をしのぶなどの情緒的サポートを行う。療養過程で起こった出来事を具体的に振り返ることで家族の気持ちの整理が進み，グリーフワークにもつながる。なお，「あなたの気持ちはよくわかります」など遺族に安易に同調する言葉は，かえって遺族の不信感を招くことがあるので注意が必要である[25]。加えて，家族の健康状態が悪化していないかを確認する。具体的には，不眠や食欲不振がないか，情緒は安定しているかを観察し，助言を行うとともに，健康状態の悪化がある場合は受診を勧めるなど，適切な支援につなげる。また，自然な問いかけによって家事や仕事への復帰状況を把握し，死別後の生活がうまく回っているかを観察する。経済的な問題が懸念される場合は行政の窓口を紹介する，老々介護で夫が一人残されて食事の支度に困っている場合は配食サービスを紹介するなど，生活上の問題を解決するよう支援する。

自宅訪問というかたち以外にも，訪問看護師は地域を回っているので，家族を近所で見かけた際に声をかけたり，訪問看護ステーションにいつでも立ち寄ってよいことを伝える。

グリーフケアによって支援者が得るもの

家族へのグリーフケアによって，訪問看護師や介護職など支援者側が得るものもある。療養過程を家族と共に振り返るなかで，うれしかったこと，つらかったことを家族が語ることがある。自宅訪問の際に，支援者側のかかわりで良かったこと，改善してほしいことについて尋ね，ケアの振り返りや評価の機会につなげることができる。

支援者は，グリーフケアを含む一つひとつの看取りの経験を，自身の学びや成長につなげ，次の在宅看取りに生かしていく姿勢をもつことが重要である。

● 文　献

1) 坂口幸弘．(2017)．緩和ケアにおけるビリーブメントの理解．緩和ケア，27(2)：77-80．
2) Holmes TH, Rahe RH (1967). The Social Readjustment Rating Scale. Journal of Psychosomatic Research, 11(2)：213-218.
3) Worden JW (2008)／山本 力（監訳），上地雄一郎，桑原晴子，濱崎 碧（訳）(2011)．悲嘆カウンセリング―臨床実践ハンドブック．誠信書房，p.16-32．
4) 石谷邦彦．(2012)．「終末期」医療と在宅緩和ケア．老年精神医学雑誌，23(10)：1201-1207．
5) 坂口幸弘．(2010)．悲嘆学入門―死別の悲しみを学ぶ．昭和堂，p.50-59．
6) Herdman TH(2014)／上鶴重美（訳）(2018)．NANDA-I 看護診断―定義と分類 2018-2020．原書第11版，医学書院，p.423-424．
7) 前掲書5），p.74-76．

8) 宮林幸江 (2013). グリーフケアの概要. 伊藤 茂 (編著), 遺体管理の知識と技術—エンゼルケアからグリーフケアまで, 中央法規出版, p.313.
9) 青山真帆 (2017). 遺族の複雑性悲嘆—J-HOPE3研究の結果から. 緩和ケア, 27 (2):81-84.
10) American Psychiatric Association (2013) / 髙橋三郎, 大野 裕 (監訳) (2014). DSM-5 精神疾患の診断・統計マニュアル. 医学書院, p.781-784.
11) 坂口幸弘 (2013). 悲嘆は病気か？DSM-5と悲嘆の医学化への懸念. 老年社会科学, 35 (3):384-390.
12) Hall C (2014). Bereavement theory: recent developments in our understanding of grief and bereavement. Bereavement Care, 33 (1):7-12.
13) Stroebe M, Schut H (1999). The dual process model of coping with bereavement: rationale and description. Death Studies, 23 (3):197-224.
14) 前掲書5), p.20-23.
15) 前掲書3), p.38-55.
16) 前掲書3), p.301 (付録).
17) 前掲書3), p.56-81.
18) 広瀬寛子 (2011). 悲嘆とグリーフケア. 医学書院, p.42-45.
19) 前掲書5), p.86-94.
20) 久松彰彦 (2015). 葬送儀礼の現代における変容. 東京大学宗教学年報, 33:139-147.
21) 平めぐみ, 長野恵子 (2014). グリーフケアから見た葬儀・法事. 西九州大学健康福祉学部紀要, 45:41-49.
22) 渡邊章子, 諏訪さゆり (2015). 病気の妻を亡くした認知症高齢者のグリーフワークへの支援. 認知症ケア事例ジャーナル, 7 (4):368-376.
23) 前掲書3), p.126-128.
24) 坂口幸弘 (2005). グリーフケアの考え方をめぐって. 緩和ケア, 15 (4):276-279.
25) 前掲書5), p.118-128.
26) 小野若菜子 (2011). 訪問看護ステーションにおける家族介護者へのグリーフケアの実施に関する全国調査. 日本在宅ケア学会誌, 14 (2):58-65.
27) 工藤朋子, 古瀬みどり (2016). 訪問看護ステーションにおける遺族ケアに関する全国調査. Palliative Care Research, 11 (2):128-136.
28) 小野若菜子 (2011). 家族介護者に対して訪問看護師が行うグリーフケアとアウトカムの構成概念の検討. 日本看護科学会誌, 31 (1):25-35.
29) 渡辺裕子 (2018). 家族発達理論. 渡辺裕子 (監), 上野まり, 中村順子, 本田彰子, 他 (編), 家族看護を基盤とした在宅看護論Ⅰ概論編, 第4版, 日本看護協会出版会, p.104-107.
30) 小野若菜子 (2015). 死別後のグリーフケア. 日本在宅ケア学会 (編), 在宅ケア学1 在宅ケア学の基本的考え方, ワールドプランニング, p.100-108.

3 医療スタッフへのケア：デスカンファレンス，ディブリーフィングなど

看取りをする看護師へのケアの重要性とデスカンファレンス開催の現状

在宅で看取ることの難しさと訪問看護師の負担

　少子高齢化が急激な勢いで進み，多死社会を迎える現状においては，官民一体となって在宅医療および在宅での看取りが推進されている。在宅における看取りケアは，その人の暮らしを基盤とし，尊厳を守ることでその人らしく生き，そして死にゆく過程を支援することである。

　在宅における看取りには，それぞれの病状や価値観，文化が大きく反映される。患者の年齢や傷病によって症状は異なり，また生きてきた歴史によって価値観も異なる。介護を担う家族においても，年齢や健康状態，介護力，価値観など様々である。そのため，訪問看護師は，訪問看護の依頼を受けたその瞬間から，五感をフルに活用し，療養者の生きる力を探っていかなければならない。残された時間のなかで本人の尊厳が保たれ，生活の質（QOL）が高められるよう支援するために，看護師は全エネルギーを注ぎ，情報を意識的にアセスメントする。これらは日々の訪問で得る情報によって修正され，その人がゆくその瞬間まで繰り返される心血を注ぐ支援である。

　一方で，看取りの場面は様々であり，予測していなかった死や希望した自宅での看取りがかなわなかった死，家族の悲嘆が強い場合などもある。看護師は「自分のケアが至らなかったのではないか」と感じたり，大きな感情の転移が生じている場合は，療養者を失った悲しみが続いたりすることがある。

デスカンファレンスとは

　訪問看護ステーションにおける看取り数は年々増加しており，多くの訪問看護師が看取りケアを経験している。看護師が看取りの後で感じる悲嘆や無力感などに対して十分なケアを行うことは，以後の看護ケアの質を向上させ，看護師自身の豊かな感性をはぐくみ，看護師自身の成長につながっていく。そのような場として，デスカンファレンスがある。

　デスカンファレンスとは，患者の死後に医療チームで実施したケアを振り返るカンファレンスのことである。在宅においては，医療者のみならずケアマネジャーや訪問介護士などを含めてケアの妥当性を検討するとともに，ケア提供者のバーンアウトを予防することを目的としている。

　デスカンファレンスは，訪問看護師にとって，看取り後の実践力向上の機会になるだけ

3 医療スタッフへのケア：デスカンファレンス，ディブリーフィングなど

でなく，自身がケアを受ける機会としても重要である．しかしながら，訪問看護ステーションでは，デスカンファレンスの開催について，「できていない」「必要と感じるケースであっても，実施できていないことが多い」を合わせ全体の 42.1％ であり，十分とはいえない（図3-1）[1)2)]．これは，退院前に行うカンファレンスは診療報酬で算定されるが，デスカンファレンスは算定されないことも，カンファレンス開催を難しくする原因と考えられる．

以下に，訪問看護ステーションにおけるデスカンファレンスの方法と実際，看取りを行う訪問看護師への支援について記載する．

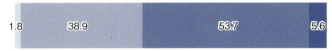

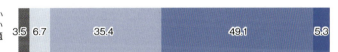

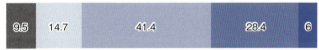

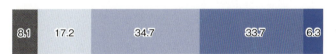

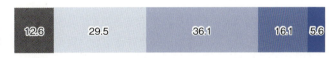

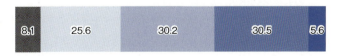

図3-1 在宅看取りを支えるためのケアの提供状況

出典：全国訪問看護事業協会（2015）．平成26年度老人保健事業推進費補助金老人保健健康増進等事業「訪問看護の看取りや医療依存度の高い療養者を支える機能の充実と質確保に関する調査研究事業報告書」（委員長：福井小紀子）．より引用

訪問看護ステーションにおけるデスカンファレンス

デスカンファレンスの目的と意義

1) 今後の実践に生かす

他の訪問看護師や他職種と共に患者が死亡した場合の支援のプロセスを振り返り，様々な視点から検討することで，自分になかったケアの視点を見つけ，今後の看護実践に生かすことができる。

2) 看護師自身のグリーフケア

看護師ができることとできないことを明らかにし，ケアの限界を共有することは，悲嘆の緩和につながる。自分の感情や，自分だけが悲しみや苦しみを抱えているわけではないことに気づくことで，新たな対処方法を見出す機会とする。

デスカンファレンス開催の準備

1) 開催の目的を明確にする

デスカンファレンス開催までに，参加者はその目的を理解しておくことが重要である。主催者は，カンファレンスを今後の支援に生かすために，発言者が自分の悲嘆や葛藤を個人的なことと考えず，心の安寧が図れるようにする場であることを伝える。

カンファレンスをとおして，参加者全員がカンファレンスが今後も行われることに意義を感じること，看取りの後には苦悩を抱えている人がいることをあらためて認識できることが大切である。

2) 事例の経過をまとめる

事例の経過は，患者のライフヒストリー（生活歴）を知ることから始まる。患者の価値観は，その人の生きてきた歴史によって形成されるため，看取りの場面など様々な場面で意思決定をする際に重要なポイントとなる。

訪問看護がかかわり始めてからの経過については，症状や全人的苦痛の緩和，家族支援についてまとめる。担当看護師は，支援のなかでできた点やできなかった点を振り返り，自身が課題と感じていることについても記載する。

家族を慰問した場合は，家族の様子や，現時点での看護師の想いを記載する。

事例の経過をまとめるにあたっては，個々の事業所で吟味して作成したデスカンファレンスシートを用いると効率的である。図3-2に一例を示す。

3) 開催時期，時間の設定

在宅の場では，他職種の業務の状況をタイムリーに把握することが難しいため，開催時期の調整が難しい場合がある。記憶が鮮明なうちにカンファレンスの開催を知らせておき，関連職種に周知する。すべての人が集まることが難しい場合は，なるべく早い時期とする。

また，勤務終了後に開始することが多いため，所要時間をあらかじめ設定する。カンファレンスが長時間にわたると参加者が疲弊してしまい，今後の参加に二の足を踏むことになるため配慮する。

3 医療スタッフへのケア：デスカンファレンス，ディブリーフィングなど

疾患名		年齢/性別		担当看護師		
患者と家族のこれまでの歩み						
家族構成と家族の状況						
構　成	主介護者	健康状態	就　労	金銭面	宗　教	
本人の意向						
家族の意向						
サービス利用状況						
□訪問診療 □訪問介護	□ケアマジャー □相談支援専門員	□訪問入浴 □福祉用具の貸与	□通院先の病院 □教育機関	□通所サービス □その他		
訪問看護経過						
うまくいったこと						
うまくいかなかったこと						
私の想い						

図3-2 デスカンファレンスシートの例

4）参加者の準備

（1）担当看護師

　カンファレンス対象の事例をまとめる。整理しきれない感情の部分については無理に記載しなくてもよい。

　すべての事例をカンファレンスすることは難しいため，事例の選定が必要となる。担当する看護師が支援の困難さを感じた事例が選定されることが多い。以下の側面で検討すると，整理しやすく，効果的なカンファレンスが行える。

- **身体的側面**：症状コントロールがうまくできなかった事例。
- **心理的側面**：療養者の希望することが最期まで実現しなかった事例。
- **社会的側面**：家族への支援が十分にできなかった事例，支援者間の連携がうまくできなかった事例。
- **スピリチュアルな側面**：死への恐怖感や悲嘆が強かったが，寄り添いが十分にできなかった事例。

（2）スタッフ看護師

　24時間体制をとっている訪問看護ステーションでは，担当でない看護師が緊急時に訪問する場合もあるため参加を求める。

緊急訪問時などの状況を思い出し，整理しておく。

(3) 在宅医
患者の状態の経時的変化とどのような医療を提供したかをまとめておく。

(4) 他職種（介護職，ケアマネジャーなど）
他職種が訪問時にとらえた患者および家族の状況をまとめておく。

(5) 病院の担当看護師，主治医
入院から在宅移行した場合は参加を依頼する。

退院時に支援が必要と感じていた点や，どのような気持ちで送り出したかなどを整理しておく。

5) 参加者にもたらされる効果

デスカンファレンスによって，かかわった職種にはそれぞれ多くの学びがある。顔を見て話し合うことで，他職種の役割を理解することや，どのような連携が必要かについて考える機会となり，以後の協働が円滑になる。

(1) 担当看護師

看取ったばかりの看護師は，支援が困難と感じた事例に対し，後悔や自責の念，悲嘆などを感じ，考えが混乱していることが多い。事例を提供するにあたり，経時的に振り返り整理することで，支援困難と感じた部分がどこであったかを明確にすることができる。また，カンファレンスによって，ケアにかかわった他職種がどのようにとらえていたか，異なった視点を発見することができる。

これらにより，できることとできないことが明らかになり，ケアの限界を再確認し，以後の看護実践に生かすことができる。また，感情を表出することで，看護師自身のケアが必要であることが明らかになり，一人で抱え込まずサポートを受けるきっかけとなる。

(2) スタッフ看護師

一緒にケアにかかわった看護師は，担当看護師とケアの方向性が合致していたか，あらためて確認する機会となる。共有すべき情報が十分であったか，ケアの方法は統一されていたか，異なった視点はあったのかなどを振り返ることができ，訪問看護ステーション内でのチームケアのあり方を考える機会となる。

また，共にケアを提供した経験から寄り添いやすい存在となるため，サポートが必要な場合，相互に支え合う関係性が形成される。

(3) 在宅医

在宅医は，提供した医療の後に，他職種がどのようなサポートをして療養者のQOLの拡大につなげていたのかを知ることができる。医療の提供はインフォームドコンセントのうえで行っているが，療養者がよく理解できていなかった点や説明の時期の妥当性についても知ることができる。

これらのことを共に話し合うことで，多忙でかかわる時間がとりにくい在宅医と他職種間で親密な関係性がつくられる。昨今では，ICT（information and communication technology：情報通信技術）を利用した多職種連携ツールも普及しはじめ，タイムリーな情報共有が必要とされている。連携メンバーを募る管理者である医師にとって，デスカンファレンスの経験をとおして，ICTの利用に取り組みやすくなるという利点がある。

(4) 他職種（介護職，ケアマネジャーなど）

在宅ケアにかかわる介護職は，医療者が不在のときにケアを行うことに対して，多くの不安を感じている。カンファレンスでは，医療者の説明で十分に理解できなかった部分や，支援の方法が妥当であったかを再確認することができる。たとえば，医療者から骨転移があり骨折しやすいことを告げられていた療養者のおむつ交換の際に，どこに注意したらよいのかわからず，ケアに時間をかけすぎた事例では，訪問看護師からの十分な情報提供や，実際にケアをしてみるなどの工夫が必要であったことを認識し合うことができた。

また，在宅ケアにかかわる介護職が療養者の死を悲しみ，喪失感を感じていることを表出できるため，自身のケアの場ともなる。他職種と心情を共有し，信頼関係が築きやすくなる。

ケアマネジャーは，支援者全員が共有すべき情報にはどのようなものがあるか，タイムリーな情報共有の場をいつ設けるべきかなどについて検討する機会となり，次のマネジメントに生かすことができる。

(5) 病院の担当看護師，主治医

退院後，療養者がどのような経過をたどって最期のときを迎えたかを知り，退院前にどのような支援が必要であったかについて検討する機会となる。たとえば，高齢者世帯で在宅生活が難しいと想定されていたが，在宅で医療と福祉の支援を受けて，安楽な日々を送ったという事例がある。看取り後，家族は「在宅でこのような支援があったのならもっと早く教えてほしかった」と語った。デスカンファレンスでこれを知った病院看護師は，退院前に，在宅で行える具体的な支援の内容を伝えることの必要性をあらためて理解した。

実践から課題を抽出し，退院支援の内容を改善できるよう検討することは，今後のスムーズな在宅移行につながる。

デスカンファレンスの開催

カンファレンスの準備が整ったら，役割を決め開催する。司会者は，発言者の資料にあらかじめ目を通しておき，カンファレンス参加者全員の背景や職種について把握しておく。

1）司会者
- 参加者全員に発言を促す。
- 無理に結論を出そうとしない。
- 1人の人が話しすぎないよう，タイムマネジメントする。
- ディスカッション中に内容を整理し，問題点が広がりすぎないようにする。

2）書記
- カンファレンスの内容を記載し，参加者に配布する。
- 個人情報が特定されるような情報は記載しない。

3）発言者
- 家族，医療者を批判するような発言はしない。

4）参加者
- まずは発言者の話をよく聴く。
- 「こうしたほうが良かったのではないか」「ここがいけなかったのではないか」という

発言については，看取りを経験した発言者に対して敬意を払い，今後の支援に役立てられるよう発言する。

デスカンファレンスの実際

看護師が悲嘆の感情を強く感じるパターンは，大きく分けると2つある。1つ目は療養者との間に強い愛着形成ができている場合，2つ目は対応に困難な点があった場合である。

以下に，予期せぬ療養者の死によって，家族の悲しみに共感し，自身も強い悲嘆を生じた看護師の事例と，療養者の悲嘆に寄り添いたいとケアしたが，患者が他の看護師を求め自信を喪失した看護師の事例を示す。

 事例展開 事例1「予期せぬ死に遭遇し，強い悲嘆が生じた看護師の事例」

事例の概要

- **患　者**：50代の女性で，筋萎縮性側索硬化症。60代の夫と2人暮らしである。
- **サービス利用状況**：24時間在宅支援ができる診療所，訪問看護，福祉用具貸与，介護支援専門員。
- **担当看護師**：訪問看護2年目，訪問看護ステーションでの看取りの経験は3例。

患者は四肢の筋萎縮が進行し，自ら身体を動かすことが困難になっていた。球麻痺の進行は進んでおらず，呼吸や嚥下に関する変調はなかった。亡くなる当日も，排便ケアとリハビリテーションを行い，いつもどおり話をし，笑顔で訪問を終了した。定期の訪問診療の診察も終え，体調の変化もなく過ごしていた。その後，家族は買い物に出かけ，帰宅した際に患者はすでに死亡していた。

デスカンファレンスの契機

看護師は，患者が亡くなって1週間後に家族を慰問した。ステーションに帰ってきた看護師は，強い悲嘆の表情を浮かべていた。声をかけると涙を流し，家族の問いに言葉が詰まり何も言えなかったと話した。家族は「なぜ自分はあのとき買い物に行ってしまったのか。その前に何も変化はなかったし，いつもと同じだった。でもこうなる可能性があるなら教えておいてほしかった」と話したという。看護師は「患者がなぜ急に亡くなってしまったのか私にもわからない。急に死に至るような状況ではなく，いつものようにケアが終わって，たわいない話をして一緒に笑い合った。ご主人の言うように，蘇生の方法を指導すべきだったのか。もしかしたら蘇生したら戻ったのかもしれない」と涙を流し話した。

デスカンファレンスの開催

- **準　備**

- 担当看護師に話し合いの機会をもつことを伝える。
- かかわった看護師すべてに参加を求める。
- カンファレンス開催者は，主治医にカンファレンス開催を伝え，急ではあるが情報の提供を依頼する。
- **開催時期，時間，場所の設定**
- 時期：慰問の3日後
- 時間：18時から30分間
- 場所：訪問看護ステーション
- **参加者**：担当看護師，サブ担当看護師，管理者
- **ディスカッションの内容**
- 患者および家族と看護師間の信頼関係。
- 愛する人を失った家族の悲嘆のプロセスの再確認。
- 死亡に関する医師の見解についての情報共有。

デスカンファレンスのポイント

- 患者の死は予期できないものであり，発見時の蘇生により回復したとは考えにくい状態であった。
- 家族の発言は，信頼する看護師だからこそぶつけてきた感情である。
- 家族の感情は，愛する人を失った悲嘆のプロセスのなかで，ショックと否認の時期であり，看護師はその感情に強く共鳴している状態である。
- 患者の家族には，グリーフケアを継続して行っていくべきである。
- 看護師と患者の間には愛着形成があり，看護師にとっても失った悲しみが強い状態である。

事例展開　事例2「患者が他の看護師を求め，自信を喪失した看護師の事例」

事例の概要

- **患　者**：80代の男性で，慢性腎不全の終末期。70代の妻，40代の娘，10代の孫娘，20代孫息子と5人暮らしである。
- **サービス利用状況**：24時間在宅支援ができる診療所，訪問看護，訪問介護，福祉用具貸与，短期入所，介護支援専門員。
- **担当看護師**：訪問看護4年目，訪問看護ステーションでの看取り経験は7例。

　患者は血液透析しか治療方法はないと診断され，週に3回の人工透析に通うことによる心身の負担を考えると，自宅で家族と共に穏やかに過ごしたいと希望した。訪問看護開始時から，慢性腎不全に伴う倦怠感や全身のかゆみのほか，自力で移動できなくなっていることへのストレスから精神的に疲弊していた。家族は，患者の自宅にいたいという思いを尊重し，娘が献身的に介護していた。緩和ケアとしてマッサージや足浴を行い，体調の良いときには外出もした。最期の日の前日「体が重い，かゆい」と訴えたため，簡易浴槽で

入浴した。患者は「気持ちがいい」と話し，翌日，家族に見守られて永眠した。

デスカンファレンスの契機

看護師は，自ら自由に動くことができなくなった患者のストレス緩和のために，車椅子での外出を企画した。患者は散歩に出かけた際「生きていて良かった」と話し，看護師はその言葉が心に残っていた。患者は常に看護師に「ありがとう，助かるよ」とねぎらいの言葉をかけていた。

一方で，夜間，多量な便失禁があり，娘からの連絡で緊急訪問した別の看護師に，患者は「迷惑ばかりかけ，これでは生きていてもお荷物だ」と話した。また別の看護師が訪問した際には「情けない姿だ」と漏らしていた。担当看護師は，「患者は他の看護師にはつらさを話したが，最期まで自分には弱音を吐くことはなかった。看護師として何度も気持ちに寄り添おうと試みたが，いつもはぐらかされていた。簡易浴槽で入浴をすることが決まった際も，患者は他の看護師が来ることを望んだ。自分は患者にとって頼れる存在ではなかった」と感じていた。

デスカンファレンスの開催

- ●準　備
- 24時間在宅支援ができる診療所と日程を調整する。
- 開催を通知し，訪問看護ステーション内で参加者を募る。
- ●開催時期，時間，場所の設定
- 時期：患者が亡くなって2週間後
- 時間：18時から60分間
- 場所：訪問看護ステーション
- ●参加者：在宅医，担当看護師，サブ担当看護師，担当以外のスタッフ看護師，訪問看護ステーション管理者
- ●ディスカッションの内容
- 患者の生活歴と言葉。
- 患者の症状緩和と予後予測のポイント。
- ホームヘルパーが聞いた，外出できた際の患者の喜びと看護師への感謝の気持ち。
- 患者が弱音を吐いたときの状況。

デスカンファレンスのポイント

- 患者の症状緩和は，担当看護師の適切な報告によってタイムリーに行えていた。
- 父親のいない孫たちの父親代わりとして生きてきた患者は，若い担当看護師には毅然とした自分を見せ続けたかったのではないか。
- チームでかかわるときは，それぞれが担う役割があってよい。
- 多くを語らなくても，かたわらに寄り添うこともケアとして重要である。

継続支援と看護師の感情

継続支援の重要性

　デスカンファレンス後も，担当看護師に強い悲嘆がある場合は継続してサポートする。担当看護師の心情は当人にしかわからない。また，デスカンファレンスで自らの感情をどこまで吐露してよいか戸惑っていることもある。カンファレンスの内容が，今後のかかわり方の方法や具体策に終始すると，担当看護師の抱える悲嘆が置き去りにされてしまう。

　デスカンファレンス後に，担当看護師の日頃の発言が減ったり，表情がくもっていたり，涙ぐむような場面がないかなど注意深く観察し声をかける。この状況が長く続くとトラウマとなって看護実践自体が困難な状況に陥ることもある。

看護師の感情への配慮（ディブリーフィングワーク）

　看護師の業務は「感情労働」といわれる。看護師は，患者の状態を客観的に判断し適切なケアにつなげるために常に冷静でいなければならない。一方で，患者の感情に共感し寄り添うという感情へのコミットがある。看護師の業務では，冷静でありながら感情にコミットするという相反する状況が存在している。

　患者は，疾病が重篤であったり，予後不良である場合には，より強く感情を表出する。表出のかたちは様々であり，怒りや悲しみによって看護師に強い言葉が投げつけられることがしばしばある。看護師はそのとき，患者の感情に寄り添いつつ自らの感情を抑制し，適切な判断をし続けようとする。看護師は，どのような状況でも適切なケアを継続するために自分の感情を抑えることを身につけているが，たびたびそのような状況にさらされていると，時として疲弊し，同じようなケースに遭遇したときにトラウマへと移行することがある（図3-3）。

　デスカンファレンスでは安心して感情を吐露してよいことを伝え，それを語れる場があること，そして現在の喪失感や無力感は，強い衝撃によって起きている反応であることを自覚し，再起への道を進めるよう支援する。

　患者に感情的な言葉を投げつけられたり，深くかかわった患者を亡くしたり，また，一生懸命やったが受け入れてもらえなかったりすると，感情の抑制が生じ続ける状況となる。それによって感情の鈍麻や自己肯定感が低下した人を再起の道へと支援していくプロセスをディブリーフィングワークという。

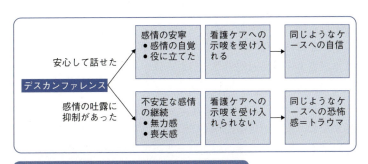

図3-3　デスカンファレンス後の看護師の感情

バーンアウトしない職場内でのケア

近藤[3]は，看護師の悲嘆過程を「命に正面から向き合うことによってもたらされる苦悩への対応」と述べている。日常的にこの苦悩が繰り返されることは，看護師のバーンアウトにつながる。デスカンファレンスの開催については，現実的にはコーディネートに時間を要したり，参加者の日程を調整することが難しく，断念することもしばしばある。スタッフ個人がカンファレンスを開いてほしいと言い出すことも，日々の業務のなかでは遠慮があったりする。療養者の看取りを担当する看護師が孤立しないよう，常に気を配ることが必要である。

悲嘆を自覚する

看護師は，自分自身も悲嘆に陥ることがあるということを自覚する。誰もが悲嘆を経験する可能性があるのだから，特別なことではないと認識することである。無理に自らの感情を抑えず，自分が強い悲しみに対面したときにどのような状態になるのか，またどの程度なら耐えうるのか自覚しておくことが大切である。自分自身を知ることで，自ら周囲に助けを求め，それに応じて周囲も助けることができるのである。

周囲のスタッフは，悲嘆に陥っている看護師に気づいたら，共感的に傾聴し，助けになりたいことを伝える。

管理者の役割

看護師の悲嘆を職場内で解決するには，悲嘆の感情を安心して吐露してよいという共通認識がもてる土壌をつくることである。悲嘆について学ぶ機会を設け，それぞれが経験した悲嘆についてオープンに語れる場を準備することも一つの方法である。

管理者は，日頃から看護師一人ひとりがストレスに対してどのような適応規制をもっているか観察する。また，受け持ちの療養者が看取りの対象者ばかりになっていないか，業務の荷重状態にも目を配る。管理者だけですべてを把握することが難しい場合は，熟練した看護師に協力を求めることも必要である。

在宅療養の他職種との悲嘆の共有

在宅療養では，様々な支援者がケアにかかわっている。そして，支援に入った際にみえる療養者と家族の姿は，訪問看護師がみている姿と異なる場合がある。

たとえば，医療者には協力的で安定した介護ができており，看取りも安心だと思っている事例が，急に入院を希望する場合がある。デスカンファレンスで，初めて他職種の経験したことが明らかになることもある。1日に複数回入るホームヘルパーは，家族の間にほとんど会話がなく，家族の関係がうまくいっていない状況をみていたりする。また，ホームヘルパー自身も，家族から強い口調でケアの方法について指示を受け，自分のケアの未熟さが患者の苦痛につながったのではないかと無力感を感じていたりする。

3 医療スタッフへのケア：デスカンファレンス，ディブリーフィングなど

　看取りの支援で協働した他職種と看護師が話し合う機会をもつことは，現場で起きていたことを明らかにし，そのとき何を考え行動していたかを振り返り，抑圧された自らの感情を解放することにつながる。今後どうしたらよいかを共に考えることで，再び実践の場へと戻る力を見出していく。これは，医療と福祉が協働するという在宅支援の特徴であるといえる。

●文　献

1）全国訪問看護事業協会（2015）．平成26年度老人保健事業推進費等補助金老人保健健康増進等事業「訪問看護の看取りや医療依存度の高い療養者を支える機能の充実と質確保に関する調査研究事業報告書」．
2）厚生労働省（2017）．医療と介護の連携に関する意見交換（第1回）看取りについて（資料2-参考1）．
＜ http://www.mhlw.go.jp/file/05-Shingikai-12404000-Hokenkyoku-Iryouka/0000156003.pdf ＞［2017. December 1］
3）近藤真紀子（2011）．死を看取り続ける看護師の悲嘆過程─命に正面から向き合うことによってもたらされる苦悩への対応．風間書房，p.237-239.
4）中島暢美（2011）．ディブリーフィング・ワークの研究─看護学生の臨地実習におけるディブリーフィング・ワークの心理教育的意義．関西学院大学出版会．
5）大友宣，佐野かず江，島田千穂（2014）．在宅療養支援診療所と訪問看護ステーションにおけるデスカンファレンスの意味づけ．日本プライマリ・ケア連合学会誌，37（4）：369-373.
6）和田浄史（2015）．終末期チームケアアプローチ─患者の「いきがい」とケアの「やりがい」を両立させる．日総研出版．

索引

欧文

ACP 13, 42, 60, 214
　——ファシリテーター 61
ACPF 61
AD 60
AHA/ACC のステージ分類 141
ALS 115
BPSD 164
COPD 107, 148
DNAR 47, 93
ELNEC (The End-of-Life Nursing Education Consortium) 12
Faces Pain Scale 132
FAST 168
ICD 181
ICF-CY 196
LCP 266
Liverpool Care Pathway 266
NRS 133
Numerical Rating Scale 133
NYHA 分類 141
PAINAD 168
PCA 134
PEG 182, 231
QOD 209
SCD 115
SDM 70
WHO 方式3段階除痛ラダー 133, 272

あ

アセント 192
アドバンスケアプランニング 13, 42, 60, 214
アドバンスディレクティブ 60
アドボケイト 214
アルツハイマー病 181
意思決定 68
　——支援 68, 81
　——のタイミング 69
遺族ケア 308
痛み 132
医療介護総合確保推進法 49
医療用麻薬適正使用ガイダンス 222
医療療養型病棟 229
インフォームドアセント 192
インフォームドコンセント 191
植木鉢モデル 3
エリザベス・キューブラー・ロス 24
エンゼルケア 296
エンゼルメイク 299
エンディングノート 64
エンドオブライフケア 12, 212
延命治療 21
悪心 135
オピオイド 275
温罨法 273

か

介護医療院 236
介護支援専門員 50
介護保険申請 87
介護保険制度 30
介護療養型医療施設 236
介護老人福祉施設 39
介護老人保健施設 39, 211
顔の見える関係 89
核家族世帯 21
がん 92, 132
　——患者指導管理料 75
看護小規模多機能型居宅介護 253
感情労働 321
がん性疼痛 272
がん対策基本法 30
がん対策推進基本計画 30
看多機 253
緩和ケア 11
　——チーム 24
　——病棟 24
　——リンクナース 25
偽性死前喘鳴 277
気道分泌亢進 276
機能強化型訪問看護ステーション 173
共同意思決定 70
筋萎縮性側索硬化症 115
近隣住民 51
口すぼめ呼吸 149
グリーフ 304
　——ケア 16, 304
　——ワーク 307
グループホーム 39, 243
ケアハウス 39
ケアマネジャー 50, 82
軽費老人ホーム 39
倦怠感 136
口腔ケア 274
高齢化率 2
高齢者世帯 34
呼吸困難 274
国民皆保険制度 21
孤独死 34
子どもの権利条約 192
子どもの看取りケア 190
コミュニケーション 285
　——スキル 285

さ

サービス付き高齢者向け住宅 39, 220
在宅医 82
在宅医療の体制の構築に係る指針 31
在宅患者訪問看護・指導料 90
在宅緩和ケアガイドブック 57
在宅看取り 28
在宅療養支援診療所 33, 173
作業療法士 51
サルコペニア 164
歯科医師 51
歯科衛生士 51
死後診察 293
死後の処置 291, 296
支持的ケア 11
シシリー・ソンダース 23
支持療法 11
死前喘鳴 276
持続性複雑死別障害 305
死体検案書 293
死の準備教育 6
死の病院化 26
死別ケア 304
死亡診断 289
　——書 293
死亡届 293
終活 46
終末期医療に関する調査 21
終末期医療の決定プロセスに

関するガイドライン　62
終末期医療の選択　223
終末期ケア　10
終末期の過ごし方　203
情報共有　214
情報通信機器（ICT）を利用した死亡診断等ガイドライン　292, 302
褥瘡ケア　275
神経難病　114, 154
真性死前喘鳴　277
人生の最終段階における医療・ケアの決定プロセスに関するガイドライン　5
心不全　98, 141
スキンケア　276
スキンテア　166
スピリチュアルケア　285
スピリチュアルペイン　136, 285
脊髄小脳変性症　115
世帯構成　20
摂食嚥下障害　154
せん妄　279
早期からの緩和ケア　74

た

ターミナルケア　10
退院後訪問指導料　90
退院支援　86, 92
　　──スクリーニング　86, 102
第3号研修　256
代理意思決定　167
多死社会　26
多職種連携　51
　　──による意思決定支援　81
脱水症状　166
単独世帯　20, 34
地域包括ケアシステム　3, 30, 49
地域包括支援センター　51
鎮静　276
ディブリーフィングワーク　321
デスエデュケーション　167
デスカンファレンス　312
　　──シート　314
同行訪問　90

疼痛　132, 272
トータルペイン　23
特定施設入居者生活介護　220
特定疾患医療費受給者証所持者　114
特別養護老人ホーム　39, 202
　　──における看取り介護ガイドライン　41
ドナベディアンの質評価モデル　4

な

ナーシングデイ　52
24時間連絡体制加算　173
日本版 ACPF　64
認知症　122, 164
認知症対応型共同生活介護　39

は

ハッピーエンドオブライフケア　212
悲嘆　305
ビリーブメントケア　304
複雑性悲嘆　305
フレイル　164
平穏死　46
便秘　135
訪問介護員　50
訪問看護師　50, 82
訪問看護ステーション　33
ポジショニング　273
ホスピスケア　10
ボランティアスタッフ　51

ま

マッサージ　273
慢性閉塞性肺疾患　107, 148
看取り　35
　　──介護　38
　　──介護加算　39
看取りケア　5
　　──後期　8
　　──前期　7
　　──中期　7

看取り搬送　17
看取り文化　29
民生委員　51, 175
メアリー・エイケンヘッド　23
モルヒネ　275

や

薬剤師　51
有料老人ホーム　39, 220
予期悲嘆　269
予後予測指標　69
予後予測のサイン　93

ら

理学療法士　51
療養通所介護　173
　　──事業所　52
臨死期　266
臨死状態　266
リンパ漏　166
老衰　164
　　──死　164
老々介護　181

病院からはじまる在宅看取りケア	地域包括ケアシステムのなかで病院・在宅・施設をつなぐ
2018年6月18日　第1版第1刷発行	定価（本体3,700円＋税）
2019年8月9日　第1版第2刷発行	

編　著　福井小紀子 ©　　　　　　　　　　　　　　　　　　　　＜検印省略＞

発行者　小倉啓史

発行所　株式会社 メヂカルフレンド社

〒102-0073　東京都千代田区九段北3丁目2番4号
麹町郵便局私書箱48号　電話（03）3264-6611　振替00100-0-114708
http://www.medical-friend.co.jp

Printed in Japan　落丁・乱丁本はお取り替えいたします　　印刷／(株)広英社　　製本／(有)穴口製本所
ISBN978-4-8392-1628-3　C3047　　　　　　　　　　　　　　　　　　　　　　　　　　　106069-139

　本書の無断複写は、著作権法上での例外を除き，禁じられています．
　本書の複写に関する許諾権は，(株)メヂカルフレンド社が保有していますので，複写される場合はそのつど
事前に小社（編集部直通 TEL 03-3264-6615）の許諾を得てください．